U0212333

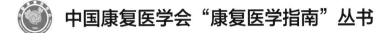

中国康复医学会"康复医学指南"丛书

心血管疾病康复指南

主　　编　胡大一
副主编　孟晓萍　王乐民　丁荣晶
常务编委（按姓氏笔画排列）

　　马长生　孙　锟　杨新春　赵　冬　耿庆山　高　炜　常翠青　韩雅玲

编　　者（按姓氏笔画排列）

丁荣晶（北京大学人民医院）	范志清（大庆油田总医院）
王　磊（江苏省老年病医院）	孟晓萍（长春中医药大学附属医院）
王乐民（同济大学附属同济医院）	赵　威（北京大学第三医院）
车　琳（同济大学附属同济医院）	胡大一（北京大学人民医院）
任爱华（浙江医院）	郭　兰（广东省人民医院）
刘培良（辽宁省金秋医院）	郭航远（绍兴市人民医院）
刘遂心（中南大学湘雅医院）	曹鹏宇（吉林大学白求恩第一医院）
何益平（绍兴市人民医院）	梁　崎（中山大学附属第一医院）
沈玉芹（同济大学附属同济医院）	管霞飞（江苏省老年病医院）
张　剑（中国人民解放军北部战区总医院）	

编写秘书　丁荣晶（北京大学人民医院）

人民卫生出版社
·北京·

图书在版编目（CIP）数据

心血管疾病康复指南 / 胡大一主编.—北京：人民卫生出版社，2020.11（2024.8 重印）

ISBN 978-7-117-30724-6

Ⅰ.①心…　Ⅱ.①胡…　Ⅲ.①心脏血管疾病 - 康复 - 指南　Ⅳ.①R54-62

中国版本图书馆 CIP 数据核字（2020）第 199065 号

人卫智网	www.ipmph.com	医学教育、学术、考试、健康，购书智慧智能综合服务平台
人卫官网	www.pmph.com	人卫官方资讯发布平台

心血管疾病康复指南

Xinxueguan Jibing Kangfu Zhinan

主　　编：胡大一

出版发行：人民卫生出版社（中继线 010-59780011）

地　　址：北京市朝阳区潘家园南里 19 号

邮　　编：100021

E - mail：pmph @ pmph.com

购书热线：010-59787592　010-59787584　010-65264830

印　　刷：北京盛通数码印刷有限公司

经　　销：新华书店

开　　本：787×1092　1/16　印张：18

字　　数：449 千字

版　　次：2020 年 11 月第 1 版

印　　次：2024 年 8 月第 2 次印刷

标准书号：ISBN 978-7-117-30724-6

定　　价：85.00 元

打击盗版举报电话：010-59787491　E-mail：WQ @ pmph.com

质量问题联系电话：010-59787234　E-mail：zhiliang @ pmph.com

中国康复医学会"康复医学指南"丛书
序言

受国家卫生健康委员会委托,中国康复医学会组织编写了"康复医学指南"丛书(以下简称"指南")。

康复医学是卫生健康工作的重要组成部分,在维护人民群众健康工作中发挥着重要作用。康复医学以改善患者功能、提高生活质量、重塑生命尊严、覆盖生命全周期健康服务、体现社会公平为核心宗旨,康复医学水平直接体现了一个国家的民生事业发展水平和社会文明发达程度。国家高度重视康复医学工作,近年来相继制定出台了一系列政策文件,大大推动了我国康复医学工作发展,目前我国康复医学工作呈现出一派欣欣向荣的局面。康复医学快速发展迫切需要出台一套与工作相适应的"指南",为康复行业发展提供工作规范,为专业人员提供技术指导,为人民群众提供健康康复参考。

"指南"编写原则为,遵循大健康大康复理念,以服务人民群众健康为目的,以满足广大康复医学工作者需求为指向,以康复医学科技创新为主线,以康复医学技术方法为重点,以康复医学服务规范为准则,以康复循证医学为依据,坚持中西结合并重,既体现当今现代康复医学发展水平,又体现中国传统技术特色,是一套适合中国康复医学工作国情的"康复医学指南"丛书。

"指南"具有如下特点:一是科学性,以循证医学为依据,推荐内容均为公认的国内外最权威发展成果;二是先进性,全面系统检索文献,书中内容力求展现国内外最新研究进展;三是指导性,书中内容既有基础理论,又有技术方法,更有各位作者多年的实践经验和辩证思考;四是中西结合,推荐国外先进成果的同时,大量介绍国内开展且证明有效的治疗技术和方案,并吸纳中医传统康复技术和方法;五是涵盖全面,丛书内容涵盖康复医学各专科、各领域,首批计划推出66部指南,后续将继续推出,全面覆盖康复医学各方面工作。

"指南"丛书编写工作举学会全体之力。中国康复医学会设总编写委员会负总责,各专业委员会设专科编写委员会,各专业委员会主任委员为各专科指南主编,全面负责本专科指南编写工作。参与编写的作者均为我国当今康复医学领域的高水平专家、学者,作者数量达千余人之多。"指南"是全体参与编写的各位同仁辛勤劳动的成果。

"指南"的编写和出版是中国康复医学会各位同仁为广大康复界同道、

为人民群众健康奉献出的一份厚礼,我们真诚希望本书能够为大家提供工作中的实用指导和有益参考。由于"指南"涉及面广,信息量大,加之编撰时间较紧,书中的疏漏和不当之处在所难免,期望各位同仁积极参与探讨,敬请广大读者批评指正,以便再版时修正完善。

衷心感谢国家卫生健康委员会对中国康复医学会的高度信任并赋予如此重要任务,衷心感谢参与编写工作的各位专家、同仁的辛勤劳动和无私奉献,衷心感谢人民卫生出版社对于"指南"出版的高度重视和大力支持,衷心感谢广大读者对于"指南"的关心和厚爱!

百舸争流,奋楫者先。我们将与各位同道一起继续奋楫前行!

中国康复医学会会长

方国恩

2020 年 8 月 28 日

中国康复医学会"康复医学指南"丛书

编写委员会

5

中国康复医学会"康复医学指南"丛书

目录

前言

我国以心肺预防与康复为代表的脏器预防与康复迎来了快速发展的重要历史机遇，但仍面临困难和挑战。我们推动心肺预防与康复事业发展，一定要明确树立大康复和大健康的理念，搭建中国心血管疾病一级预防、健康管理、康复/二级预防、老年医养和全面健康的大舞台，彻底改变被动的、碎片断裂的传统医疗服务模式。中国心肺预防与康复是推动医药卫生事业改革与发展的杠杆的支点，在此加力将有力推动医学目的、医学模式、医学教育改革，医疗卫生服务组织结构、资源配置及付费机制的颠覆性创新。

在我国心肺预防与康复快速发展的今天，质量控制至关重要，培训需求紧迫。为更好、更快普及心肺预防与康复的基本知识与技能，我们在 2017 年《中国心血管病预防指南》的基础上，增添最新研究进展，梳理规范心肺预防与康复五大处方，同时对常见心血管疾病预防与康复提供标准化建议，产生更新版的《心血管疾病康复指南》，衷心希望它能对我国心肺预防与康复事业的发展发挥促进与推动作用。

做好心血管疾病的预防和康复功在当代，利泽千秋，但不可急功近利。发展中国的心血管疾病预防和康复事业，需要理想，需要精神，需要情怀。试想一下，谁愿意把有限的卫生资源都"烧"在自己患病之后、疾病的复发、急性事件的救治和疾病终末期的治疗。我们这一代中国心肺预防与康复人，用自己的奉献与奋斗，为中国心血管疾病预防和康复事业打好坚实基础，从中受益的千千万万民众中必然包括我们的许多朋友与亲人，也包括今天或明天的自己。

中国康复医学会心血管疾病预防与
康复专业委员会主任委员
胡大一
2020 年 5 月 1 日，于北京

目录

第一章

心脏康复发展历史和演变

循证医学时代的到来和冠心病血运重建技术的发展，使冠心病患者的预后显著改善，死亡率已呈下降趋势。但在我国，心血管疾病危险因素和流行趋势仍然严峻，患病年轻化，心血管疾病发病率快速攀升，心血管疾病带病生存人数不断增加，这些患者不仅劳动能力下降，而且需更多医疗服务维护，给家庭和国家带来巨大经济负担和劳动力损失。如何使我国心血管疾病患者尽可能恢复正常生活和工作，使患者活得有尊严，避免心血管事件再发、反复住院和英年早逝，更合理控制医疗费用，是临床医学目前最值得研究的话题之一。国外心血管疾病预防和控制经验值得我们借鉴。20世纪30年代后期，美国结束了有史以来的最大经济危机，冠心病及其他心血管疾病开始在人群中"泛滥"，人们开始了与心血管疾病的斗争，到20世纪80年代后期，美国冠心病死亡率较20世纪60年代下降50%。人们逐渐认识到通过手术治疗和药物治疗并不能有效持久改善心血管疾病患者预后，通过综合干预改变患者的不良生活方式，帮助患者培养并保持健康的行为习惯，控制心血管疾病的危险因素，坚持循证药物治疗，可使患者生理、心理和社会功能恢复到最佳状态，在延长患者寿命同时显著提高患者的生存质量。这就是现代心脏康复的精髓。

第一节　心脏康复发展历史和演变

一、发展历史

最早的心脏康复主要针对急性心肌梗死的治疗。1912年，美国 Herrick 医师描述了急性心肌梗死的临床特征，并制定医嘱要求心肌梗死患者绝对卧床2个月，理由是避免体力活动导致心肌梗死后室壁瘤、心力衰竭、心脏破裂和心源性猝死。20世纪30年代后期，Mallory 医师及其助手描述了心肌梗死的病理学演变，指出冠状动脉发生闭塞后心肌从最初缺血坏死到形成稳定的瘢痕需6周时间，进一步强化了当时临床盛行的心肌梗死后严格卧床6~8周的诊疗常规。临床医师普遍认为急性心肌梗死患者需日夜看护，任何动作都由护士帮助，避免患者自发用力及活动。在长达半个世纪的时间里，这种规定被大多数专科医师谨小慎微地遵守。心肌梗死患者做任何费力的活动都受到长时间限制，甚至无限期延长，心肌梗死患者想恢复正常工作的机会非常渺茫。

医学的进步同人类社会的进步遵循同样规律，需不断对已公认的问题提出挑战，进行深入研究，并不断修正。在心肌梗死长期卧床治疗盛行的年代，少数医师对上述认识提出了挑战。20世纪30年代，Redwood、Rosing 和 Epstein 发现，延长卧床时间会导致体力减退、步行时心动过速、直立性低血压、血栓栓塞、肺活量下降、负氮平衡和治愈时间延迟。而体力活动可使心率减慢、收缩压下降，并增加氧利用和身体耐力。

20世纪40年代后期，大量文献对延长卧床的效果提出质疑。Levin和Lown建议急性心肌梗死患者采用"椅子疗法"，即在心肌梗死后第1天让患者坐在椅子上1~2小时，其生理基础在于下肢下垂导致静脉回流减少，减少每搏输出量及心脏做功。今天看来这一解释并不准确，用坐位的方法并不能减轻心脏做功量，实际上坐位耗氧量比卧位稍大，但这种耗氧量增加可被早期活动的益处所抵消，因此仍可说，Levin和Lown在临床实践中的变革不仅放宽了心肌梗死患者绝对卧床时间，而且开启了心脏康复的新纪元。

1944年，Dock证实坐位较卧位的心脏获益来自避免长期卧床导致血栓栓塞、肌肉萎缩、骨密度降低、胃肠功能紊乱、泌尿道并发症和血管舒缩功能不稳定。他建议患者使用床边便桶，但应减少用力、避免瓦尔萨尔瓦（Valsalva）动作。20世纪50年代，以急性心肌梗死患者早期活动为基础的心脏康复概念雏形初现。Newman及其同事将早期活动定义为急性心肌梗死后第4周，每天2次，每次2~5分钟散步活动。1956年，Brunmer等让患者在急性心肌梗死后2周内开始早期活动。1961年，Cain报告了心肌梗死早期实施活动计划的安全性和有效性。此时专科医师已逐渐认识到，没有并发症的急性心肌梗死患者早期活动不仅无害，而且在预防卧床并发症方面有益。Boyle、Hutter和Bloch等的对照试验也证实，梗死早期活动计划对心绞痛、再梗死、心力衰竭或死亡事件无明显影响。1964年，鉴于心肌梗死后康复治疗取得的进展，世界卫生组织（WHO）成立了心血管疾病康复专家委员会，肯定了心脏康复疗法。

1973年，Wenger研究小组总结了住院期间心脏康复方案，首次发表了以运动疗法为主的急性心肌梗死康复14步疗程，主要在住院患者中实施，即Ⅰ期心脏康复（住院期康复）。患者的住院时间为10~14天，有较充足的时间按照Ⅰ期康复程序，逐渐增加体力活动量，以达到能适应出院后的体力活动的需求。1982年该方案经美国心脏协会审定，成为急性心肌梗死患者住院标准化治疗的一部分。

与Mallory医师描述的心肌梗死病理学演变观点相一致的现代概念是心肌梗死后的心肌重构。由于心肌梗死和非梗死组织的重构，研究者推测不适当的体力活动可能加剧室壁瘤形成。Jugdutt等的回顾分析发现，实行高强度运动训练的广泛前壁心肌梗死患者确实容易出现室壁瘤形成，而适度体力活动仍使心肌梗死患者获益。1993年Gianuzzi等报道一项多中心临床研究，结果证实前壁心肌梗死后1~2个月内出现左心衰竭的患者，左室容易发展成为局限性或全心扩大，而运动训练对这种左心功能损害没有影响。随后有系列研究证实，急性心肌梗死患者接受适当强度的运动训练临床获益且安全。因此，对于没有急性并发症的心肌梗死患者，即使是广泛前壁心肌梗死，也可从体力训练受益，而对左室大小和形态没有额外不良影响。

二、康复模式的演变

随着时间推移，急性心肌梗死救治技术不断提高，心肌梗死住院时间逐渐缩短，从20世纪70年代中期平均住院14天到20世纪80年代的10天，到21世纪初无并发症的心肌梗死患者住院时间缩短为4~5天。住院时间缩短使急性心肌梗死住院期间14步疗程不能逐步按计划完成，这就需临床医师适应目前心肌梗死治疗需要，重新设计住院期间和出院后患者的心脏康复计划。建立完善的出院患者家庭、医院或社区规范的康复计划愈加必要。出院后的多种康复计划始于20世纪60年代中期，实际是Ⅰ期康复的直接延续。Hellerstein等开创了院外心脏康复的先河，提出心肌梗死患者出院后在严格的医疗监测下运动训练,通过连续心电监测和运动监管保证运动康复安全和有效,此即目前的Ⅱ期康复。随后以健身房和以社区为基础的康复计划开始流行,接受过Ⅱ期康复的患者可在健身房或社区康复,最初医师志愿为患者监护,并证明这种方式安全有效,成为目前Ⅲ期康复的雏形。20世纪80年代,危险分层概念得到广泛应用,家庭康复计划得以推广,使低危患者可直接参与社区或家庭康复,即Ⅲ期康复。

目前心脏康复的标准模式包括:院内Ⅰ期康复、院外监护下Ⅱ期康复和社区家庭Ⅲ期康复。

第Ⅰ期(院内康复期):为住院期的冠心病患者提供康复和预防服务。本期康复目标是,缩短住院时间,促进日常生活能力及运动能力的恢复,增加患者自信心,减少心理痛苦,减少再住院;避免卧床带来的不利影响(如运动耐量减退、低血容量、血栓栓塞性并发症),提醒患者戒烟并为Ⅱ期康复提供全面完整的病情信息和准备。

第Ⅱ期(院外早期康复或门诊康复期):一般在出院后1~6个月进行。经皮冠状动脉介入治疗(PCI)、冠状动脉旁路移植术(CABG)后2~5周常规进行。与第Ⅰ期康复不同,除患者评估、患者教育、日常活动指导和心理支持外,这期康复计划增加了每周3~5次心电、血压监护下的中等强度运动,包括有氧运动、抗阻运动及柔韧性训练。每次持续30~90分钟,共3个月左右。推荐运动康复次数为36次,不低于25次。因目前我国冠心病患者住院时间控制在7天左右,因此Ⅰ期康复时间有限,Ⅱ期康复为冠心病康复的核心阶段,既是Ⅰ期康复的延续,也是Ⅲ期康复的基础。

第Ⅲ期(院外长期康复,也称社区或家庭康复期):为心血管事件1年后的院外患者提供预防和康复服务,是第Ⅱ期康复的延续。这个时期,部分患者已恢复到可重新工作,并恢复日常活动。为减少心肌梗死或其他心血管疾病风险,强化生活方式改变,进一步的运动康复是必要的。此期的关键是维持已形成的健康生活方式和运动习惯。运动的指导应因人而异,低危患者的运动康复无需医学监护,仍为中危或高危患者的运动康复中仍需医学监护。对患者的评估十分重要,低危患者及部分中危患者可进入Ⅲ期康复,高危患者及部分中危患者应转上级医院继续康复。纠正危险因素和心理社会支持仍需继续。

虽然目前临床上仍在沿用标准的心脏康复程序:院内Ⅰ期康复、院外监护下Ⅱ期康复和社区家庭Ⅲ期心脏康复。心脏疾病的社区和家庭康复已引起国际上的重视。一些学者认为多数心脏病患者可在社区水平得到良好康复。目前已积累的丰富资料证实,低危患者在社区和家庭康复运动安全有效。家庭康复的优点是易操作,节省患者费用和时间,依从性好,缺点是对安全性有一定顾虑。目前研究显示,只要认真选择好适应证人群,安全性可得到保证。鉴于我国心脏康复发展处于起步阶段,很多医院没有心脏康复运动和监护设备,为促进我国心脏康复的发展,家庭康复不失为一种值得借鉴的模式。值得提出的是,我国社区家庭康复模式还没有规范的研究证据,国外的家庭康复计划由护士定期到家中访视,每4~6周到医院由医师做一次评估。而在我国,三甲医院的护士也没有时间到家中访视患者。社区医师和护士有可能担当起这个角色,但如何与三甲医院协调,共同制定患者的康复处方,社区医护人员如何接受培训,是否需要康复师资质,以及参加家庭康复人群的适应证,如何制定社区和家庭康复运动处方,如何保证安全性,如何监控和评估患者,随访计划和执行人员等均需进一步研究。

第二节　现代心脏康复的内涵和演变

20 世纪 80 年代以前,心脏康复的核心以运动训练为主,其目的主要在于恢复及提高患者的功能,减少卧床并发症和长期体力活动不足导致的体能下降,减少残疾,促使患者重返工作和恢复社会角色。20 世纪 70 年代,WHO 多次召开心血管疾病专家会议,讨论心脏康复发展,并提出以下观点:体力活动仅是心脏康复的一部分;心脏康复是二级预防的一部分;非心血管因素如心理、社会和职业因素,在康复的获益中占重要地位。20 世纪 80 年代以后,随着流行病学、病理学和病理生理学的研究进展,冠心病的发病机制逐渐清晰,其发生和发展取决于多种危险因素,包括高低密度脂蛋白胆固醇血症、年龄、男性、吸烟、高血压、糖尿病、肥胖、体力活动缺乏等。1981 年,WHO 发表预防冠心病复发和进展的声明:大量的冠心病死亡发生在那些已患冠心病人群中,采取措施预防冠心病病理过程的进展有助于显著减少总体相关死亡率。一次心脏事件后,患者的远期预后受到各种危险因素的影响,而这些危险因素持续存在,将促进动脉粥样硬化持续发展,采取预防措施非常必要,二级预防的概念被提出并获得重视。

一、运动康复联合二级预防的优势

运动康复可改善心血管预后已得到研究证实,但纳入其他心血管危险因素治疗(即二级预防)是否可进一步改善预后不明确。1979 年 Kallio 等研究证实心肌梗死患者接受综合康复可减少冠状动脉危险因素,降低心源性猝死风险。20 世纪 80 年代末期 O'Connor 和 Oldridge 等分别发表文章,共纳入 4 000 余例心肌梗死患者,接受心脏康复治疗患者随访 3 年,结果显示总的心源性死亡率下降约 25%,减少因心脏病再次入院风险。接受综合心脏康复的患者死亡率低于接受单纯运动康复的患者。1990 年 Hedback 等报道综合心脏康复在降低 CABG 术后多种危险因素有效。随后,1994 年 Haskell 等报道斯坦福冠状动脉风险干预项目(the Stanford coronary risk intervention project,SCRIP)研究结果,采用综合心脏康复方案,包括营养调整、减轻体重、降脂、戒烟、运动指导,明显降低康复组患者再发心血管事件发生率。上述研究结论支持 WHO 提出的观点以及冠心病发病机制的研究进展,即心脏康复不仅仅是运动康复,应包括减少危险因素、改变不健康饮食习惯、改善心理适应性以及戒烟,改善患者生活质量,至此综合心脏康复理念获得认可。早期心脏康复如今已逐渐演变为既包含康复(恢复和提高患者的功能),也包含预防(预防疾病再发和死亡)的双重含义的现代心脏康复。2004 年美国心肺康复协会推出《美国心脏康复和二级预防项目指南(第 4 版)》,为前 3 版《心脏康复指南》(分别出版于 1991 年、1995 年和 1999 年)的更新,反映心脏康复由单纯康复演变为康复与预防结合的过程。

二、心脏综合康复概念的形成

2013 年中华医学会心血管病学分会、中国康复医学会心血管病专业委员会、中国老年学学会心脑血管病专业委员会发布《冠心病康复与二级预防中国专家共识》,明确心脏康复的具体内容包括:

1. 生活方式的改变　主要包括指导患者戒烟、合理饮食、科学的运动以及睡眠管理。

2. 双心健康 注重患者心脏功能康复和心理健康的恢复。

3. 循证用药 冠心病的康复必须建立在药物治疗的基础上，根据指南循证规范用药是心脏康复的重要组成部分。

4. 生活质量的评估 生活质量的评估也是心脏康复的组成部分。冠心病康复的目的是提高患者生活质量，使患者尽可能恢复到正常或者接近正常的生活质量水平。

5. 职业康复 冠心病康复的最终目标是使患者回归家庭、回归社会。患者病后能不能回归社会，继续从事他以前的工作或病后力所能及的工作是我们必须解决的问题。应指导和帮助患者回归家庭，重返社会。

体力活动减少，出现高脂血症、肥胖、糖尿病等心血管疾病的危险因素，促使心血管疾病发病率增加。心脏康复是防治心血管疾病发生发展的重要措施之一，心脏康复不仅局限于心血管疾病二级预防，逐渐扩大至心血管疾病一级预防，制定针对高危患者危险因素，如高血压病、肥胖、高脂血症和糖尿病的综合管理方案。近年的研究显示，以运动疗法为基础的心脏康复在心血管疾病的一级预防中发挥着越来越重要的作用。社会老龄化现象加剧，老年人常合并多系统功能障碍如心、肺、脑、骨骼和肌肉病变，这就要求心脏康复医师有能力处理多系统疾病，帮助他们回归社会。

（胡大一　丁荣晶）

第二章

急性心肌梗死患者心脏康复

第一节　心脏康复在心肌梗死治疗中的价值

急性心肌梗死（acute myocardial infarction, AMI）是心肌急性缺血性坏死，在冠状动脉病变的基础上，发生冠状动脉血供急剧减少或中断，使相应的心肌严重而持久地急性缺血导致心肌坏死，是冠心病的严重类型。研究显示，我国急性心肌梗死的发病率逐年上升，因此早发现、早治疗及发病后的康复治疗是我国心血管疾病防治的重点。为了研究 AMI 的分布特征、流行规律以及临床特点等情况，国内外已经开展了一系列有关 AMI 流行病学方面的研究。

美国国家心血管注册研究（National Cardiovascular Data Registry, NCDR）和西班牙的深度指南解读 - 冠状动脉疾病（get with the guidelines-coronary artery disease, GWTG-CAD）提供的 AMI 患者的平均年龄均为 64 岁。而中国 AMI 注册登记（CAMI）研究显示，我国 AMI 患者的平均年龄为 62.88 岁，其中男性和女性平均年龄分别为 60.83 岁和 68.76 岁，略低于西方发达国家的数据。此外，女性的发病率明显低于男性，西方国家大型注册研究中 AMI 患者中女性占 29%~35.6%，根据 CAMI 的研究显示在我国比例为 26%。美国的一项研究表明 1979—2005 年女性 AMI 患者住院病死率为 14.9%，高于男性的 10.2%。由于急性心肌梗死发病率及死亡率高，如何预防 AMI、发生 AMI 后如何进行康复治疗对减少不良预后具有关键性意义。

急性心肌梗死的治疗目标不仅局限于改善患者的临床症状，更需提高患者的生活质量，抑制心肌重构，最终降低患者因心律失常和 / 或心力衰竭而导致的致残或死亡。急性心肌梗死目前诊疗十分规范，基于尽早开通罪犯血管的综合性治疗手段，包括院内及院外的心脏康复治疗，从而确保患者在生理上、心理上以及社会功能上能够恢复到最佳状态并能够回归社会。

一、定义

2018 年欧洲心脏病学会（European Society of Cardiology, ESC）发布了第四版心肌梗死全球统一定义。新定义中提出了心肌损伤和心肌梗死的区别，前者是指至少一个心肌肌钙蛋白高于正常参考值上限第 99 个百分位，如果肌钙蛋白有上升和 / 或下降，考虑为急性心肌损伤。而在心肌损伤的基础上，伴有心肌缺血的临床表现，即诊断为心肌梗死。心肌梗死分为 5 个亚型：1 型强调斑块破裂与冠状动脉粥样硬化血栓形成的因果关系（自发性）；2 型指由于氧供需失衡导致，与急性冠状动脉粥样硬化血栓形成无关（继发性），冠心病的合并存在与否，与预后和治疗方案相关；3 型为伴有心肌缺血或冠脉内血栓的心源性猝死型心肌梗死；4~5 型强调重点鉴别围手术期心肌损伤与心肌梗死：4a 型为 PCI 术后再梗死，4b 型由支架内血栓导致，4c 型为再狭窄所致，5 型为 CABG 相关。

二、发病机制和疾病转归

（一）发病机制

1. 急性心肌梗死患者早期再灌注治疗后，常伴发心功能不全，如何挽救患者的顿抑心肌，减少并发症，改善预后，是目前心肌梗死治疗领域的热点与难点。因此，需要深入了解 AMI 发生的病理机制。

2. 心肌梗死的本质是严重的心肌缺血导致心肌细胞坏死、凋亡，另外，缺血程度相对较轻的心肌细胞发生可逆性损伤，及时有效地恢复这部分心肌的氧供能改善预后。Benhabbouche 等指出持续性的心肌缺血直接导致心肌细胞能力存储量降低、离子稳态破坏、代谢功能失衡，影响心肌功能。同时缺血后再灌注本身也可通过增加活性氧物质、影响细胞器功能加重心肌细胞损伤，心肌细胞通过缺血预适应和缺血后适应维持心肌细胞处于低功能代谢状态，导致心肌顿抑。顿抑心肌组织中发生血管内皮细胞功能障碍，微血管结构改变、舒张收缩功能受损。心肌缺血时，微循环中儿茶酚胺类物质、血管紧张素 - Ⅱ、内皮素、抗利尿激素、血栓烷 A2 等释放增多，同时前列环素（PGI_2）、前列腺素 E2（PGE2）、一氧化氮（NO）等扩血管物质减少，上述缩血管物质通过激活 G 蛋白偶联受体，激活电压依赖性 Ca^{2+} 通道，导致血管平滑肌细胞、心肌细胞 Ca^{2+} 内流，肌浆网 Ca^{2+} 释放，导致微循环痉挛。

3. 炎症损伤反应在心肌梗死发病机制中起着推波助澜的作用，Toll 样受体（toll-like receptor, TLR）超家族可介导心肌炎症反应、免疫损伤，位于心肌细胞的 TLR 主要为 TLR4 亚型。研究表明，TLR4 通过损害相关分子模式（damage-associated molecular pattern, DAMP）启动信号转导，介导炎症反应，在心肌缺血再灌注损伤及心肌顿抑中发挥重要作用。TLR4 可通过髓样分化因子 88（myeloid differentiation factor 88, Myd88）依赖性和 Myd88 非依赖性途径启动炎性介质及细胞因子瀑布表达。此外，磷脂酰肌醇 -3- 激酶 / 丝氨酸 / 苏氨酸激酶（PI3K/Akt）信号转导途径与 AMP 活化蛋白激酶 / 胞外信号调节激酶（AMPK/ERK）信号转导途径可与 TLR4 途径相互交联，激活一系列下游转录因子，使白细胞介素（IL）、肿瘤坏死因子（TNF）、细胞间黏附分子 -1（ICAM-1）、单核细胞趋化蛋白 -1（MCP-1）等炎症细胞因子高表达，加重炎症反应，加重心肌损伤。

（二）疾病转归

AMI 患者的转归受诸多因素影响。急性左心衰、心源性休克、心律失常为主要死因，其中心源性休克死亡率最高。AMI 发病是由于斑块破裂继而血栓形成、血管急性闭塞所致，前间壁梗死的预后较好，而广泛前壁、多部位梗死的预后差。冠心病危险因素也影响预后，死亡率与危险因素呈正相关。提示应加强对冠心病危险因素的控制，改善生活方式，做好一级、二级预防。对 AMI 患者而言，先进心脏诊疗技术的普及，特别是急诊 PCI 的广泛开展，使 AMI 抢救成功率有了显著的提高，但经长期观察，AMI 患者的死亡率并没有明显下降，这是因为介入溶栓治疗等诊疗技术只是解决急性问题，要进一步改善部分患者的心脏功能，提高其日常生活质量，促使其最终回归社会，还需个体化的综合治疗，比如加强心脏康复。

三、急性心肌梗死心脏康复的获益机制

AMI 心脏康复的目的不仅是体力训练，更多的是使患者能够更好地协调疾病与生

活,提高生活质量。通过心脏康复改善患者心脏功能,使患者形成对慢性疾病的心理适应,并建立可以改善远期预后的长期行为与生活方式。随着医学的发展,急性心肌梗死的康复经历了从绝对卧床休息到20世纪60年代开始认识到的早期进行适量运动。目前,以有氧运动为核心的心脏康复项目已成为急性ST段抬高心肌梗死的标准治疗方案之一。

大量临床证据显示,所有病情稳定的患者都推荐尽早行心脏康复训练,包括大面积心肌梗死患者。据Kim等报道,急性心肌梗死患者发病10~14天后即进行心脏康复训练,与对照组相比,6个月的康复训练可使实验组患者的射血分数得到显著改善。车琳、王乐民等报道经介入治疗的AMI患者早期行亚极量运动心肺功能测试和心脏康复是安全的,能有效提高患者的氧代谢水平和运动耐受力。尽管早期有氧运动对急性心肌梗死患者的获益机制仍不十分明确,但已有很多研究对此做出了探讨。心肌梗死后常伴交感神经系统激活,而运动可抑制其活性,从而起到减慢心率、降低血压,减少电风暴发生的可能性。从分子角度来讲,运动可诱导血管生成因子的表达,进而改善血管内皮功能,抑制炎症反应。心肌梗死后,常规有氧运动可使骨髓源性循环祖细胞(circulating progenitor cell, CPC)及内皮祖细胞(epithelial progenitor cell, EPC)的功能增强,并诱导其向心肌缺血区域迁移,促进缺血区域新生血管的生成,从而达到改善心脏功能及长期预后的目的。

而对于急性心肌梗死后行血运重建者,包括PCI及CABG后患者,心脏康复亦可获益。Golabchi报道了PCI及CABG后患者行8周有氧运动训练,实验组较对照组在静息心率、最大心率及运动耐量等方面均得到了显著改善。车琳、王乐民等研究采用无氧阈强度对冠心病患者运动康复的安全性及科学性,结果显示无氧阈强度运动治疗能有效地提高冠心病患者的氧代谢水平和运动耐力。

第二节　急性心肌梗死康复前的全面评估

心脏康复的益处已得到大量循证医学证据支持。心脏康复能降低心肌梗死后患者全因死亡率的8%~37%、心血管死亡率的7%~38%,心脏康复的AMI患者1年内猝死风险降低约45%。因此,对AMI患者进行全面的安全评估,如运动评估、双心评估和营养评估等,对于正确实施院内、院外康复,随访后进行再次评估,调整方案后的Ⅱ/Ⅲ期的心脏康复均具有重要的指导意义。

1. AMI康复对象的评估　从年龄看,老年人心功能基础较差,AMI后侧支循环的建立较难,AMI机械并发症的发生率较高,但有研究对75~96岁高龄无并发症的患者进行了早期康复,结果证明是安全有效且可行的。同时高龄老人是个特殊的群体,对卧床有着特殊的敏感性和过分的焦虑,继发废用综合征的发病率很高,而早期康复对解决以上问题有效。在实施老年人AMI患者运动康复时,需加强监护,心脏康复是安全可行的。

2. AMI康复时机的评估　过去8小时内无新发或再发胸痛;无明显心力衰竭失代偿征兆;无新发严重心律失常或心电图改变;心肌损伤标志物水平没有进一步升高;静息心率<110次/min;血压基本正常;体温正常。

3. 并发症的评估　如AMI康复对象已由无并发症发展到有并发症(如心功能不全、心律失常等),同样能获得满意的疗效而并不增加危险性,只是要强调并发症的控制、加强康复过程中的监测以及康复程序的个体化原则。

综上，AMI后心脏康复前需要对患者进行一个综合的评估，包括对发病人群、并发症、运动、心理、饮食、戒烟及药物等多个方面的判断，制定个体化的康复措施，同时针对心肌梗死的不同阶段采用不同的干预手段。

第三节　急性心肌梗死运动处方

在ST段抬高AMI和非ST段抬高AMI指南中，心脏康复居重要地位，有充分证据表明心脏康复开展越早、时间越久的运动训练对AMI的心室重构意义越大，可显著降低AMI患者的死亡率和再梗死率。因此，指南中明确要求入院后尽可能早地开展心脏康复计划，建议最晚出院1周到10天内实施门诊心脏康复。

AMI患者运动康复计划通常分为三期，即住院期的病房康复（inpatient rehabilitation，Ⅰ期）、出院早期门诊康复（immediate outpatient period，Ⅱ期）、维持期门诊康复（intermediate periods and maintenance periods，Ⅲ期）。

一、病房康复（Ⅰ期心脏康复）

AMI患者住院期间是接受心脏康复教育和干预的最佳时间，患者刚刚经受急性心脏事件的打击，对自身的疾病和今后的工作生活没有任何概念，此时灌输疾病的知识、心脏康复的获益及如何进行心脏康复都将对患者起到事半功倍的效果。

但由于AMI再灌注治疗的深入开展，有条件地缩短住院时间，通常没有并发症的AMI患者住院时间可缩短到5天，甚至有些医院术后3天就会安排出院，因此住院期间的心脏康复教育和二级预防的干预没有充分的时间实施。这就需要合理设计住院期间的教育日程和活动安排。

每一位AMI患者均需进行以下评估（表2-3-1），以确定是否可以开始进行日常活动。

表2-3-1　AMI患者开始进行日常活动的必备条件

符合以下条件的AMI患者可以开始进行日常活动
1. 住院后最初8小时内没有新发或复发性胸痛
2. 心肌损伤标志物肌酸激酶（CK）和肌钙蛋白水平没有进一步上升
3. 没有失代偿性心力衰竭的新症状（静息呼吸困难伴有两肺湿啰音）
4. 过去8小时内没有出现新的、显著的心律失常或非正常的心电图演变

符合以上条件的AMI患者最早可以入院后8小时开始从卧位到坐位的体位变化；如果体位变化没有任何不适和新体征的出现，可从坐位到立位，然后才是床旁活动。没有并发症的AMI患者，这个体位改变的过程可以在监护下一次进行，即可直接过渡到床旁活动。但有并发症的患者，需根据现实情况逐步进行。

患者的日常活动进展取决于患者的初步评估以及患者的每日评估。当对先前活动的反应出现以下情况时，可考虑患者继续进行活动和活动加量（表2-3-2）。

表 2-3-2 AMI 患者日常活动加量的必备条件

符合以下条件的 AMI 患者可以考虑日常活动加量

1. 活动时可有适当的心率增加,但需 ≤ 30 次 /min,需排除心率变化时功能不全

2. 适当的收缩压(SBP)的增加(较静息状态增加 10~40mmHg)

3. 通过遥测心电图未发现新的心律失常和 / 或 ST-T 的非正常演变

4. 与以前的活动相比,没有新的心血管症状如心悸、呼吸困难、过度疲劳或胸痛出现

病房康复中出现以下异常反应(表 2-3-3)提示需终止运动,需要医生再评价,恢复活动需要得到医生的允许,并记录在案。

表 2-3-3 AMI 患者终止运动的条件

AMI 患者活动时出现以下异常反应提示需终止运动

1. 异常血压变化,包括 SBP 降低 ≥ 10mmHg 或者 SBP 增加 > 40mmHg;或者舒张压(DBP)≥ 110mmHg

2. 显著室性或房性心律失常

3. 出现 II 度或 III 度心脏传导阻滞

4. 出现运动不耐受的体征或症状,包括心绞痛、显著呼吸困难或心电图显著改变提示心肌缺血

患者如果有任何以上的超出正常范围的症状或体征出现,须立即告知医生,继续观察或调整治疗方案,待病情稳定后,需要再次评估是否符合表 2-3-1 的 4 点,需由医生重新评估并被批准后才可以再次恢复该强度活动。

当患者日常活动进展没有出现不适,即可进行病房康复计划,其目标见表 2-3-4。

表 2-3-4 病房康复目标

1. 识别具有严重心血管疾病、严重身体或认知问题的患者,这些问题均可影响到日后的身体活动,需做备注,以便今后制定特殊的康复方案和推荐适宜的康复训练场所

2. 抵消卧床休息的不良生理影响和心理影响

3. 对患者体力活动的反应提供需要额外医疗监测的证据

4. 评估患者在其心血管疾病规定的范围内,安全回归生活和工作的活动

5. 提供患者在家中可行的活动量

6. 便于医生转诊和患者进入门诊心脏康复程序

AMI 患者病房康复的运动处方设计须按照 FITT 要素和进展实施(表 2-3-5)。

当患者每次执行病房的运动康复前,康复师或运动治疗师均需评估患者的身体状态,均符合正常 AMI 患者的日常活动反应,才可进行病房的康复训练,并须每次记录在案。

I 期患者恢复日常活动和病房内的运动康复训练均须在心电和血压监护下进行,推荐使用遥测运动心电监护系统,方便患者活动及医护人员监护。

10

表 2-3-5　AMI 患者病房康复运动处方的 FITT 四要素和进展

1. **频率**（frequency）

   活动：住院最初 3 天，每天 2~4 次活动

2. **强度**（intensity）

   心率（HR）控制：坐姿或站立位的静息心率 +20 次 /min 或 AMI 患者病房内活动的心率上限 < 120 次 /min

   自觉疲劳程度等级（RPE）评分 < 13（RPE：6~20）

3. **时间**（time）

   开始间歇性步行持续 3~5 分钟，耐受后，逐渐增加运动持续时间

   每次的运动可以穿插休息，可以是动态的休息，即比康复运动速度慢的散步；或完全休息；依据患者的感受度，由患者自行决定；一次运动可以 2：1 运动与休息的时间分配

4. **类型**（type）　步行；不建议进行抗阻运动

5. **进展**（progression）　当连续运动持续时间达到 10~15 分钟时，可增加活动强度

　　如果运动或日常活动后心率增快超过 20 次 /min，患者感觉费力，RPE 评分超过 13（RPE：6~20），宜减少运动量或日常活动，寻找原因加以纠正后再恢复所在步骤的康复程序；进一步观察运动心率的变化和主观劳累程度，以便决定是否进入下一步康复程序。

　　出院前，应根据 AMI 患者的具体情况，进行无创运动试验评估（Ⅰ类推荐 B 级证据）；运动试验前 AMI 患者的心电图需稳定 48~72 小时；对没有并发症的患者 3~5 天后可选择症状限制的运动试验，但不能设定预计目标心率和代谢当量。如果条件允许建议使用运动心肺功能测试代替心脏运动试验，定量测定心肺储备功能，其试验结果可识别潜在缺血、预测出院后心脏事件风险，为Ⅱ期心脏运动康复的实施进行危险分层，并制定个体化的定量运动处方。

二、门诊康复（Ⅱ期心脏康复）

　　AMI 患者出院后需尽快进入门诊康复计划，其目标见表 2-3-6。国际指南要求出院后 1周 ~10 天，最晚不超过 2 周开始心脏康复。

表 2-3-6　门诊心脏康复目标

1. 帮助患者实施一个安全有效的正式锻炼和改善生活方式的体育活动计划

2. 提供适当的监督和监测，以监测临床状态的变化

3. 向患者的心血管医生提供持续的监测数据，加强医疗管理

4. 基于患者的临床状态，提供患者返回工作的时间和适合的娱乐活动

5. 提供患者和家庭医学知识的普及教育以优化学习效果，提供积极的生活方式预防方法，修正心血管疾病危险因素，管理心脏药物的使用

　　Ⅱ期心脏康复主要内容包括以体力锻炼为基础的运动康复方案，制订详细、清晰的出院后心脏康复计划，包括服药的时限、药物剂量滴定和调整、定期随访、饮食干预、心脏康复锻炼、精神心理管理、对心律失常和心力衰竭的评估、日常生活指导以及工作指导等。

　　具体的 AMI 患者门诊康复的运动处方设计须按照以下 FITT 要素和进展实施（表 2-3-7）。

表 2-3-7　门诊心脏康复运动处方的 FITT 四要素和进展

1. **频率（frequency）**

　　运动训练应至少进行 3 天，但最好超过 5 天

　　运动频率取决于患者的状态：包括基线运动耐力、运动强度、体能以及康复的目标，结合患者的运动康复类型分配患者的运动训练频率

　　对于运动能力非常有限的患者，每天可以进行多个非常短（1~10 分钟）的运动课程，应鼓励患者独立完成运动课程

2. **强度（intensity）**

　　运动强度可以使用一个或多个方法制订

　　基于基线运动测试的结果，40%~80% 的运动 HR 储备、氧摄取储备、峰值氧摄取（VO_2peak）方法

　　11~16 的 RPE（RPE：6~20）

　　运动强度应规定在缺血阈出现的心率以下，例如缺血阈的功率 -10W 的强度（典型缺血阈和心绞痛的识别是运动诱发 ST-T 的显著缺血改变，休息或硝酸甘油可以缓解的疼痛）

3. **时间（time）**

　　热身运动和恢复期运动需持续 5~10 分钟，包括静态拉伸，关节活动度（range of motion, ROM）和低强度有氧活动［即 < 40% 储备摄氧量（VO_2R），< 64% 峰值心率或 < 11 的 RPE］，热身运动和恢复期运动非常重要，应该是每个治疗训练课程的组成部分，分布在治疗训练的之前和之后

　　通常有氧训练阶段的持续时间目标为 20~60 分钟

　　AMI 患者最初开始门诊康复时，需要循序渐进，开始只做 5~10 分钟的有氧训练，逐渐增加，每节训练课只增加 1~5 分钟的有氧运动时间，每周增加时间 10%~20%，指导患者逐步过渡到完成一次标准的训练课程

4. **类型（type）**

　　有氧运动部分应包括节律性，大肌肉群活动，重点是增加热量的消耗，维持健康体重及其相关益处，促进整体的康复

　　有氧间歇训练（aerobic interval training, AIT）包括高强度［（90%~95% 峰值心率（HRpeak）］交替中等强度运动（60%~70% HRpeak），分别为 3~4 分钟，这样的训练持续 20~40 分钟，每周 3 次，可以更好的改善峰值摄氧量（VO_2peak），但是这个训练方法不能普遍推荐，需要选择合适的患者，监护下进行，并严密监测患者的进展

5. **进度（progression）**

　　康复进展没有特定标准，需个体化实施

　　需考虑的因素：患者初始健康水平、患者的动机和目标、症状和肌肉耐受性

　　运动强度的把握还需考虑到 AMI 患者的基本用药，因为部分药物可能影响到患者的强度监护。β 受体阻滞剂可削减运动时的 HR 反应，增加患者的运动强度，易造成风险。

　　尤其需要注意对于运动康复计划制定后再调整 β 受体阻滞剂剂量的患者，重新进行新的运动负荷测试可对患者有帮助，尤其是患者没有进行冠状动脉血运重建术、不完全再血管化（即存在残留阻塞性冠状动脉病变）或具有心律失常。但对于实行完全冠脉血运重建术的患者，不必进行新的运动测试。

　　当患者在运动康复时，β 受体阻滞剂剂量已经改变，而没有进行新剂量下的运动试验评估，需监测患者运动治疗时的体征和症状，以及运动时的 RPE 分级，并记录此时负荷下的 HR 反应。这些新的 HR 可以用作患者在新的 β 受体阻滞剂剂量下的新的康复目标 HR 范围。

如果患者合并使用利尿剂,需注意利尿剂治疗的患者可能会出现血容量减少,并可能伴有低钾血症,如果康复运动时出现直立性低血压表现,特别需要注意康复训练后出现类似表现,尤其关注患者的头晕等血压(BP)对运动的反应,并需监测心律失常,还需提供适当的利尿剂治疗后的知识教育。

运动康复是Ⅱ期心脏康复的重要内容,推荐运动康复次数为36次,不低于25次,运动类型包括有氧运动、抗阻运动、柔韧性运动,具体的设计和实施要点分运动类型介绍:

(一)有氧运动处方

1. 热身运动 多采用低水平有氧运动,持续5~10分钟,目的是放松和伸展肌肉,提高关节活动度和心血管的适应性,预防运动诱发的心脏不良事件及预防运动性损伤。

2. 有氧运动形式 快走、慢跑、骑自行车、游泳、爬楼梯,以及在器械上完成的行走、慢跑和踏车等。水疗尤其适用于过度肥胖的患者,以在水中减轻体重,通过水中的运动控制体重、增加运动耐力,从而可以过渡到陆地运动。

3. 有氧运动频率 每周3~5次,不能少于3次/周。

4. 有氧运动训练时间 20分钟,根据运动强度的高低和运动形式决定。例如患者在心脏康复中心进行康复训练,可以在有氧运动处方的指导下进行定量的踏车训练10分钟和跑步机上完成10分钟。如果运动形式单一,可以一次完成。

5. 有氧运动强度 是运动处方中最重要的因素,应根据患者的心肺储备功能量化制定。如果患者完成的是运动心肺功能测试,测定的无氧阈强度是AMI患者推荐运动强度,否则建议选择运动试验中稍低于诱发出现动态缺血的强度作为运动强度。以出现无氧阈和动态缺血阈的血压和心率作为运动治疗的观察指标,运动训练时建议心率、血压以此为上限。

6. 整理运动 有利于运动系统的血液缓慢回到心脏,避免心脏负荷突然增加诱发心脏事件。因此,整理运动是有氧运动训练必不可少的一部分。放松方式可以是慢节奏有氧运动的延续或是柔韧性训练,根据患者病情轻重可持续5~10分钟,病情越重整理运动的持续时间宜越长。

在进行有氧运动治疗时,为保证AMI患者运动训练的安全性和限制在有氧运动范围内,如果运动试验方案为直线递增的运动方案,选用运动治疗的强度建议比无氧阈强度和动态缺血阈值强度低10W的强度训练;否则建议无氧阈强度和动态缺血阈值强度出现时的心率减10次/min的强度作为训练强度。这样可以保证运动治疗的强度均在有氧代谢范围和无新发缺血的环境下运动。不建议心率储备法作为判断运动强度的方法,因为AMI患者二级预防用药要求应用β受体阻滞剂,并要求在心脏康复随访过程中进行该药物的滴定,在此情况下一味追求心率会让训练强度无法控制,可结合患者的自我感知劳累程度分级法:多采用Borg评分表(6~20分),通常建议患者在12~16分范围内运动。对于AMI的患者Ⅱ期康复建议为12~14分,不建议超过14分。

(二)抗阻运动处方

抗阻运动在Ⅱ期心脏康复非常重要。这有利于患者更快地恢复自主生活和工作,例如增加下肢肌肉力量训练有利于患者下床活动,减轻运动中和运动后的疲乏,改善患者运动康复的依从性;上肢力量训练,增加上肢肌肉力量,可协助患者轻松完成日常家务活动和常规工作。另外,心血管疾病患者常合并有多种慢性病包括腰腿痛、骨质疏松、肥胖、糖尿病等也能从抗阻运动中获益,而且对于过度肥胖的患者需要先从抗阻训练中获益,减轻体重从而减轻对关节的损伤,关节炎、神经系统疾病导致的步态不稳患者无法进行有氧运动时,选择患者可以耐受的抗阻训练方案进行训练改善心肺功能。

1. 抗阻训练的热身和整理运动与有氧运动不甚相同,有其特殊性。

2. 每位患者参加抗阻训练时,医生需根据患者个体情况以及不同的肌肉部位开出相应的运动处方。AMI患者康复应当选择合适的运动负荷,每次锻炼应包括8~10项综合性的训练,在15~20分钟内完成,组间休息1~2分钟。

3. AMI患者抗阻运动时期选择 AMI患者至少5周后开始抗阻训练,且应在连续4周有医学监护的有氧训练之后进行;CABG后3个月内不应进行中到高强度上肢力量训练,以免影响胸骨的稳定性和胸骨伤口的愈合。

4. 每组肌肉群的训练负荷不尽相同,需通过测定后量化,避免过高强度引发并发症。可通过表2-3-8进行测定。一次最大负荷量(one repetition maximum,1RM)为在保持正确手法且没有疲劳感情况下,一个人一次能举起(仅一次重复)的最大重量。

表2-3-8 抗阻训练负荷与重复次数之间的关系

%1RM	重复次数/次	%1RM	重复次数/次
100%	1	80%	10
95%	3	75%	12
90%	5	70%	15
85%	7		

以股四头肌向心训练为例:

应用芬兰HUR气动阻力训练系统,被测者取屈髋90°坐位测试股四头肌。测试前调节仪器,使阻力能够在初始位置垂直作用于被测肢体远端。首先测1RM值,视情况选取适当负荷,嘱被测者尽力、尽快进行0°~90°范围膝关节屈伸活动直至力竭,根据被测者完成动作的重复次数计算出其做该动作的1RM值。如果测试选用30kg作为测试负荷,被测者完成12次时力竭。经计算,重复12次对应75%的1RM,30/0.75=40,故该位患者的股四头肌1RM为40kg。为防止肌肉酸痛、并使受伤危险最小,初始抗阻负荷建议为1RM的50%~60%,重复6~8次。建议其心率、血压以不超过有氧运动处方的血压、心率为准,如果超过需要降低抗阻训练的负荷。下肢肌群以此类推,上肢肌群训练在排除禁忌证以外,建议训练强度为1RM的30%~40%。

5. 抗阻训练作为有氧训练的有力补充,但不能完全代替有氧训练,其注意事项包括:

(1)在有氧运动完成后进行,以保证有充分的热身。

(2)使用重量器材或仪器前,要知道如何操作。

(3)低速或中速的有节律的运动。

(4)全关节的运动,通过在用力相呼气和放松相吸气来避免屏气和Valsalva动作。

(5)上肢和下肢的运动交替进行以保证运动中有充分的休息。

(6)由于训练效果的特异性,抗阻训练应包含所有大肌群的运动。

(7)需测定不同肌群的1RM,然后上肢以30%~40% 1RM开始而下肢以50%~60% 1RM开始。

6. 常用的训练形式有利用身体重量(如俯卧撑)、哑铃或杠铃、运动器械以及弹力带。其中弹力带具有易于携带、不受场地及天气的影响、能模仿日常动作等优点,特别适合基层应用。

7. 每次训练 8~10 组肌群,躯体上部和下部肌群可交替训练,每周 2~3 次或隔天 1 次,Borg 评分 11~13 分,应注意训练前必须有 5~10 分钟的有氧运动热身或者单纯的抗阻训练热身运动,切记运动过程中用力时呼气,放松时吸气,不要憋气,避免 Valsalva 动作。

（三）柔韧性训练处方

柔韧性训练能扩大关节韧带的活动范围,有利于提高身体的灵活性和协调性,让患者的关节活动维持在应有范围内,保持躯干部和下部、颈部和臀部的灵活性,在意外事件发生时可最大程度避免和减轻损伤。

1. 柔韧性训练原则　应以缓慢、可控制的方式进行,并逐渐加大活动范围。

2. 柔韧性训练方法　每一部位拉伸时间 6~15 秒,逐渐增加到 30 秒,如可耐受可增加到 90 秒,拉伸期间正常呼吸,强度为有牵拉感觉同时不感觉疼痛,每个动作重复 3~5 次,总时间 10 分钟左右,每周 3~5 次。着重增强肩部、腰部和腿部的柔韧性训练。

3. 注意事项　要持之以恒,循序渐进;训练前要充分做好准备活动,提高肌肉温度,避免肌肉、韧带拉伤;柔韧性训练要适度,要注意全面协调发展,防止过分发展柔韧性,引起关节和韧带变形。

以增强肩部协调性的训练处方举例:

（1）运动形式:肩部绕环(由直立双臂上举开始。一臂直臂向前、向下、向后、向上划圆摆动,同时另一臂向后、向下、向前、向上划圆摆动,均以肩关节为轴。依次进行)。

（2）运动强度:10~20 次/组,2~3 组。

（3）运动时间:15 分钟。

（4）运动频度:3~4 次/周。

通过Ⅱ期心脏康复的多方位训练,可让 AMI 患者尽快恢复日常生活和回归工作,主要包括以下几种常见情况:

（1）病情稳定 1 周后可以开始尝试驾驶活动。

（2）AMI 2 周后由医生确定无并发症可乘坐飞机。

（3）通常建议患者出院 2~4 周后,低危患者 PCI 治疗出院后 1 周,CABG 后 6~8 周可重新开始性生活,建议最大心脏负荷超过 5 个代谢当量后可以进行,需备有硝酸甘油。

（4）工作指导也是Ⅱ期心脏康复的重要内容,目的是促进患者早日回归社会,避免青壮年患者提前退休或病休。内容包括根据运动负荷试验所测得的实际运动能力,结合不同工作性质所需要的氧摄取量和运动能力,指导患者回归工作。

三、维持期康复(Ⅲ期康复)

Ⅲ期康复即维持期康复,是对发生主要心血管事件 1 年后的院外患者提供预防和康复服务,内容包括维持已形成的健康生活方式和运动习惯,继续运动康复和纠正危险因素,以及社会心理状态的恢复。Ⅲ期康复主要强调维持健康的生活习惯和坚持循证药物治疗的重要性,同时强调关注患者的社会心理状态;运动康复可在家中自行进行,不需要在医院监护下运动。

具体维持期康复的运动处方需在复查运动试验的基础上调整运动强度,运动处方的种类与Ⅱ期康复相同，包括有氧运动、抗阻运动和柔韧性运动。方法与注意事项基本一致，只是运动强度需及时调整，坚持训练的患者可根据条件3~6个月复查，以及时更新运动强度。

在Ⅱ期康复后期和Ⅲ期康复时，可根据患者条件，选用高强度间歇训练方法，以提高患者的兴趣，增加患者运动康复的依从性。不主张患者未进行充分的有氧运动训练直接开始选用高强度间歇训练，以防患者因为恐惧和过度担心而终止心脏康复。

（王乐民）

参 考 文 献

[1] 中华医学会心血管病学分会, 中华心血管病杂志编辑委员会. 急性ST段抬高型心肌梗死诊断和治疗指南. 中华心血管病杂志, 2015, 43(5): 380-393

[2] 张啸飞, 胡大一, 丁荣晶, 等. 中国心脑血管疾病死亡现状及流行趋势. 中华心血管病杂志, 2012, 40(3): 179-187

[3] Peterson ED, Roe MT, Chen AY, et al. The NCDR ACTION Registry-GWTG: transforming contemporary acute myocardial infarction clinical care. Heart, 2010, 96(22): 1798-1802

[4] Krim SR, Vivo RP, Krim NR, et al. Regional differences in clinical profile, quality of care, and outcomes among Hispanic patients hospitalized with acute myocardial infarction in the get with Guidelines-Coronary Artery Disease(GWTG-CAD)registry. Am Heart J, 2011, 162(6): 988-995

[5] De Carvalho LP, Gao F, Chen Q, et al. Differences in late cardiovascular mortality following acute myocardial infarction in three major Asian ethnic groups. Eur Heart J Acute Cardiovasc Care, 2014, 3(4): 354-362

[6] Loughnan M, Tapper N, Loughnan T. The impact of "unseasonably" warm spring temperatures on acute myocardial infarction hospital admissions in melbourne, Australia: A city with a temperate climate. J Environ Public Health, 2013, 2014(2014): 483-785

[7] Lashari MN, Alam MT, Khan MS, et al. Variarion in admission rates of acute coronary syndrome patients in coronary care unit according to different seasons. J Coll Physicians Surg Pak, 2015, 25(2): 91-94

[8] Swampillai J, Wijesinghe N, Sebastian C, et al. Seasonal variations in hospital admissions for ST-Elevation myocardial infarction in New Zealand. Cardiology Research, 2012, 3(5): 205-208

[9] 李顺娜, 陈小伦, 余泽梅. 比索洛尔对急性心肌梗死合并慢性心功能不全的临床疗效观察. 中华高血压杂志, 2016, 37(1): 35-46

[10] 胡大一. 心脏康复: 它山之石, 可以攻玉. 中华高血压杂志, 2015, 23(3): 201-202

[11] Benhabbouche S, Crola da Silva C, Abrial M. The basis of ischemia-reperfusion and myocardial protection. Ann Fr Anesth Reanim, 2011, 30: S2-S16.

[12] Ferreira R. The reduction of infarct size-forty years of research. Rev Port Cardiol, 2010, 29(6): 1037-1053

[13] Kleinbongard P, Bose D, Baars T, et al. Vasoconstrictor potential of coronary aspirate from patients undergoing stenting of saphenous vein aortocoronary bypass grafts and its pharmacological attenuation. Circ Res, 2010, 108: 344-352

[14] Kleinbongard P, Konorza T, Bose D, et al. Lessons from human coronary aspirate. J Mol Cell Cardiol, 2011, 52: 890-896

[15] Steg PG, James SK, Atar D, et al. ESC guide lines for the management of acute myocardial infarction in

patients presenting with ST-segment elevation. Eur Heart J, 2012, 33(20): 569-619

[16] Kim C, Kim DY, Lee DW. The Impact of early regular cardiac rehabilitation program on myocardial function after acute myocardial infarction. Ann Rehahil Med, 2011, 35(4): 535-540

[17] 车琳, 王乐民, 蒋金法, 等. 急性心肌梗死介入术后患者心脏康复疗效的对比研究. 中华医学杂志, 2008, 88(26): 1820-1823

[18] Golahchi A, Basati F, Kargarfard M, et al. Can cardiac rehabilitation programs improve functional capacity and left ventricular diastolic function in patients with mechanical reperfusion after ST elevation myocardial infarction: A double-blind clinical trial. ARYA Atheroscler, 2012, 8(3): 125-129

[19] 车琳, 龚朱, 蒋金法, 等. 无氧阈强度运动治疗对慢性缺血性心脏病患者运动耐力的影响. 中华医学杂志, 2011, 91(24): 1659-1662

[20] Smith SC, Benjamin EJ, Bonow RO, et al. AHA/ACCF secondary prevention and risk reduction therapy for patients with coronary and other atherosclerotic vascular disease: 2011 update: a guideline from the American Heart Association and American College of Cardiology Foundation. Circulation, 2011, 124: 2458-2473

[21] Piepoli MF, Corra U, Benzer W, et al. Secondary prevention through cardiac rehabilitation: physical activity counselling and exercise training. European Heart Journal, 2010, 31: 1967-1976

[22] Secondary prevention for patients after a myocardial infarction: summary of updated NICE guidance. BMJ, 2013, 347: f6544

[23] 2013 ACCF/AHA Guideline for the Management of ST-Elevation Myocardial Infarction. A Report of the American College of Cardiology Foundation/American Heart Association Task Force on Practice Guidelines. J Am Coll Cardiol, 2013, 61(4): e78-e140

[24] Thompson PD. Exercise Prescription and Proscription for Patients With Coronary Artery Disease. Circulation, 2005, 112: 2354-2363

[25] Mark AW, William LH, Philip A Ades, et al. Resistance Exercise in Individuals With and Without Cardiovascular Disease: 2007 Update: A Scientific Statement From the American Heart Association Council on Clinical Cardiology and Council on Nutrition, Physical Activity, and Metabolism. Circulation, 2007, 116: 572-584

第三章

稳定型心绞痛患者心脏康复

第一节 心脏康复在稳定型心绞痛治疗中的价值

心血管疾病已经是我国居民第一位死亡原因,据统计我国心血管疾病现患人数为 2.9 亿,其中稳定性冠心病患病人数高达 1 100 万,冠心病死亡率仍呈上升态势。随着药物治疗的优化、介入技术的发展、急救体系的完善,更多的急性心肌梗死患者得到及时救治,但是稳定性冠心病患病人数正在不断攀升。据美国心脏病学会(ACC)2016 年统计,稳定性冠心病发病率约为心肌梗死的 2 倍,预计 2030 年将达到成人的 18%。

心绞痛作为冠心病患者最常见的症状不容忽视,中国心绞痛治疗方式调查协作组的研究显示,83% 的中国稳定性冠心病患者伴随心绞痛发作。血运重建与强化指南推荐的药物治疗对临床后果的评估(COURAGE)研究纳入了 2 287 例病情稳定的冠心病患者,1 149 例患者接受了经皮冠状动脉介入治疗(PCI)及最佳药物治疗,1 138 例仅接受最佳药物治疗,1 年后仍然有 42% 患者发生心绞痛,即使接受了 PCI 及最佳药物治疗 1 年,仍有 34% 的患者存在心绞痛发作。鉴于此,冠心病患者急需优化治疗策略,以及对发病后的全面康复管理及预防,以缓解心绞痛症状并改善患者长期预后。

近些年来,由于循证医学证据的持续更新,对于稳定性冠心病病理生理机制的认识、疾病诊断方法的理解更加深入,心脏康复治疗越发重要,以医学整体评估为基础,将稳定性冠心病的预防管理措施系统化、结构化、数字化和个体化,通过五大核心处方[药物处方、运动处方、营养处方、心理处方(含睡眠管理)和戒烟限酒处方]的综合模式干预危险因素,在稳定型心绞痛患者整个生命过程中提供生理、心理和社会支持的全面和全程的管理与服务。

一、定义

稳定型心绞痛是在冠状动脉严重狭窄基础上,由于心肌负荷的增加引起心肌急剧的、短暂的缺血、缺氧临床综合征,通常为一过性的胸部不适,其特点为短暂的胸骨后压榨性疼痛或憋闷感(心绞痛),可由运动、情绪波动或其他应激诱发。

(一)症状

与心肌缺血相关的胸部不适(心绞痛)通常从以下 4 个方面描述。

1. 部位　心肌缺血引起的胸部不适通常位于胸骨体之后,可波及心前区,有手掌大小范围,甚至横贯前胸,界限不很清楚。常放射至左肩、左臂内侧达无名指和小指,或至颈、咽或下颌部。

2. 性质　胸痛常为压迫、发闷、紧缩或胸口沉重感,有时被描述为颈部扼制或胸骨后烧灼感,但不像针刺或刀扎样锐性痛。可伴有呼吸困难,也可伴有非特异性症状如乏力或虚弱感、头晕、恶心、坐立不安或濒死感。呼吸困难可能为稳定型心绞痛的唯一临床表现,有时与肺部疾病引起的气短难以鉴别。胸痛发作时,患者往往被迫停止正在进行的活动,直至症状缓解。

3. 持续时间　通常持续数分钟至 10 余分钟，大多数情况下 3~5 分钟，很少超过 20~30 分钟，若症状仅持续数秒，则很可能与心绞痛无关。

4. 诱因　与劳累或情绪激动相关是心绞痛的重要特征。当负荷增加如走坡路、逆风行走、饱餐后或天气变冷时，心绞痛常被诱发。疼痛多发生于劳累或激动的当时，而不是劳累之后。含服硝酸酯类药物常可在数分钟内使心绞痛缓解。

（二）体征

心绞痛通常无特异性体征。胸痛发作时常见心率增快、血压升高、表情焦虑、皮肤冷或出汗，有可能出现第三、第四心音和轻度的二尖瓣关闭不全，但均无特异性。体格检查对于鉴别由贫血、高血压、瓣膜病、梗阻性肥厚型心肌病引起的胸痛有重要意义。

二、康复获益机制

近年有诸多研究已经证实了运动治疗对于稳定型心绞痛患者的获益。美国心脏协会（AHA）、欧洲心脏病学会（ESC）均在心血管疾病二级预防指南及心脏康复指南中，对稳定型心绞痛患者的运动治疗给予了推荐。

（一）为改善心绞痛症状而进行的单独的运动治疗或心脏康复是安全有效的

Ornish 等以心绞痛患者为研究对象，进行改善生活习惯的运动疗法，随访了 1 年后和 5 年后心绞痛发生的频率。运动组的心绞痛发生率从最初的（5.8±14.7）次 / 周减少到 1 年后的（0.5±0.8）次 / 周和 5 年后的（1.6±2.7）次 / 周；对照组则从（1.4±1.8）次 / 周增加到 1 年后的（4.0±9.3）次 / 周。Todd 等也发现，1 年的运动疗法可以有效地使缺血性 ST 减少 30%，心绞痛的次数和每次的心绞痛症状持续时间均减少。Soga 等入选了 3 672 例成功进行 PCI 术患者，评估运动训练组（n=1 592）和对照组（n=2 080）对因心绞痛恶化入院的影响。结果显示：36 个月时因心绞痛恶化入院患者的比例由 28.8% 降低至 17.6%，相对风险下降 39%。有荟萃分析指出，单纯的运动疗法虽然对改善心绞痛症状有效，但还应在运动疗法的基础上加入生活习惯的改善等心脏康复的内容，对降低心绞痛的发作次数、运动诱导的缺血会更加有效。

（二）为改善心肌灌注，抑制冠状动脉病变进展而进行的运动康复是安全有效的

Ornish 等的 5 年间生活习惯改善的运动疗法，不仅显著降低心绞痛的发作频率，冠状动脉狭窄程度也从开始的 41.3%，减少到 1 年后的 38.5% 和 5 年后的 37.3%；对照组则从开始的 40.7% 增加到 1 年后的 42.3% 和 5 年后的 51.9%。同时相比对照组，运动组的心血管事件发生率显著降低。冠状动脉成形术后运动疗法干预（ETICA）等的研究发现，虽然运动疗法干预组没有显著改变原有的冠状动脉狭窄程度，但是新生的血管狭窄在运动疗法干预组为 30%，而对照组为 73%；而且从冠状动脉狭窄减少的病例来看，运动耐量明显增加。Hambrecht 和 Niebauer 等研究发现，冠状动脉狭窄程度降低病例的 1 年间日常余暇时间的能量消耗为（2 204±237）kcal/ 周（1kcal=4.19kJ），显著高于冠状动脉狭窄程度不变和进展的病例。Hambrecht 等还发现，每天 1 万步可以有效地提高高密度脂蛋白（HDL）水平，科学而规律的运动可以改善脑血管疾病（CVD）的危险因素，逆转冠状动脉斑块狭窄。

研究表明，运动可促进有效侧支循环形成，提高缺血阈值，但还需要更多的证据及对其机制进行深入研究。但运动可以稳定动脉硬化的斑块，改善动脉内皮细胞功能，改善脂质代谢异常和降低血压，最终实现扩张血管、改善冠状动脉血流和心肌灌注的效果。

第二节　稳定型心绞痛康复前的全面评估

在心脏康复治疗前,需要对患者做全面的评估,结果将指导康复治疗如何实施,以及了解患者是否能够在安全、科学、有效的前提下进行可持续的康复治疗。评估内容包括临床医学检查、体质测定、运动心肺功能测试(cardiopulmonary exercise test,CPET)、问卷调查等。

一、临床医学检查

1. 详细询问病史　了解患者既往疾病以及是否规范使用药物。

2. 实验室检查　实验室检查是评估心血管危险因素及判断预后的重要方法。

3. 心电图　所有患者就诊时均建议行静息心电图;对疑似伴有心律失常的稳定性冠心病患者建议行动态心电图监测。

4. 所有患者均建议行静息经胸超声心动图检查;对未确诊动脉粥样硬化性疾病,且疑似稳定性冠心病的患者,应考虑行颈动脉超声检查,以明确是否存在颈动脉内膜中层厚度(IMT)增厚和/或斑块形成。

5. 对有心绞痛的患者可行冠脉 CT 或冠状动脉造影检查;经无创性检查危险分层后若需确定是否需行血运重建治疗,则应行冠状动脉造影检查。

6. 通过量表评估患者的日常生活能力和生活质量,可选用健康调查简表(SF-36)、欧洲五维度健康量表(EQ-5D)、西雅图心绞痛量表等。

7. 通过问诊了解日常运动习惯,检查患者是否有限制运动的因素,如肌肉骨骼系统疾病,检测有无贫血、电解质紊乱以及血糖水平等限制运动能力的因素。

二、体质测定

1. 体重指数及腰围　体重指数是身体体重(单位:kg)除以身高(单位:m)的平方。体重指数维持在 18.5~23.9kg/m²;腰围控制在男 ≤ 90cm、女 ≤ 85cm。

2. 力量、柔韧、平衡能力测定　力量素质测试能反映肌肉发达程度、参加体力活动的状况,包括握力、伸膝力、屈肘力 3 项。测量肩关节和髋关节的柔韧性,防止肌肉拉伤。反映平衡能力的主要指标是速度动量值,速度动量值越小,说明平衡能力越好,平衡能力不足,会增加跌倒的危险,应提高警惕。

三、运动心肺功能测试

运动心肺功能测试(CPET)能向医生提供重要信息,是评估包括心血管、肺、血液、神经心理和骨骼肌系统在内的运动整合反应的无创性试验方法。测试中的呼出气体可以更好地估计整体功能容量、判定心绞痛的严重程度,客观评估干预效果,追踪疾病进展,以及鉴别运动容量减低的心血管、肺及骨骼肌等方面的原因等。通常国际上应用运动心肺功能测试测定无氧代谢阈值、最大氧耗量、缺血阈等制定稳定型心绞痛患者的运动处方。

四、心理评估

心绞痛发作与心理因素有关,通过问诊了解患者的一般情绪反应,推荐采用躯体化症状自评量表、患者健康问卷 9 项（PHQ-9）、广泛焦虑问卷 7 项（GAD-7）、综合医院焦虑抑郁量表（HADS）评估患者心理状况，排查精神原因所致心脏症状。

五、营养状态评估

膳食营养是影响心血管疾病的主要环境因素之一。现有的循证医学证据显示，从膳食中摄入的能量、饱和脂肪酸和胆固醇过多以及蔬菜水果摄入不足等增加心血管疾病发生的风险，而合理科学膳食可降低心血管疾病风险。营养评估包括营养问题和诊断，即通过膳食回顾法或食物频率问卷，了解、评估每日摄入的总能量、总脂肪、饱和脂肪酸、钠盐和其他营养素摄入水平；饮食习惯和行为方式；身体活动水平和运动功能状态，以及体格测量和适当的生化指标。

第三节　稳定型心绞痛的康复治疗

一、运动治疗

稳定型心绞痛患者的运动疗法是根据每位患者不同的临床情况及个体化差异而制定的。运动治疗前应进行综合评估，尤其要进行加拿大心血管学会（CCS）的心绞痛分级评估（表 3-3-1）或西雅图心绞痛量表评估，获得医患双方同意方可进入运动康复程序。CCS 心绞痛分级 Ⅰ~Ⅲ 级一般可推荐进行 CPET 评估程序，并在包括循证药物治疗在内的综合干预基础上制定个体化运动处方，心绞痛分级 Ⅳ 级应首先进行包括循证药物治疗（控制静息心率达标）的综合干预基础，待分级降至 Ⅲ 级才可考虑进入 CPET 评估程序，并制定个体化运动处方。但在进行运动治疗前，应根据包括冠状动脉检查或者同时包括运动心肺功能测试在内的临床综合评估结果，充分参考《中国经皮冠状动脉介入治疗指南（2016）》，帮助患者推荐适合的治疗策略，是否需要先进行冠脉血运重建，还是直接进入包括运动治疗在内的综合康复治疗。

表 3-3-1　加拿大心血管学会（CCS）的心绞痛分级

级别	心绞痛临床表现
Ⅰ 级	一般体力活动不引起心绞痛，例如行走和上楼，但紧张、快速或持续用力可引起心绞痛发作
Ⅱ 级	日常体力活动稍受限，快步行走或上楼、登高、饭后行走或上楼、寒冷或风中行走、情绪激动可发作心绞痛，或仅在睡醒后数小时内发作。在正常情况下以一般速度平地步行 200m 以上或登 1 层以上楼梯受限
Ⅲ 级	日常体力活动明显受限，在正常情况下以一般速度平地步行 100~200m 或登 1 层楼梯时可发作心绞痛
Ⅳ 级	轻微活动或休息时即可出现心绞痛症状

注：此表引自美国心脏病学会（ACC）/美国心脏协会（AHA）/美国医师协会（ACP）制定的《慢性稳定型心绞痛诊疗指南》

CPET 一般推荐选择症状限制性运动试验,在进行运动心肺评估前,要让患者熟悉心绞痛症状评定量表(5 级或 10 级,表 3-3-2)。制定运动处方时运动强度的上限不要超过缺血症状时的 80%VO₂ 水平,如果已知患者的缺血阈值,制定的运动强度所对应的心率应低于该缺血阈值 10 次 /min 为安全靶心率。也可以设定为无氧阈值(AT)水平,或者是心率法 [Karvonen 公式法:目标心率 =(最高心率 – 安静时心率)×(0.4~0.6)+ 安静时心率],或者是 Borg 指数 11~13 的强度。以上指标作为运动强度的设定时,虽然是从安全的角度出发进行设定的,但在实际实施过程中,也有可能出现自主症状,缺血性 ST 段下降等情况。因此,需要具体情况具体分析和评价。从日常生活活动(ADL)水平开始,循序渐进,逐步增加强度,切忌在初次活动时即达到负荷量,一般不超 6~7 代谢当量(MET)水平,以保证运动过程中的安全性。运动疗法以耐力性的有氧运动为主,可采取间歇或持续运动方式,辅以伸展运动、热身,利用自身体重的低强度抗阻运动,以及整理运动。老年人及伴有心功能不全者,注意勿运动过量并适当延长热身及整理活动的时间。

表 3-3-2　常用心绞痛及呼吸困难评定量表

5 级心绞痛量表		10 级心绞痛 / 呼吸困难量表	
0	无心绞痛	0	没有
1	轻,几乎注意不到	0.5	非常非常轻
2	中毒,令人不安	1	非常轻
3	严重,很不舒服	2	轻
4	最痛(以前经历过)	3	中度
		4	稍微重
5 级呼吸困难量表		5	严重
0	没有呼吸困难	6	
1	轻微,可感受到	7	非常严重
2	轻微,有些困难	8	
3	中度困难,但可继续	9	非常非常严重
4	重度困难,不能继续	10	

应告知患者避免参加的运动项目、训练时自我观察的指标以及当指标出现异常时运动终止的标准,教会患者识别不适和预警症状并及时咨询或就诊。要根据患者运动训练的情况定期进行评估,及时调整运动处方,对患者运动治疗过程中发生心脏事件的可能危险进行医学监护、监督等分层管理。患者经过运动治疗后如果 CCS 心绞痛分级提高,症状继续加重,就需要进行包括冠状动脉检查、心肌灌注评价在内的进一步评估,必要时行血运重建治疗。

心绞痛的康复,不仅是运动疗法,还要做好二级预防的管理,包括药物处方的药物管理,饮食处方的营养管理,心理处方的调节和睡眠管理,以及戒烟教育等。需要向患者强调全面二级预防的重要性。

(一)稳定型心绞痛运动实施

综合患者既往史、本次发病的危险因素、平常的生活方式和运动习惯以及常规辅助检查,如心肌损伤标志物、超声心动图、心脏负荷试验以及心理评估等对患者进行评定及危险分层。

根据患者危险分层(表3-3-3),在专业康复指导下,给患者制定个性化的运动处方,运动处方由运动形式、运动强度、运动时间、运动频率几个基本部分组成。**运动处方实施主要分3个步骤:**

表 3-3-3　冠心病患者的危险分层

低危	中危	高危
运动或恢复期无心绞痛症状或心电图缺血改变	中度运动(5~6.9MET)或恢复期出现心绞痛症状或心电图缺血改变	低水平运动(＜5MET)或恢复期出现心绞痛症状或心电图缺血改变
无休息或运动引起的复杂心律失常		有休息或运动时出现的复杂室性心律失常
AMI溶栓血管再通PCI或CABG术后血管再通且无合并症		AMI、PCI或CABG术后合并心源性休克或心力衰竭
无心理障碍(抑郁焦虑等)		心理障碍严重
LVEF＞50%	LVEF 40%~49%	LVEF＜40%
功能储备＞7MET		功能储备＜5MET
肌钙蛋白为正常		肌钙蛋白增高
每一项存在时为低危	不符合典型高危	符合上述任何一项为高危
低危	中危	高危
1. 运动或恢复期无心绞痛症状或心电图缺血改变 2. 无休息或运动引起的复杂心律失常 3. AMI溶栓血管再通PCI或CABG术后血管再通且无合并症 无心理障碍(抑郁焦虑等) 左心室射血分数(LVEF)＞50%,功能储备＞7MET,肌钙蛋白为正常	中度运动(5~6.9MET)或恢复期出现心绞痛症状或心电图缺血改变 LVEF 40%~49%	1. 低水平运动(＜5MET)或恢复期出现心绞痛症状或心电图缺血改变 2. 有休息或运动时出现的复杂室性心律失常 AMI、PCI或CABG术后合并心源性休克或心力衰竭 心理障碍严重 LVEF＜40% 功能储备＜5MET 肌钙蛋白增高
每一项存在时为低危	不符合典型高危	符合上述任何一项为高危

注:LVEF,左心室射血分数(left ventricle ejection fraction)

第一步:准备活动

即热身运动,多采用低水平有氧运动,持续5~10分钟。目的是放松和伸展肌肉、提高关节活动度和心血管的适应性,预防运动诱发的心脏不良事件及预防运动性损伤。

第二步:训练阶段

包含有氧运动、抗阻运动、柔韧性训练等。总时间30~90分钟,每周3~5次,其中有氧运动是基础,抗阻运动和柔韧性训练是补充。

1. 有氧运动训练　是主动运动康复的核心内容,可以有效提高患者的心肺功能和生活质量。有氧运动以大肌群节律性运动为首选,避免需迅速变换体位的项目,尤其是卧位 - 直立位转换。

常用的有氧训练方式有行走慢跑、骑自行车、游泳、爬楼梯以及在器械上完成的行走踏车、划船等。

2. 抗阻运动　与有氧运动比较,抗阻运动引起的心率反应性较低,主要增加心脏的压力负荷,从而增加心内膜下血流灌注,获得较好的心肌氧供需平衡。训练时以大肌群的抗阻训练为主,应避免屏气、Valsalva 动作等。冠心病的抗阻运动形式多为一系列低中强度的缓慢、多次重复的大肌群抗阻力量训练,常用的方法有利用自身体重、哑铃、运动器械以及弹力带等。

3. 平衡协调训练　高龄患者跌倒风险及跌倒后不良事件发生率高。平衡协调能力的提高能显著降低跌倒的风险、节省体能消耗。训练时,可灵活设计动作,应当融入趣味性及群体参与性,着重强调安全保护,防止跌倒等意外的发生。

运动强度: 在无条件进行 CPET 检测时,可以采用心率储备法 [靶心率 -(最大心率 - 静息心率)× 靶强度 %+ 静息心率],初始时靶强度可根据患者病情设置较低,训练稳定后建议以 50%~70% 作为靶强度。若无检测心率的条件,可酌情采用自觉疲劳程度等级(RPE)评分或对照运动代谢当量表作为强度指导。

第三步:放松运动

有利于运动系统的血液缓慢回到心脏,避免心脏负荷突然增加而诱发心脏事件的发生。因此,放松运动是运动训练必不可少的一部分。放松方式可以是慢节奏有氧运动的延续或是柔韧性训练,根据患者的病情轻重可持续 5~10 分钟,病情越重放松运动的持续时间应该越长。

（二）不同危险程度的心绞痛患者康复方案

1. 低危患者

（1）运动形式:有氧训练时,限制相对较少,可选择动作稍剧烈的复杂性运动,如平板、踏车、划船机、游泳等体育项目;抗阻训练除了采用弹力带训练,也可适当选择器械练习,采用抗阻训练、渐进抗阻训练、等速肌力训练等方式。推荐进行核心稳定训练,常利用悬吊装置、Bobath 球,泡沫筒等器械进行,核心肌力的增强有助于提高患者整体运动的协调性以及平衡功能,降低运动意外发生率。

（2）运动强度:有氧训练推荐逐步达到最大摄氧量(VO_2max)的 60%~70% 为宜,不宜超过 80%,起始强度约 50%,自觉疲劳程度等级(RPE)在 11~13 的范围内运动。抗阻训练时强度可选择 60%~80% 的 1RM,最高不超过 80% 的 1RM,RPE 分级 13~16,最高不超过 16。

（3）运动时间:有氧训练从 15~30min/ 次起始,逐步延长至 60min/ 次。抗阻训练 10~15 个 / 组,4~10 肌群 / 次。

（4）运动频率:有氧训练 3~7 次 / 周;抗阻训练 3~4 组 /(肌群·次),2~3 次 / 周。

2. 中危患者

（1）运动形式:有氧训练以踏车、手摇车、老年医疗体操等为宜。肌力训练以弹力带训练为主,也可采用器械以渐进抗阻训练方式进行。视情况可安排低强度核心稳定训练。

（2）运动强度:有氧训练推荐逐步达到 VO_2max 的 40%~60% 为宜,最高不超过 70%,起始强度通常低于 50%，RPE 在 11~13 的范围内运动。抗阻训练时强度可选择 40%~60% 的 1RM，最高不超过 70% 的 1RM，RPE 分级 11~13，最高不超过 16。

（3）运动时间：有氧训练从 15~30min/ 次起始，逐步延长至 60min/ 次。抗阻训练 8~15 个 / 组，3~4 肌群 / 次。

（4）运动频率：有氧训练 3~5 次 / 周；抗阻训练 3~4 组 /（肌群·次），2~3 次 / 周。

3. 高危患者

（1）运动形式：有氧训练以卧位踏车、手摇车、坐位老年有氧操等为宜。抗阻训练以弹力带、橡皮球训练为主，极虚弱患者也可采用多点等长训练，但主要避免屏气等。视情况可安排悬吊装置下的核心稳定训练。

（2）运动强度：有氧训练推荐达到 VO_2max 的 20%~40% 为宜，一般不超过 40%~50%，起始强度通常低于 30%，RPE 在 10~12 的范围内运动，对于身体情况很差或极高龄的患者，也可按运动时心率较安静时增加不超过 10~20 次 /min 为标准。抗阻训练时强度可选择 20%~30% 的 1RM，不超过 40% 的 1RM 为宜，RPE 分级 10~11，最高不超过 13。

（3）运动时间：有氧训练可从 5~10min/ 次起始，逐步延长至 30~60min/ 次，运动中可短暂休息，一般不超过 5 分钟。抗阻训练 8~15 个 / 组，1~3 肌群 / 次。

（4）运动频率：有氧训练 3~5 次 / 周；抗阻训练 1~3 组 /（肌群·次），2~3 次 / 周。

二、体外反搏疗法与稳定型心绞痛

增强型体外反搏疗法（enhanced external counterpulsation，EECP）是一种用于治疗缺血性疾病的无创性辅助循环方法，自 20 世纪 70 年代末起在中国被广泛应用于缺血性心脏病及卒中的治疗。

研究显示 EECP 治疗能够更有效地改善冠状动脉循环，缓解心绞痛症状，增加运动耐量，改善患者生活质量。May 等研究纳入了 50 例不能行血运重建的心绞痛患者，结果显示 EECP 治疗后患者心绞痛发作频次较前减少，严重程度较前减轻，生命质量评估量表均有所改善，并且至少于治疗结束后 1 年，这些效益依然存在。

Zhang 等在 EECP 对于慢性难治型心绞痛患者 CCS 分级的荟萃分析中指出，EECP 治疗后 85% 的患者心绞痛 CCS 分级至少降低 1 级。国内外其他研究也进一步证实 EECP 作为一种非药物、无创的治疗手段，能够增加冠状动脉血流以改善心肌血供，低冠心病患者心绞痛评分及发作频率。

2013 年欧洲冠心病治疗指南中有关增强型体外反搏疗法的应用中，明确指出对于经过最佳药物治疗及再血管化治疗（包括 PCI/CABG）后仍然存在心绞痛患者可以推荐进行 EECP 治疗。推荐等级为 Ⅱa，证据水平为 B 级。

EECP 治疗稳定性冠心病的适应证、禁忌证

1. 适应证　①慢性心绞痛、心室功能相对稳定。冠状动脉病变数为 1~2 支，左主干、前降支近端未见阻塞，血管重建无法改善存活；②单 / 多支冠状动脉出现弥漫病变、多部位不适合搭桥，且小支架无法支持血管腔内成形术；③搭桥术无法避免病死，且 PCI 成功率偏低；④血管病变较轻，血管无法重建且药物控制效果不佳；⑤慢性心绞痛，但冠状动脉病变较轻；⑥已血管重建数次，心绞痛仍持续；⑦重建术后可行 EECP 治疗，用以防止 PCI/CABG 后再狭窄；⑧医生认为 EECP 能帮助患者减轻缺血负荷，患者不愿服药物等。

美国食品药品管理局（FDA）于 2003 年正式批准 EECP 适于下列疾病：①稳定 / 不稳定

型心绞痛;②急性 MI;③心源性休克;④充血性心力衰竭。

2. 禁忌证 伴有可能干扰 EECP 设备心电门控功能的心律失常,以及:①各种出血性疾病或出血倾向;②活动性血栓性静脉炎;③失代偿性心力衰竭[中心静脉压(CVP)＞12mmHg,合并肺水肿];④严重肺动脉高压(平均肺动脉压＞50mmHg);⑤严重主动脉瓣关闭不全;⑥下肢深静脉血栓形成;⑦需要外科手术的主动脉瘤;⑧孕妇。

三、药物治疗

(一)缓解症状、改善缺血的药物

目前缓解症状及改善缺血的药物主要包括 3 类:β 受体阻滞剂、硝酸酯类药物和钙通道阻滞剂(CCB)。缓解症状与改善缺血的药物应与预防心肌梗死和死亡的药物联合使用,其中 β 受体阻滞剂同时兼有两方面的作用。

1. β 受体阻滞剂 在无禁忌证的前提下(雷诺病、严重的心动过缓),β 受体阻滞剂应作为稳定性冠心病患者的初始治疗药物。β 受体阻滞剂通过抑制心脏 β 肾上腺素能受体,减慢心率、减弱心肌收缩力、降低血压以减少心肌耗氧量,还可通过延长舒张期以增加缺血心肌灌注,因而可以减少心绞痛发作和提高运动耐量。目前更倾向于选择性 β1 受体阻滞剂,如琥珀酸美托洛尔、比索洛尔。

2. 硝酸酯类 硝酸酯类药物为内皮依赖性血管扩张剂,能减少心肌需氧和改善心肌灌注,从而改善心绞痛症状。舌下含服或喷雾用硝酸甘油仅作为心绞痛急性发作时缓解症状用药,也可在运动前数分钟预防使用。

3. CCB CCB 通过改善冠状动脉血流和减少心肌耗氧发挥缓解心绞痛作用。CCB 分为二氢吡啶类和非二氢吡啶类,共同的药理特性为选择性抑制血管平滑肌、使心肌 L- 型 Ca^{2+} 通道开放。二氢吡啶类药物对血管的选择性更佳(包括氨氯地平、硝苯地平、非洛地平)。长效硝苯地平具有很强的动脉舒张作用,不良反应小,适合联合 β 受体阻滞剂用于伴有高血压的心绞痛患者。

4. 其他药物

(1)曲美他嗪:曲美他嗪通过抑制脂肪酸的 β 氧化,提高葡萄糖有氧氧化的比例,从而改善心肌对缺血的耐受性及左心功能,缓解心绞痛。可与 β 受体阻滞剂等抗心肌缺血药物联用。

(2)尼可地尔:尼可地尔为烟酰胺的硝酸盐衍生物,可用于心绞痛的预防和长期治疗。尼可地尔可扩张冠状动脉血管,刺激血管平滑肌上腺嘌呤核苷三磷酸(ATP)敏感性钾离子通道。长期使用尼可地尔还可稳定冠状动脉斑块。尼可地尔可用于治疗微血管性心绞痛。当使用 β 受体阻滞剂禁忌、效果不佳或出现不良反应时,可使用尼可地尔缓解症状。

(3)伊伐雷定:伊伐雷定通过选择性地抑制窦房结起搏电流达到减慢心率的作用,从而延长心脏舒张期改善冠状动脉灌注、降低心肌氧耗,对心肌收缩力和血压无影响。在慢性稳定型心绞痛患者中,如不能耐受 β 受体阻滞剂或 β 受体阻滞剂效果不佳时,窦性心律且心率＞70 次 /min 的患者可选用此药物。

(二)改善预后的药物

此类药物可改善稳定性冠心病患者的预后,预防心肌梗死、死亡等不良心血管事件的发生。主要包括抗血小板药物、调脂药物、β 受体阻滞剂和血管紧张素转化酶抑制剂(ACEI)或血管紧张素 Ⅱ 受体阻滞剂(ARB)。

1. 抗血小板药物　抗血小板药物在预防缺血性事件中起着重要作用。无急性冠脉综合征患者及经皮冠状动脉介入治疗病史者，推荐阿司匹林长期服用(75~100mg、1次/d)。稳定性冠心病患者接受 PCI 治疗后，建议给予双联抗血小板药物治疗(DAPT，即阿司匹林基础上合用 P2Y12 受体阻滞剂)6 个月。

2. 调脂药物　已有大量证据表明缺血风险的下降和低密度脂蛋白胆固醇(LDL-C)的降幅有关。稳定性冠心病患者如无禁忌，需依据其血脂基线水平首选起始剂量中等强度的他汀类调脂药物，根据个体调脂疗效和耐受情况，适当调整剂量，推荐以 LDL-C 为首要干预靶点，目标值 LDL-C < 1.8mmol/L。若 LDL-C 水平不达标，可与其他调脂药物(如依折麦布 10mg、1 次/d)联合应用。

3. β 受体阻滞剂　对心肌梗死后患者，β 受体阻滞剂能显著降低 30% 死亡和再发梗死风险。对合并慢性心力衰竭的稳定性冠心病患者，琥珀酸美托洛尔、比索洛尔和卡维地洛与 ACEI、利尿剂伴/不伴洋地黄同时应用，能显著降低死亡风险，改善患者生活质量。β 受体阻滞剂对不伴有心力衰竭的稳定性冠心病患者可能也有保护作用，目前为止尚无安慰剂对照研究支持这一观点。

4. ACEI 或 ARB　根据心脏预后预防试验(HOPE)、培哚普利降低稳定冠心病患者心脏事件欧洲试验(EUROPA)等研究结果，ACEI 类药物能使无心力衰竭的稳定型心绞痛患者或高危冠心病患者的主要终点事件(心血管死亡、心肌梗死、卒中等)风险降低。对稳定型冠心病(SCAD)患者，尤其是合并高血压、LVEF ≤ 40%、糖尿病或慢性肾病的高危患者，只要无禁忌证，均可考虑使用 ACEI 或 ARB。

四、营养与稳定型心绞痛

医学营养治疗(medical nutrition therapy，MNT)是心血管疾病综合治疗的重要措施之一。鼓励内科医生推荐患者去咨询临床营养师，以达到控制血脂、血压、血糖、体重等治疗目标。营养治疗和咨询包括客观的营养评估、准确的营养诊断、科学的营养干预、全面的营养监测。推荐首次门诊的时间为 45~90 分钟，第 2 次到第 6 次的随访时间为 30~60 分钟，建议每次都有临床营养师参与。因此，从药物治疗开始前，就应进行饮食营养干预措施，并在整个药物治疗期间都持续进行膳食营养干预，以便提高疗效。

健康膳食的选择应注重于全谷类、谷物食品、豆类、蔬菜、水果、瘦肉、家禽、鱼和脱脂乳制品。减少动物性食物的摄入量，避免高脂食物，可以选择低脂食物。乳制品也同样如此，推荐选择脱脂的乳制品。瘦肉富含蛋白质、锌和铁。因此，在限制其他饱和脂肪酸的条件下，每日摄入瘦肉不超过 75g；鸡蛋的摄入量每周不超过 4 个。推荐食用海鱼、淡水鱼，每周至少摄入两次，每次 150~200g。

稳定型心绞痛的营养策略为：

1. 针对目前主要的膳食问题进行干预，降低 LDL-C，降低饱和脂肪酸和反式脂肪酸，降低总能量。鼓励 ω-3 脂肪酸以鱼类或鱼油胶囊的形式摄入。

2. 严格控制饱和脂肪酸和肉类食品，适量控制精制碳水化合物食物(精白米面、糕点、糖果、含糖果汁等)，保证蔬菜水果摄入。

3. 中度限制钠盐，盐摄入不超过 6g/d。

4. 少量多餐，避免过饱，忌烟和浓茶。

5. 适量饮酒　应因人而异，并取得医师的同意。不饮酒者，不建议适量饮酒。如有饮酒习惯，建议男性 1 天的饮酒量不超过 25g 酒精，相当于 50 度白酒 50ml，或 38 度白酒 75ml，或葡萄酒 250ml（1 杯），或啤酒 750ml（1 瓶）。女性减半。

6. 适量身体活动。

五、心理处方

详见本书附录四《在心血管科就诊患者的心理处方中国专家共识》。

六、戒烟处方

详见本书附录五《心血管疾病戒烟干预中国专家共识》。

（范志清）

参 考 文 献

[1] 胡盛寿，高润霖，刘力生，等.《中国心血管病报告 2018》概要. 中国循环杂志，2019，34（3）：209-220

[2] 中国内地慢性稳定性心绞痛药物治疗现状的第二次调查. 中华心血管病杂志，2010，38（12）：1060-1064

[3] AlLamee R，Thompson D. et al. Percutaneous coronary intervention in stable angina（ORBITA）: a double-blind, randomized controlled trial. Lancet, 2018, 391（10115）: 31-40

[4] 中国康复医学会心血管病专业委员会. 中国心脏康复与二级预防指南 2018 精要. 中华内科杂志，2018，57（11）：802-810

[5] 中华医学会心血管病学分会介入心脏病学组，中华医学会心血管病学分会动脉粥样硬化与冠心病学组，中国医师协会心血管内科医师分会血栓防治专业委员会，等. 稳定性冠心病诊断与治疗指南. 中华心血管病杂志，2018，46（9）：680-694

[6] Williams MA，Fleg JL，Ades PA，et al. Secondary prevention of coronary heart disease in the elderly（with emphasis on patients ＞ or=75 years of age）: an American Heart Association scientific statement from the Council on Clinical Cardiology Subcommittee on Exercise, Cardiac Rehabilitation, and Prevention. Circulation, 2002, 105: 1735-1743

[7] 刘杰，李寿霖，胡大一. 左室功能不全所致的慢性心力衰竭患者运动心肺功能测试声明实施和解释建议. 中国康复理论与实践，2010，16（5）：401-404

[8] Fuchs ARCN，Meneghelo RS，Stefanini E，et al. Exercise may cause myocardial ischemia at the anaerobic threshold in cardiac rehabilitation programs. Braz J Med Biol Res, 2009, 42: 272-278

[9] Behm DG，Anderson KG. The role of instability with resistance training. J Strength Cond Res, 2006, 20（3）: 716-722

[10] Hides JA，stanton WR，McMahon S，et al. Effect of stabilization training on multifidus muscle crosssectional area among young elite cricketers with 10w back pain. J Orthop Sports Phys Ther, 2008, 38（3）: 101-108

[11] 刘遂心. 冠心病康复 / 二级预防中国专家共识：中国康复医学会心血管病专业委员会换届暨学科发展高峰论坛会议资料. 2012

[12] 中华医学会老年医学分会. 75 岁及以上稳定性冠心病患者运动康复中国专家共识. 中华老年医学杂志，2017，36（6）：599-607

[13] May O，Lynggaard V，Mortensen JC，et al. Enhanced external counterpulsation-effect on angina pectoris, QoL and exercise capacity after 1 year. Scand Car-diovasc J, 2015, 49（1）: 1-17

[14] Gilles M ontalescot, Udo Sechtem, Stephan Achenbach, et al. 2013 ESC guidelines on the management of stable coronary artery disease. European Heart Journal, 2013, 34(38): 2949-3003

[15] Wei J, Wu T, Yang Q, et al. Nitrates for stable angina: a systematic review and meta-analysis of randomized clinical trials. Int J Cardiol, 2011, 146(1): 4-12

[16] Jiang J, Li Y, Zhou Y, et al. Oral nicorandil reduces ischemic attacks in patients with stable angina: a prospective, multicenter, open-label, randomized, controlled study. Int J Cardiol, 2016, 224: 183-187

[17] Bonaca MP, Bhatt DL, Cohen M, et al. Long-term use of ticagrelor in patients with prior myocardial infarction. N Engl J Med, 2015, 372(19): 1791-1800

[18] 中国康复医学会心血管病专业委员会, 中国营养学会临床营养分会, 中华预防医学会慢性病预防与控制分会, 等. 心血管疾病营养处方专家共识. 中华内科杂志, 2014, 53(2): 151-158

第四章

冠状动脉介入治疗患者心脏康复

第一节　心脏康复在冠状动脉介入治疗中的价值

众所周知,缺血性心脏病已成为威胁人类生命健康的重大问题,有研究表明,近年来缺血性心脏病发病率呈现出大幅度增加的趋势,且预计20年内仍会保持增长。随着社会经济的发展,国民生活方式发生了巨大的变化。尤其是人口老龄化及城镇化进程的加速,中国心血管病危险因素流行趋势明显,导致心血管病的发病人数持续增加。

据《中国心血管病报告2017》报道,目前心血管病死亡占城乡居民总死亡原因的首位,农村为45.01%,城市为42.61%。心血管病的疾病负担日渐加重,已成为重大的公共卫生问题。加强政府主导下的心血管病防治工作刻不容缓,2017年2月14日国务院办公厅发布《中国防治慢性病中长期规划(2017—2025年)》,为以心血管病为代表的慢性病防治提供了指导性意见,我们应当积极贯彻执行。

目前,我国的冠状动脉介入治疗(PCI)手术量已达到66万台/a,PCI术后的危险因素预防和控制也已成为心血管临床的常规任务。随着PCI技术的发展进步,心血管病的死亡率有了显著下降,但不可否认,PCI术后患者仍面临诸多问题。PCI术无法逆转及减缓冠状动脉粥样硬化的进程,也不能消除其危险因素,术后再狭窄率仍然很高。

多数患者存在的术后运动耐量下降、心理问题(焦虑抑郁等)、生活质量和社会适应能力差等问题,不仅严重影响生活质量,也给家庭及国家带来巨大经济负担和劳动力损失。譬如,10年死亡风险超过30%、术后焦虑及抑郁的发生率达26.3%、术后运动耐量下降约40%,此外,还有心绞痛、支架内再狭窄等问题。

大量研究表明,PCI术后康复治疗可显著降低总死亡率、心血管病相关死亡率、再住院率、再次血管重建发生率及减少相关功能障碍和情绪异常等临床预后,提高日常生活质量,因此PCI术后的心脏康复刻不容缓。

心脏康复是通过多学科合作,采取综合干预手段,帮助患者培养并保持健康行为,控制心血管病各种危险因素,使患者生理、心理和社会功能恢复到最佳状态,降低心血管发病率和死亡率,延长患者寿命,并提高生存质量。其具体措施包括个体化的药物处方、精准评估指导下的运动处方、建立在人文医学基础上的心理干预和睡眠管理、切实可行的营养处方和戒烟处方,也就是胡大一教授提倡的"五大处方",其中运动处方和药物处方是心脏康复的基石。

根据大量的国内外循证医学数据证实,心脏康复在冠状动脉介入治疗(PCI)的价值主要体现在以下几个方面:①心脏康复显著改善心绞痛症状及运动耐量;②心脏康复改善PCI术后支架管腔丢失;③心脏康复显著改善患者预后;④心脏康复改善心脏症状;⑤心脏康复降低猝死及再梗死风险;⑥心脏康复减少身心方面的不良影响;⑦心脏康复改善心理/社会/职业状态;⑧心脏康复帮助患者更好、更快的回归社会、回归职场、回归家庭。

一、定义、适应证及禁忌证

（一）定义

冠状动脉介入治疗（PCI）是指采用经皮穿刺技术送入球囊导管并植入冠状动脉支架，解除冠状动脉狭窄或梗阻，重建冠状动脉血流的技术，主要包括经皮腔内冠状动脉成形术（PTCA）、支架置入术、定向斑块旋切术（DCA）、斑块旋切吸引术（TEC）、斑块旋磨术及激光血管成形术等。

（二）适应证

确定 PCI 的适应证主要是权衡其收益和风险。收益大于风险即可为相对适应证，反之则为相对禁忌证。权衡收益和风险须考虑下列因素：①患者全身情况能否耐受操作；②心肌缺血严重程度；③病变形态、特征，手术操作成功的可能性；④处理并发症的能力；⑤远期效果；⑥费用。

1. 稳定型心绞痛

（1）药物治疗后仍有症状、并有缺血证据，狭窄 ≥ 50%、单支或多支病变患者。

（2）症状虽不严重或无明显症状，但负荷试验显示广泛心肌缺血，病变治疗成功把握性大，手术风险低。

（3）PCI 后再狭窄病变。

（4）左主干病变不宜行冠状动脉旁路移植术（CABG）者。

（5）CABG 术后：CABG 术后移植血管局限性狭窄，近远端吻合口病变或自身血管新生的病变导致心绞痛或有客观缺血证据者。

（6）有外科手术禁忌或要经历大的非心脏手术的冠心病患者。

2. 无 ST 段抬高急性冠脉综合征　不稳定型心绞痛及非 Q 波心肌梗死对高危以及经充分药物治疗后不能稳定的患者提倡早期介入治疗。

3. 急性 ST 段抬高心肌梗死

（1）直接 PCI：①ST 段抬高或新出现左束支传导阻滞的 AMI，发病在 12 小时内，能在就诊后 90 分钟内由有经验的术者开始球囊扩张者；②ST 段抬高或新出现左束支传导阻滞的 AMI，发病 36 小时内发生心源性休克，可在休克发生 18 小时内由有经验的术者行 PCI 者；③AMI 发病 12 小时内有严重心力衰竭和 / 或肺水肿（Killip3 级）患者；④AMI 发病 12~24 小时伴有严重心力衰竭、血流动力学、心电不稳定或有持续心肌缺血症状者；⑤适合再灌注治疗，但有溶栓禁忌证的 AMI 患者。

（2）溶栓后补救性 PCI：①溶栓后仍有明显胸痛，或合并严重心力衰竭、肺水肿或心电不稳定者；②溶栓后仍有或新发生心源性休克或血流动力学不稳定者。

（3）急性期后的 PCI：①有自发、诱发心肌缺血或再梗死征象者；②心源性休克或持续血流动力学不稳定者；③左心室射血分数 < 40%、左心衰竭、严重室性心律失常患者；④急性期曾有过心力衰竭者；⑤对溶栓治疗后的患者，均可考虑冠状动脉造影对闭塞的梗死相关动脉或严重狭窄病变行 PCI（若无缺血证据，建议在数天或数周后进行）；⑥非 Q 波心肌梗死患者。

（三）相对禁忌证

1. 病变狭窄程度 < 50%，且无明确客观缺血证据。

2. 左主干狭窄伴多支病变。

3. 过于弥漫的狭窄病变。

4. 在无血流动力学受损的 AMI 急性期不应对非梗死相关动脉行 PCI；AMI 已超过 12 小时，无心肌缺血症状，且心电图及血流动力学稳定者不应行 PCI。

二、心脏康复临床分期

（一）国际通用分类法

Ⅰ 期康复（急性期康复）：依病情个体化，一旦脱离危险期即开始，大部分医院在冠心病监护治疗病房（CCU）内即开始进行。①稳定患者，入院 24 小时内；②不稳定患者，卧床时间宜延长，可 3~7 天待病情稳定后进行。

Ⅱ 期康复（稳定期康复）：出院后 1~6 个月，大部分在普通病房或社区医院进行。

Ⅲ 期康复（社区康复）：出院后 6~12 个月，大部分在社区医院进行。

Ⅳ 期康复（居家康复）：出院后 1 年 ~ 长期，大部分在社区医院或家庭进行。

（二）我国通用分类法

根据我国国情，可将国际分类法中Ⅲ期、Ⅳ期合并，统称为Ⅲ期康复。

Ⅰ 期康复：住院期康复，急性期。

Ⅱ 期康复：出院早期门诊康复，稳定期。

Ⅲ 期康复：院外长期康复，维持期。

三、心脏康复的可能机制

大量的国内外循证医学数据证实，冠状动脉介入治疗（PCI）心脏康复的可能机制如下：①增强心肌收缩力；②增加冠状动脉血流，促进冠脉侧支形成，增加电稳定性；③可调节血压和心率，降低血管阻力；④抑制心肌纤维化和病理性重构；⑤抑制或延缓动脉硬化的发生和进展；⑥减少血小板聚集；⑦改善内皮功能；⑧抑制炎症反应；⑨调节糖、脂代谢，增加胰岛素的敏感性；⑩减轻体重或保持理想体重；⑪ 改善神经内分泌和自主神经功能；⑫ 消除情绪紧张，有助于改善睡眠；⑬ 提高机体的最大摄氧量和运动耐力；⑭ 提高骨骼肌摄氧和利用氧能力；⑮ 改善生活质量和社会适应能力。

四、康复治疗前的全面评估

（一）临床医学检查及一般功能评估

1. 详尽的病史　心血管病史、相关合并症及治疗史。

2. 筛查心血管病危险因素。

3. 常规心电图。

4. 美国纽约心脏病协会（NYHA）心功能分级。

5. CCS 心绞痛分级等。

6. 检查运动系统、神经系统等影响运动的因素。

7. 身体其他重要脏器的功能。

8. 患者日常活动水平和运动习惯。

（二）有氧运动能力评估

1. 运动心肺功能测试。

2. 心电运动试验。

3. 6 分钟步行试验。

4. 递增负荷步行试验。

（三）骨骼肌力量评估

1. 最大力量的评估，即 1RM 或 10RM 值的测定。

2. 等速肌力测试。

（四）柔韧性评估

1. 坐椅前伸试验。

2. 抓背试验。

3. 改良的转体试验等。

（五）协调性评估

1. 指鼻试验。

2. 指指试验。

3. 握拳试验。

4. 拍地试验。

5. 跟膝胫试验。

6. 轮替试验等。

（六）平衡能力评估

1. Berg 平衡量表。

2. 单腿直立试验。

3. 功能性前伸试验。

4. 2.4m 起身行走试验等。

（七）心理评估

参见本书附录四《在心血管科就诊患者的心理处方中国专家共识》。

（八）病情早期评估

1. 目前疾病 ①急性心肌梗死后；② CABG 后；③心力衰竭急性期；④不稳定型心绞痛；⑤起搏器术 / 植入型心律转复除颤器（implantable cardioverter defibrillator, ICD）术后。

2. 目前症状 ①典型或不典型心绞痛；②呼吸困难 / 气短；③眩晕；④血压 / 血糖不达标；⑤其他；⑥无。

3. 既往史 ①高血压；②糖尿病；③慢性阻塞性肺疾病（COPD）；④其他：骨关节受限。

4. 目前用药情况 ①抗血小板；② ACEI/ARB；③ β 受体阻滞剂；④他汀类；⑤硝酸酯类；⑥其他。

5. 治疗效果 ①有效；②无效。

（九）PCI 术后运动康复危险分层（表 4-1-1）

表 4-1-1 PCI 术后运动康复危险分层

项目	低危	中危	高危
运动或恢复期症状及心电图改变	运动或恢复期无心绞痛症状或心电图缺血改变	中度运动（5.0~6.9MET）、恢复期出现心绞痛症状或心电图缺血改变	低水平运动（< 5.0MET）、恢复期出现心绞痛症状或心电图缺血改变
心律失常	无休息或运动引起的复杂心律失常	休息或运动时未出现复杂室性心律失常	休息或运动时出现复杂室性心律失常

续表

项目	低危	中危	高危
再血管化后并发症	AMI 溶栓血管再通或 CABG 后血管再通且无合并症	AMI、PCI 或 CABG 后无合并心源性休克或心力衰竭	AMI、PCI 或 CABG 后合并心源性休克或心力衰竭
心理障碍	无心理障碍（焦虑、抑郁等）	无严重心理障碍（焦虑、抑郁等）	严重心理障碍
左心室射血分数	≥ 50%	40%~49%	< 40%
功能储备 /MET	≥ 7	> 5~ < 7	≤ 5
心肌肌钙蛋白浓度	正常	正常	升高
PCI	择期 PCI，单支病变	急诊 PCI、部分重建 PCI、多支病变	急诊 PCI、部分重建 PCI、多支病变

注：AMI，急性心肌梗死；PCI，经皮冠状动脉介入治疗；CABG，冠状动脉旁路移植术；MET，代谢当量；低危，指每一项都存在时为低危；高危，指存在任何一项为高危；不符合高危或低危时为中危

（十）评估

与介入医师的沟通明确以下问题：①冠脉病变的特点和程度；②是否完全血运重建；③有无介入相关严重并发症；④介入治疗径路，桡动脉或股动脉；⑤ PCI 术后时间；⑥术后用药情况。

（十一）心脏康复安全性评估

①死亡事件：1/752 365 人次 /h；②心肌梗死事件：1/2 192 970 人次 /h；③心脏停搏事件：1/1 162 906 人次 /h；④其他：室颤，住院治疗等；1/812 670 人次 /h；⑤运动测试：心血管事件；6/102 000 人次 /h；⑥家庭心脏康复项目，心脏事件并未增加；⑦如果逐渐增加运动量，心血管事件的危险会更低；⑧多数稳定性冠心病患者在进行中等量的运动时不需要医护人员监护；⑨较大强度运动时心脏猝死和 / 或心肌梗死的风险短暂上升，静坐少动个体异常增加。

第二节　冠状动脉介入治疗患者的心脏康复治疗

冠状动脉介入治疗（PCI）患者的心脏康复治疗，尤其是运动处方的实施，须严格根据不同分期，在精准评估的基础上，制定循序渐进的个性化方案，以下将按"五大处方"逐项介绍。

一、药物治疗

（一）辅助抗栓治疗

抗血小板药物

（1）阿司匹林

1）PCI 术前：如患者术前没有长期服用，需要术前 3 小时负荷剂量给与口服 300mg，术前规律服用阿司匹林（每天 75~160mg）的患者，在 PCI 术前口服阿司匹林 75~300mg。

2）阿司匹林敏感的患者应用噻吩吡啶类衍生物替代，也可以在术前应用糖蛋白（GP）Ⅱb/Ⅲa拮抗剂替代。阿司匹林绝对禁忌的患者，于PCI前6小时给与氯吡格雷负荷剂量300mg，和/或PCI时应用GPⅡb/Ⅲa拮抗剂。

3）PCI术后：不存在阿司匹林过敏、阿司匹林抵抗和出血危险的患者，可以考虑每日剂量300mg，植入裸金属支架患者至少1个月，雷帕霉素支架至少3个月，而紫杉醇涂层支架至少6个月。此后，口服75~160mg/d。对于非ST段抬高心肌梗死（NSTEMI）患者与氯吡格雷合用时，为减少出血并发症，建议较低剂量长期服用。

（2）噻吩吡啶类药物

1）PCI术前

①稳定性冠心病：鉴于目前绝大多数进行PCI的患者最终可能均植入了支架，因此，所有计划行PCI的患者均应该尽早开始在阿司匹林基础上应用氯吡格雷75mg/d。

②NSTEMI患者：不论是否决定进行PCI治疗，均应立即给予300mg氯吡格雷负荷剂量。

③ST段抬高心肌梗死（STEMI）患者：应于PCI术前6小时以上预先给予氯吡格雷负荷量300mg。

2）PCI术后：对PCI术后的患者，应尽早在阿司匹林基础上应用氯吡格雷（75mg/d）9~12个月。对于出血风险不大的患者，应使用至12个月。如术前未用药，应给与负荷剂量（300~600mg）。

（二）调脂治疗

以低密度脂蛋白胆固醇或总胆固醇（TC）升高为特点的血脂异常是动脉粥样硬化性心血管病（ASCVD）重要的危险因素。降低LDL-C水平，可显著减少ASCVD的发病及死亡危险。其他类型的血脂异常，如甘油三酯（TG）增高或高密度脂蛋白胆固醇（HDL-C）降低与ASCVD发病危险的升高也存在一定的关联。

依据ASCVD发病危险采取不同强度干预措施是血脂异常防治的核心策略。总体心血管危险评估是血脂异常治疗决策的基础；总体心血管危险评估应按推荐的流程进行；对年龄低于55岁人群应关注心血管病余生危险，定期检查血脂是血脂异常防治和心血管病防治的重要措施，因此PCI术后的调脂治疗是心脏康复药物处方中不可或缺的重要环节。

1. 在进行危险评估时，已诊断ASCVD者直接列为极高危人群。

2. 符合如下条件之一者直接列为高危人群。

（1）LDL-C ≥ 4.9mmol/L（190mg/dl）。

（2）1.8mmol/L（70mg/dl）≤ LDL-C < 4.9mmol/L（190mg/dl）且年龄在40岁及以上的糖尿病患者。

3. 符合上述条件的极高危和高危人群不需要按危险因素个数进行ASCVD危险分层。

4. 术前他汀预处理　对ASCVD患者，无论是否接受PCI治疗，无论基线胆固醇水平高低，均应及早服用他汀，使低密度脂蛋白胆固醇（LDL-C）< 1.8mmol/L。若不达标，与其他调脂药物（如依折麦布）联合应用。

5. 生活方式干预（饮食治疗和改善生活方式）。

6. 治疗过程的监测（长期坚持，才能获得良好的临床益处）。

（三）其他药物治疗及术后管理

合并高血压者应进行有效的血压管理（包括药物和非药物治疗措施），控制血压< 140/90mmHg，降压药物建议首选血管紧张素转化酶抑制剂（ACEI）[不能耐受者可用血管紧

张素 Ⅱ 受体阻滞剂（ARB）代替] 和 β 受体阻滞剂。β 受体阻滞剂可改善心肌梗死患者生存率，应结合患者的临床情况采用最大耐受剂量长期治疗。

有近期心肌梗死病史的高血压患者，建议服用 β 受体阻滞剂和 ACEI/ARB。对有心绞痛的高血压患者，应给予降压治疗，首选 β 受体阻滞剂和钙拮抗剂。

合并糖尿病者积极控制饮食和改善生活方式并给予降糖药物治疗。应尽量选择不易导致低血糖的药物，如二甲双胍等。

合并心力衰竭者或心肌梗死后 LVEF < 40% 的患者尽早服用 ACEI，所有心力衰竭或左心室功能不全患者如无禁忌，尽早服用 β 受体阻滞剂，至最大可耐受剂量，并长期服用，以降低 PCI 后患者心肌梗死及心源性死亡发生率。症状持续（NYHA 心功能 Ⅱ～Ⅳ级）且 LVEF < 35% 的患者，可在服用 ACEI/ARB 及 β 受体阻滞剂的基础上，给予醛固酮受体拮抗剂。窦性心律、心率 > 70 次 /min 且 LVEF < 35% 的心力衰竭患者，给予伊伐雷定治疗可降低住院风险。

二、运动康复

（一）PCI 患者为何需要运动康复？

随着技术更新，PCI 后心血管风险进一步降低，但经过一年 PCI 及最佳药物治疗治疗后，仍有 34% 的患者有心绞痛发作。心血管死亡率逐年下降，但死亡率仍超 30%，残余死亡风险的进一步降低还面临许多挑战，血运重建后运动耐量普遍下降 40%，运动耐量是死亡率强预测因子，每升高 1MET，死亡风险下降 12%。运动耐量下降对患者生活的影响更广泛、更深远。18% 的患者步行 100m 受限，28% 的患者爬一层楼受限，38% 的患者步行 1km 受限，41% 的患者活动时感觉肌肉无力，61% 的患者活动时有疲劳感。对运动风险的担忧是患者缺乏运动的重要原因，近 60% PCI 术后患者严重缺乏运动，心绞痛症状与运动耐量降低形成恶性循环。

因此 PCI 术后患者进行运动康复的重要性不言而喻，国内外众多指南及专家共识也对运动康复提出了精准的指导意见，PCI 术后运动康复已经成为趋势。

（二）PCI 患者进行运动康复的获益机制

PCI 术后运动康复患者预后显著优于未康复患者，据国外文献报道，PCI 术后进行运动康复患者相比未进行运动康复患者，总死亡率下降 45%，心血管病死亡率下降 31%，死亡或心肌梗死风险下降 27%。

运动训练显著提高稳定型心绞痛患者运动耐量，PCI 术后 9 个月运动康复显著改善支架管腔丢失。

运动康复的获益机制，我们常常称为运动搭桥 - 代偿性侧支循环建立。心脏侧支循环是同一血管或不同血管之间细小的解剖结构上存在的微循环血管，直径在 20~350μm 之间，长度可以达到 5cm。当原来血管存在狭窄或者闭塞时，心脏侧支循环的建立为冠脉血流的供应提供了另外一种选择，可以起到自然桥血管的作用，避免心绞痛的发生，甚至避免发生心肌梗死，但侧支循环的开放需要长期在安全阈值下的慢性缺血刺激。

长期运动状态下，与血管生成相关的多肽生长因子如血管内皮生长因子（VEGF）、成纤维细胞生长因子（FGF）等的表达明显增加，这些因子通过促进内皮细胞增殖迁移、增加血管通透性及平滑肌细胞增殖等不同方面促进血管生成，从而减轻血管壁的炎性反应，改善内皮功能。这也是运动康复的获益机制之一。

（三）PCI 患者运动康复如何进行？

具体步骤如下：

1. 择期 PCI 术前的评估　按表 4-2-1 的方式进行。

表 4-2-1　PCI 术后运动康复的评估项目和内容 / 方法

项目	内容 / 方法
详尽的病史	心血管病史、相关合并症及治疗史（心内科医师完成）
一般功能评估	1. 筛查心血管病危险因素 2. 常规心电图、NYHA 心功能分级和 CCS 心绞痛分级等 3. 检查运动系统、神经系统等影响运动的因素 4. 身体其他重要器官的功能 5. 患者日常活动水平和运动习惯
有氧运动能力评估 （急诊 PCI 除外）	1. 运动心肺功能测试 2. 心电运动试验 3. 6 分钟步行试验 4. 递增负荷步行试验
骨骼肌力量评估	1. 最大力量评估，即 1RM 或 10RM 值的测定 2. 等速肌力测试
柔韧性评估	1. 坐椅前伸试验 2. 抓背试验 3. 改良的转体试验
协调性评估	1. 指鼻试验 2. 指指试验 3. 跟径膝试验 4. 轮换试验
平衡能力评估	1. Borg 量表 2. 单腿直立试验 3. 功能性前伸试验
心理评估	参见本书附录四《在心血管科就诊患者的心理处方中国专家共识》

2. PCI 术后患者运动康复的检测和评估　患者在实施运动康复前都应进行一般功能评估（心脏超声心动图由心内科或超声室医师完成）、运动风险评估、运动耐量评估、心理评估（表 4-2-1），并对每位患者进行危险分层（表 4-1-1）。

3. PCI 术后运动康复患者个体化运动处方的制定　运动疗法是运动康复的核心内容，其中在基本原则基础上依个体化原则制定运动处方是关键（表 4-2-2）。

表 4-2-2　运动处方的组成

项目	内容及基本原则
运动形式	1. 有氧耐力训练　散步、慢跑、骑自行车、游泳等 2. 抗阻训练　弹力带、哑铃及器械训练等
运动强度	1. 低风险患者 （1）有氧训练：CPET 指导个体化高强度自行车运动（Δ50% 功率；或者先从低于无氧阈值起步后渐增；然后视患者个体情况逐步达到超过无氧阈值 20%~50% 功率；60%~80% 峰值功率），55%~70% 最大代谢当量（MET），RPE 分级 12~13 （2）抗阻运动：40%~80% 1RM，RPE 分级 11~16 2. 中/高风险患者 （1）有氧训练：CPET 指导个体化高强度自行车运动（Δ50% 功率；超过无氧阈值 20%~50% 功率，60%~80% 峰值功率，或者先从低于无氧阈值起步后渐增），运动平板指导＜50% 最大代谢当量（MET），RPE 分级 10~11 （2）抗阻运动：20%~30% 1RM，RPE 分级 10~11
运动时间	1. 热身　5~10 分钟 2. 有氧训练　CPET 指导个体化高强度自行车运动（Δ50% 功率，超过无氧阈值 20%~50% 功率，60%~80% 峰值功率，或低于无氧阈值）达靶心率的有氧运动 （1）低风险患者：15~30min/ 次起始，视情况延长至 30~60min/ 次 （2）中/高风险患者：5~10min/ 次起始，视情况延长至 30~60min/ 次 3. 抗阻训练　10~15 个/组，1~3 组/（肌群·次） 4. 放松　至少 5 分钟
运动频率	1. 有氧运动　至少 3 次/周 2. 抗阻运动　1 次/周起，视情况而定
注意事项	1. 呼吸的调整 2. 安全性要求 3. 运动的动作要求 4. 器械的正确使用方法 （1）PCI 穿刺部位的保护 （2）注意可能存在的出血倾向 （3）存在 PCI 并发症时的要求

注：MET，代谢当量；RPE，自觉疲劳程度等级；CPET，运动心肺功能测试；Δ50% 功率，实际最大功率与实际无氧阈值功率的中位数，即 =[（测得最大功率－功率递增速率 ×0.75）+（测得无氧阈值功率－功率递增速率 ×0.75）]/2，也就是 =（测得最大功率＋测得无氧阈值功率）/2－功率递增速率 ×0.75

　　4. PCI 术后的运动康复计划分期　运动康复计划常规分为 3 期，即住院期的运动康复（急性期，Ⅰ 期）、出院早期门诊康复（稳定期，Ⅱ 期）和维持期门诊康复（维持期，Ⅲ 期），见表 4-2-3。

表 4-2-3　PCI 术后运动康复分期

项目	急性期，Ⅰ期	稳定期，Ⅱ期	维持期，Ⅲ期
时间	病情稳定：择期 PCI 术前，术后 24 小时内开始 病情不稳定：术后 3~7 天开始，酌情决定	出院后 1~6 个月、术后 2~5 周开始	门诊康复后或心血管事件 1 年后
目标	提高机体心肺功能贮备，增强手术耐受能力，缩短住院时间，促进日常生活能力恢复与运动能力恢复，预防并发症，为Ⅱ期康复做准备	最大程度恢复或提高患者日常生活及运动功能，综合措施控制危险因素，促进患者回归社会	预防心血管事件再发，形成健康生活和运动习惯，促进社会心理状态恢复
内容	1. 评估　一般临床评价、危险因素 2. 教育　生存教育、戒烟 3. 出院计划　出院运动康复及日常生活指导，运动功能状态评估、复诊计划	1. 一般临床评估 2. CPET 及危险分层 3. 纠正不良生活方式 4. 用药规律 5. 常规运动康复　有氧训练、抗阻训练、柔韧性训练、协调训练、平衡训练 6. 日常生活指导 7. 恢复工作能力指导 8. 其他健康方法	1. 运动康复 2. 危险因素控制 3. 循证用药 4. 定期复查
注意事项	必须在心电和血压监护下进行，运动量宜控制在较静息心率增加 20 次 /min 左右，同时患者感觉不大费力（Borg 评分＜12 分）	根据危险分层进行选择性的心电、血压监护下的中等强度运动，推荐 3 个月内运动康复次数为 36 次，不低于 25 次，3 个月后需调整运动处方，复查运动心肺功能测试，判断患者预后，并在此基础上调整运动强度	可在家中进行，视危险程度决定是否需医学监护，一般无需医学监护

5. PCI 术后常规康复程序　住院期早期康复（Ⅰ期）常规运动康复程序：住院期早期康复根据危险分层及急诊 PCI 和择期 PCI 不同的住院特点，拟定不同的康复程序。

（1）急诊 PCI（包括多支病变）术后早期康复：包括患者能量消耗、日常生活、康复运动、宣教、注意事项（表 4-2-4）。

表 4-2-4　急诊 PCI（多支病变，中高危）术后一周康复程序

项目	第一阶段	第二阶段	第三阶段	第四阶段	第五阶段	第六阶段
时间	第 1 天	第 2 天	第 3 天	第 4 天	第 5 天	第 6~7 天
能量消耗	1~2MET	1~2MET	2~3MET	3~4MET	3~4MET	4~5MET

续表

项目	第一阶段	第二阶段	第三阶段	第四阶段	第五阶段	第六阶段
日常生活	绝对卧床休息，在护理人员帮助下进食	卧床，床上自己进食，在护理人员的协助下洗漱和穿脱衣服	大部分生活自理，可在床上坐 1~3 小时，坐轮椅至治疗室	生活全部自理，在监护下允许自行下床，步行至浴室、治疗室	生活全部自理，步行至接电话，随时在病房走廊散步	继续前述活动，强度可稍增强
康复运动	穿刺部位加压包扎 12 小时，被动活动关节、大肌群，病情稳定后允许听收音机	主动活动关节、大肌群等，进行适量有氧运动（如捏保健球 15 次 / 组，2 组 / 次，2 次 /d 等），可床边用马桶	可下床站立，病房里慢速走动 15~25m，2 次 /d，进行适量有氧锻炼（如捏保健球 20 次 / 组，2 组 / 次，2 次 /d 等），允许会客	允许在走廊内中速走动 25~50m，2 次 /d，小型哑铃 20 次 / 组，2 组 / 次，2 次 /d 等，允许看书、杂志	中速步行 100~150m 或踏车 20~40W。可上、下 1 层楼，2 次 /d。小型哑铃 20 次 / 组，2 组 / 次，2 次 /d	中速步行 200~400m，2 次 /d。可上、下 2 层楼，2 次 /d。踏车 20~40W
宣传教育	介绍 CCU 病房环境，消除紧张恐惧心理	介绍康复小组、康复程序，戒烟，给宣传材料	介绍心脏解剖、冠心病发病机制及 AMI 应急处理知识	冠心病危险因素及其控制宣教	讲解药物、饮食、运动与心率检测	讲解随访事项、心理咨询及注意事项
注意事项	紧急情况时的处理	每次活动后休息 15~30 分钟	每次活动后休息 15~30 分钟	各种活动都要在可耐受的情况下进行	各种活动都要在可耐受的情况下进行	准备安排出院

注：本程序适用于 PCI 术后危险分层属于中、高危的患者

1. 本程序应进行个体化实施，根据患者每一阶段的实施情况决定下一步的康复程序，每一阶段均可以缩短或延长。

2. 康复须在心电监护下进行，应密切观察各项心血管指标的变化。

3. 本程序第 3 天起的步行距离适用于经桡动脉入路患者，而对于经股动脉入路患者要代之以上肢运动，因 1 周内应避免下肢的大幅度运动。

4. 暂停活动指标，活动中遇有下列情况应立即停止，然后视情况延长康复程序：

（1）心率 ≥ 110 次 /min。

（2）出现心绞痛、胸闷、气短、心悸、眩晕、晕厥、面色苍白、大汗等表现。

（3）活动时 ST 段下移 ≥ 0.1mV，或上移 ≥ 0.2mV。

（4）收缩压上升 20mmHg（1mmHg=0.133kPa）或以上，或收缩压不升高反而降低。

（5）出现严重心律失常。

（6）运动试验可早在 PCI 术后 1~2 周进行，但要根据每个患者的具体情况而定。

每位患者经康复治疗后需登记康复参数：康复时间（要求 20~45 分钟）、呼吸频率、心率（最大心率）、心律、血压、氧饱和度、Borg 数值等，尤其是心率，以便今后随访

（2）择期 PCI 早期康复（心内科医师评估后心内科资深护士或康复师完成）：此类患者由于没有急性心肌损伤，心功能和体力无急速下降，危险程度相对较低，住院时间短，可进行术后早期康复（表 4-2-5）。

表 4-2-5　择期 PCI 术后（1~3 天）康复程序（低危）

项目	第一天	第二天	第三天
能量消耗	2~3MET	3~5MET	6~7MET
日常生活	经桡动脉穿刺患者可下床上厕所、擦脸、进食等简单生活活动（应避免使用穿刺侧上肢），经股动脉穿刺患者需卧床约 12 小时	生活可完全自理，自己进食及进行洗漱和擦身等活动	可生活完全自理，可从事病房中的各种活动
康复运动	穿刺部位加压包扎 12 小时，经桡动脉穿刺患者术后即可床边坐位及床旁轻微活动	经股动脉穿刺患者下床站立及慢步行走；经桡动脉穿刺患者可床旁站立，走动 5~10 分钟，2~3 次 /d	床旁站立，大厅走动 5~10 分钟，3~4 次 /d，上 1~2 层楼梯或固定踏车训练，坐位淋浴
宣传教育	介绍 CCU，解除顾虑	介绍冠心病易患因素（高血压病、吸烟等）及不良生活方式的矫正	出院前教育，包括随访事项、脉率等简易运动指标的自测，用药注意事项等
注意事项	紧急情况时的处理	运动时间以 10~30 分钟为宜。运动强度在 RPE 11（稍轻）~13（稍累），靶心率以休息心率增加 20~30 次为宜	准备出院

　　注：穿刺伤口尚未痊愈，1 周内应避免穿刺部位关节的大幅度运动，故本程序第 2、3 天的步行距离仅适用于经桡动脉入路患者，对于经股动脉入路患者 1 周内不宜进行下肢运动，代之以上肢运动

　　（3）有氧训练：根据患者运动心肺功能测试结果，制定和执行相应的有氧运动处方。常用的确定运动强度的方法包括：①个体化高强度功率自行车运动法，以高于本人 CPET 气体交换测定或血乳酸阈值测定的无氧阈值（AT）时的自行车功率强度制定运动处方。如若选择功率低于 AT，虽然安全性得以提高，但康复治疗效果却显著降低。心率、血压及血氧饱和度监测仅为确保安全；②心率储备法，最常用于正常人靶心率 =（最大心率 – 静息心率）×靶强度 %+ 静息心率；③目标心率法，在静息心率基础上增加 20~30 次 /min，相对比较粗略；④自我感知劳累程度分级法，多采用 Borg 评分（表 4-2-6），建议运动 10~16 分钟。

表 4-2-6　对自我感知劳累用力程度进行计分的 Borg 评分表

Borg 计分	自我感知的用力程度	Borg 计分	自我感知的用力程度
6~8	非常非常轻	15~16	用力
9~10	很轻	17~18	很用力
11~12	轻	19~20	非常非常用力
13~14	有点用力		

　　（4）抗阻训练：按运动处方的要求，每次训练 8~10 组肌群，躯体上部和下部肌群可交替训练，应注意训练前必须有 5~10 分钟的有氧运动热身或单纯的抗阻训练热身运动，切记运动过程中用力时呼气，放松时吸气，不要憋气，避免 Valsalva 动作。

三、营养处方制定

详见附录三《心血管疾病营养处方专家共识》。

四、心理干预与睡眠管理

详见附录四《在心血管科就诊患者的心理处方中国专家共识》。

五、戒烟管理

详见附录五《心血管疾病戒烟干预中国专家共识》。

（刘培良）

参 考 文 献

[1] 中华医学会心血管病学分会介入心脏病学组,中国医师协会心血管内科医师分会血栓防治专业委员会,中华心血管病杂志编辑委员会.中国经皮冠状动脉介入治疗指南（2016）.中华心血管病杂志,2016,44（5）:382-400

[2] 中国成人血脂异常防治指南修订联合委员会.中国成人血脂异常防治指南（2016年修订版）.中华心血管病杂志,2016,44（10）:833-853

[3] 中华医学会心血管病学分会,中国康复医学会心血管病专业委员会,中国老年学学会心脑血管病专业委员会.冠心病康复与二级预防中国专家共识.中华心血管病杂志,2013,41（4）:267-275

[4] 中国医师协会心血管内科医师分会预防与康复专业委员会.经皮冠状动脉介入治疗术后运动康复专家共识.中国介入心脏病学杂志,2016,24（7）:361-369

<table>
<tr><td>第五章</td><td>冠状动脉旁路移植术 / 开胸
术后患者心脏康复</td></tr>
</table>

冠状动脉旁路移植术（CABG）/ 开胸术后患者心脏康复目的是减少患者的症状，提高患者心脏功能，延缓或抑制冠状动脉以及移植的静脉桥狭窄，降低心血管事件再发和死亡的风险，提高患者的生存质量。运动疗法是其中重要的干预措施，其实施的原则遵循心血管疾病患者运动的一般原则。

一、各指南关于心脏外科术后康复的推荐

1. CABG 后，心血管疾病康复有效改善患者的自主症状和运动耐量，有效校正冠状动脉危险因素。

2. 心脏外科开胸术后，尽早早期离床是安全妥当的；要特别注意吞咽障碍的发生；无正当理由的身体活动限制和由胸带引发的胸廓活动受限，将妨碍运动耐量的恢复，提高并发症的发生概率。

对于无运动疗法禁忌限制的患者，心脏外科开胸术后，运动疗法对于改善患者的运动耐量、提高生活质量（QoL）水平、减少心血管事件安全妥当。对于有心功能及运动系统问题的患者，根据具体病例个别对应处置。

3. 心脏外科开胸术后，为预防呼吸系统并发症，可考虑使用肺活量呼吸训练器。

二、各不同康复阶段的运动处方

（一）急性期

1. 急性期康复的目标　心脏外科术后，由于长期卧床，易引发身体功能失调，出现各种并发症，例如体力下降、深静脉血栓形成、坠积性肺炎等。为此，急性期的康复，伴随着血流动力学的稳定，提倡尽早离床，以尽早获得术前机体功能为目标。一般在病情稳定的情况下，即可开始早期活动，运动的方式包括有氧运动及呼吸肌训练。术后 48 小时内如无运动禁忌证，可开始坐、站立、四肢的关节活动度活动以及某些自理活动如进食和洗漱，3~4 次 /d。之后可开始室内短距离步行 50~500 步，可在他人协助下逐渐过渡到独立步行。其活动训练进展速度取决于患者病史、临床情况、症状以及起病前的功能状态。此外，急性期康复还有一项重要的内容，即开展出院后的指导和二级预防教育。

2. 急性期康复的进展日程

（1）离床训练开始的标准：术后，开始是床旁坐起、床旁站立的离床训练，标准见表 5-0-1。根据患者的状态，即使不能完全满足离床训练开始的标准，如有医嘱，也可开始开展床旁坐起和床旁站立的离床训练。

表 5-0-1　心脏外科手术后离床训练开始的标准

没有以下内容者,可以开始离床训练:
1. 低心排血量综合征(low cardiac output syndrome,LCOS)
(1)人工呼吸机、IABP、PCPS 等生命维持装置
(2)去甲肾上腺素和儿茶酚胺等强心剂大量使用
(3)强心剂使用下,收缩压 80~90mmHg 以下
(4)四肢冰冷,发绀等
(5)代谢性酸中毒
(6)尿量:2 小时以上持续尿量少于 0.5~1.0ml/(kg·h)
2. Swan-Ganz catheter 插管
3. 安静时心率 120 次/min 以上
4. 血压不稳定(仅仅体位变化就会诱发低血压)
5. 心律不齐(新发生的心房颤动,Lown Ⅳ b 以上的室性期前收缩)
6. 安静时呼吸困难,呼吸过快(呼吸次数 30 次/min 左右)
7. 术后有持续出血倾向

注:IABP,主动脉内球囊反搏;PCPS,经皮心肺辅助法;Swan-Ganz catheter,双腔球囊漂浮导管(斯旺 - 甘兹导管)

(2)步行开始的标准:离床训练开始后,随着对自主症状、客观指标、呼吸次数、心电图变化、血压、心率等的观察,按照心脏外科手术康复进行表(表 5-0-2,表 5-0-3)开展阶段性的步行训练,以增加步行距离。按照表 5-0-4 所示,对于符合标准的,次日即可增加步行的距离和运动的强度。

表 5-0-2　心脏外科手术后的康复进程表

阶段	实施日	运动内容	病区康复	排泄	其他
0	/	手脚自主和被动运动/被动坐位训练/呼吸训练	手脚自主运动/呼吸训练	床上	确认吞咽功能
Ⅰ	/	端坐位	端坐位 10 分钟 × ____ 次	床上	
Ⅱ	/	站立/踏步(体重测定)	站立/踏步 × ____ 次	携带式	
Ⅲ	/	病房室内步行	室内步行 × ____ 次	室内厕所	室内活动自由
Ⅳ-1	/	病区内步行(100m)	100m 步行 × ____ 次	病区厕所	病区活动自由
Ⅳ-2	/	病区内步行(200~500m)	200~500m 步行 × ____ 次	院内厕所	院内活动自由/运动负荷试验
Ⅴ	/	楼梯步行训练(1 层)	开始在运动疗法室训练		有氧运动为中心的运动疗法

表 5-0-3　心脏外科手术后的护理标准

阶段	住院日	实施内容
A	手术当天晚上	1. 血管活性药物撤掉
		2. 呼吸机脱离,拔管

阶段	住院日	实施内容
		3. Swan-Ganz catheter, 拔去动脉导管
		4. 拔去鼻胃管
		5. 床上起立, 椅子端坐
		6. 开始服用β受体阻滞剂、阿司匹林
B	术后第1天	1. 拔去胸腔引流管（引流少的情况下）
		2. 病区活动　心电图、血氧饱和度72小时监护
		3. 床上起立, 步行
		4. 自主进食
		5. 拔去导尿管
		6. 瓣膜置换术后的患者开始服用华法林
C	术后第2~3天	1. 拔去胸腔引流管（引流少的情况下）
		2. 中止抗生素（48小时后）
		3. 充分补充饮食营养
		4. 提高活动性
		5. 以术前体重为标准, 续用利尿剂
		6. 确立居家医疗服务和康复计划
D	术后第3~4天	1. 出院前检查（血小板、电解质、尿素氮、肌酐、X光胸片、心电图等）
		2. 撤掉监护导线等
		3. 出院后康复场所的康复评定（居家或者康复机构）
		4. 出院指导
E	术后第4~5天	1. 机械瓣的患者考虑肝素的使用
		2. 出院时指导患者和家属用药, 并考虑药物的相互作用
		3. 居家或者康复机构进行心血管疾病康复

表 5-0-4　心脏外科手术后的运动处方标准

1. 无胸痛、重度的呼吸困难、强烈的疲劳感（Borg指数＞13）、头晕目眩、摇晃、下肢疼痛等症状
2. 无发绀、面色苍白、冷汗等
3. 无呼吸过快（30次/min以上）
4. 无运动诱发的心律失常增加和心房颤动节律变化
5. 无运动诱发的缺血性心电图改变
6. 无运动诱发的血压过度变化
7. 运动中心率增加不超过30次/min以上
8. 无运动诱发的血氧饱和度低于90%

注：CABG术后/开胸术后患者, 若早期运动时出现如下不良反应, 应及时终止运动。舒张压≥110mmHg, 运动中收缩压下降＞10mmHg, 严重室性或房性心律失常伴或不伴症状、体征, 二度或三度心脏传导阻滞, 出现运动不耐受症状或体征（包括心绞痛、明显的呼吸困难以及心电图提示的缺血改变）

近年来，随着微创手术、术后科学化管理的日新月异，手术日当天脱去人工呼吸机，术后第 1 天开始站立和步行训练，第 4~5 天开始在病区内自立步行的康复方案，逐渐被广泛采用。而且多孔径微创（Por-Access）法、非体外循环冠状动脉旁路移植术（off-pump CABG）、应用覆膜支架（stent graft）混合术式的微创心脏手术（MICS），手术次日，所有的静脉通路、导尿管都可拔除，开始步行训练，实施以尽早出院为目标的快速恢复程序。

一般可步行 200m 的患者就可接受运动心肺功能测试（cardiopulmonary exercise test，CPET）或心电图运动负荷试验，开始以使用运动器械的有氧运动为主的运动疗法。

2010 年日本高桥等对 1 164 例心脏外科手术患者进行心血管疾病康复，术后 8 天内病区内有 903 例（占 77.6%）患者可自立步行，平均自立步行为 4.3 天（1~8 天）；术后 8 天内，病区内不能自立步行的有 183 例（15.7%），平均自立步行为 14.2 天（9~35 天）。究其原因，一方面心脏外科手术、全身麻醉、人工呼吸管理、人工心肺体外循环等引发的全身性炎症，术后的低心排血量、出血、感染、水分失衡等，使得心脏外科手术术后的心血管疾病康复受到更多的影响，因此，有一定比例的患者不能正常按照康复程序开展心血管疾病康复；另一方面，术前患者日常生活活动（ADL）低下、心律失常、中枢神经系统障碍、肾脏功能障碍等都会延迟心血管疾病康复的进程。此外，对于接受心脏外科手术的高龄患者，除心血管疾病外，还多有糖尿病、高血压、肾功能不全、肺部疾病等并发症。多脏器功能低下的患者也为数不少。对于心血管疾病康复进程延迟的患者，要个别病例个别对待。

（3）吞咽障碍与呼吸系统并发症的处理：由于吞咽障碍是吸入性肺炎的诱因，对于吞咽障碍的筛查和预防及应对策略要极为重视。心脏外科术后，吞咽障碍的发生率为 3%~51%，其危险因素包括术后心力衰竭的拖延和 48 小时以上人工呼吸机的使用等。有关研究表明，心脏外科手术后喉返神经麻痹占 6.5%（8/123 例）；气管插管压迫诱发的舌、喉头、声带等的水肿、溃疡等，以及插管后进食引发的吞咽功能退化等都是重要原因。

开胸手术后，患者由于胸骨切开而引发的物理和心理的胸廓运动受限，加之创伤部位疼痛、呼吸功能下降，术后第 1 天的平均肺活量比手术前大约下降 48%，术后 1 周也只能恢复到术前的 72% 左右。因此，预防心脏外科手术后的肺不张等呼吸系统并发症尤为重要。长期以来，肺活量呼吸训练器使用广泛，但其效果的负面报道相对更多。也有报道称，心脏术后使用肺活量呼吸训练器进行呼吸训练，对氧饱和度和呼吸功能基本无影响，深呼吸的呼吸训练对胸廓的可动性无影响。因此，虽不能完全否定呼吸理学疗法对术前和术后开始的呼吸系统并发症的疗效，但通常认为离床训练较呼吸训练更为重要。

胸带被用于肋骨骨折后固定胸廓。胸骨切开或开胸后，胸带的使用是否获益完全没有相关报道，更多的是经验性使用，以期达到让患者感到安心和缓解咳嗽时疼痛的目的。但胸带的使用导致胸廓的活动度和柔韧性下降，肺活量和一秒率减少，增加肺不张等肺部并发症风险；胸廓运动受限，使得运动时的换气量增加受限，导致生理无效腔量增加。如果排除使用胸带可以减少开胸伴随的肋骨骨折引发的剧烈疼痛的这一积极作用的话，胸带的使用就变得毫无意义了。胸骨正中切开后，第 5~8 周上肢举起的负荷重量为 5~8 磅（2.27~3.63kg）以下。胸骨无动摇和疼痛、无不稳定症状时，对于不牵拉切开部位和不感到轻微疼痛范围内的上肢运动或者是 3 磅（1.36kg）程度的上肢负重，都是可以的。

（二）恢复期

开胸手术后的心血管疾病康复和心肌梗死后的心血管疾病康复不尽相同。开胸手术的基础疾病如是冠状动脉粥样硬化性心脏病，那么在冠状动脉危险因素的校正和二次预防方面,两者是一样的。但由于受外科手术影响,精神问题、CABG 后生存率等都是开胸手术特有的问题。

恢复期运动疗法的具体实施进程如下:

如能进行运动心肺功能测试(CPET),就可有效而且方便地确定无氧阈(AT)、评定心功能、制定运动处方。一般术后 4~10 天,进行 30~200m 的步行负荷后,便可进行 CPET 的测定,开始以使用运动器械为主的有氧运动。术后 1 周开始有氧运动,不仅安全,而且不增加感染的恶化和死亡率,相反还可有效提高 CABG 后的生存率。对于没有并发症的情况,应尽可能早开始运动疗法。

确认以下状况后,可开始运动疗法:①无发热,炎症反应改善;②无过多的心包积液和胸腔积液;③无心房扑动和心房颤动;④虽贫血,但血红蛋白为 80g/L 以上。轻度胸腔积液、无气胸等肺部并发症的患者,运动负荷试验时要监测血氧饱和度。恢复期的运动疗法主要包括有氧运动和抗阻运动两方面。

通常,有氧运动要进行心电图运动负荷试验来确定运动的强度。对于心电图运动负荷试验无法进行的情况,或者对于机体功能失调严重 / 心力衰竭并发症等术后早期无法进行心电图运动负荷试验的情况,有氧运动的强度以监护下的 Borg 指数 11~13(轻松 ~ 稍微有些累)为标准,开始步行训练。一旦可以进行心电图运动负荷试验,应尽早进行,开展定量运动处方指导下的运动训练。

对于有条件进行运动心肺功能测试的情况,有氧运动的强度多以 AT 值来定量。通常,AT 值为最大运动耐量 50%~65% 的运动强度,Borg 指数 11~13。AT 值是无氧代谢开始前的运动强度,是有氧运动的上限。如果在 AT 水平下,有高血压和心肌缺血等症状出现,则应减少运动强度到未出现上述症状的水平。AT 值通过渐增式负荷运动中,静息每分钟通气量对摄氧量的比值(VE/VO_2)和静息每分钟通气量对二氧化碳排出量的比值(VE/VCO_2),或呼气末氧分压($PetO_2$)和呼气末二氧化碳分压($PetCO_2$)的关系确定。也可通过气体交换比(VCO_2/VO_2)的变化决定。当达到 AT 值后,虽没有达到最大负荷,中止运动负荷试验也是可以的。由于运动负荷试验诱发的并发症多发生在最大负荷的运动强度附近,因此在出现 AT 值后、未达到最大运动负荷量之前就结束运动负荷试验,对于术后早期的患者而言安全且有效。目前,国际上普遍以症状限制性运动负荷试验为试验的中止标准,而不再采用最大运动负荷作为运动负荷试验的中止标准。

对于有心房颤动的患者,要以在渐增式运动负荷试验中,AT 值或由 VO_2peak 计算得到的运动强度点 1 分钟前的运动负荷功率或步行速度作为运动处方的运动强度。此外,如果以心率作为运动强度的设定指标,方法可参见下文 Karvonen 法。但对于心率应答低下的患者,相对于运动强度的变化,心率的变化不明显,要特别注意。自行车运动负荷试验时,为了避免出现胸骨裂开的危险,运动负荷试验实施过程中,切勿让患者双手用力紧握功率车的把手。

在没有气体分析的运动负荷试验情况下,进行症状限制性的运动负荷试验。心电图监测下,以 Karvonen 法确定的心率值,作为运动处方制定的标准指标。Karvonen 法的公式是:[预测最大心率(220- 年龄)- 安静状态下心率]×(0.4~0.6)+ 安静状态下的心率。心脏外科术后 1~2 周,副交感神经活性显著下降,交感神经亢进,安静状态时的心率、运动中心率变时性减弱,心率变时性功能不全(chronotropic incompetence, CI)的情况多见。因此,最大心率以运动负荷试验中的实际值为准。另外,正在服用 β 受体阻滞剂、地尔硫䓬、维拉帕米等的患者,也有运动中的心率应答下降的表现。这种情况下,微小的心率增减变化,都可能导致大负荷运动的偏差出现,要特别小心谨慎。鉴于此,对于 Karvonen 法而言,心脏外科手术 1 个月后采用,才比较安全。如果不是采用 CPET 测得的 AT 值作为术后早期运动处方制定的标准,也可通过连续递增负荷试验(ramp),每 10~15 秒监测血压和心率,然后以两者乘积(收缩期血压 × 心率)的增加曲线的急剧变化点,作为取代 AT 值的点,来制定运动处方。无论如何,运动负荷试验中,心电图的监测是必要的。这个时期的运动负荷试验,不应以诱发缺血为目的,而应以制定运动处方为目的进行。

CABG 术后,对于仍有狭窄情况的心绞痛患者,运动处方的运动强度水平应低于缺血阈值水平。运动强度虽然低了些,但仍可收到预期效果。由于缺血诱导、肝素并用,以及侧支血液循环促进,这个时期的运动疗法必须直接在医师的严密监视下进行。

抗阻训练也是 CABG 术后患者心脏康复综合运动训练计划中的一部分。美国心脏协会关于动脉粥样硬化性疾病的二级预防指南中明确指出每周应有 2 次的抗阻训练,抗阻运动与有氧运动相比,不仅可减少脂肪、增加肌力、增加基础代谢,还有利于增加骨量、改善胰岛素抵抗、改善脂质代谢、提高 VO$_2$peak 和每搏输出量及心排血量等。心脏外科开胸手术后的抗阻运动,相对于等长运动,更倾向于推荐进行 8~10 种动作的有节奏的等速运动;但前提是没有以下情况的存在:充血性心力衰竭、未控制的心律失常、严重的瓣膜疾病、未控制的高血压、不稳定的症状。进行抗阻运动训练之前,必须完成基础的肌肉力量检查。

心脏外科术后患者大多胸骨切开,术后 5~8 周内,上肢提举抗阻水平限定在 2.27~3.63kg(5~8 磅)内,术后 3 个月内要避免上肢负荷过重的中至大重量的抗阻运动。但上肢过度静止容易诱发胸骨切开后的周围软组织愈合,扩大关节活动度(ROM)的运动应在术后 24 小时内就开始。下肢的抗阻运动一周 2~3 次,最大负荷量的 30%~50%,每组 10~15 个,或是 Borg 指数 11~13 的水平,每组 8~12 个。通常,术后 3 个月胸骨稳定的患者,上肢抗阻运动以坐姿推胸(chest press,坐位,双上肢向前水平推出)和坐姿推肩(shoulder press,坐位,双上肢向前上方推出)为宜。如无证据表明存在胸骨不稳定,则允许上肢全关节范围活动限制在无牵拉伤口感觉及不诱发疼痛以内。下肢的抗阻运动对于进行术后 4 周的监视型有氧运动疗法的患者,术后第 5 周就可开展。

心脏外科术后,各种因素阻碍运动疗法开始,或中断运动疗法实施。影响运动疗法开始的最大阻碍因素就是心房颤动等心律失常和脑血管障碍,影响运动疗法持续实施的主要原因则有心律失常、高龄及左心功能低下。其中,术后心房颤动发生率为 25%~40%,是术后住院时间延长和心血管疾病康复推延的主要原因,β 受体阻滞剂等药物对此有预防效果。

(三)居家运动疗法

随着近年来心脏外科术后患者住院时间的缩短,出院后的康复评定和生活指导就显得非常必要。相对于到专门的心血管疾病康复机构进行恢复期的心血管疾病康复,更多的患者选择在家居家运动疗法,因此,居家的疾病管理和对家属的教育与指导显得格外重要。此外,除运动疗法之外,再发病预防和预后改善要求患者改变以往不良的生活习惯,改善脂质异常,禁烟,控制糖尿病、高血压、肥胖等冠状动脉危险因素。表 5-0-5 为出院指导和门诊患者教育的必要项目与内容。

表 5-0-5　出院指导和门诊患者教育的项目与内容

项目	内容
一般事宜	1. 病情和心脏手术的情况 2. 今后的治疗和康复的目标
运动疗法	1. 运动的强度、频率、种类、时间、禁忌等 2. 运动前的生命体征和运动时的血压管理 3. 运动时的服装、鞋，天气与气温，水分补充 4. 抗阻运动开始的时间 5. 日常生活的活动量设定
药物	1. 药物的正确服用方法 2. 药物的药效和目的 3. 药物的不良反应 4. 药品的管理 5. 影响药效的食物
营养与饮食	1. 盐分的摄入量管理 2. 脂质（热量）的管理 3. 水分的管理 4. 偏食的预防 5. 对于非居家饮食的患者，饮食场所用餐的注意事项
生命体征	1. 血压、脉搏、体重的测定 2. 运动时自主症状的监测和感知
日常生活	1. 勤洗手、常漱口 2. 做好口腔护理 3. 洗澡的具体方法，温泉和桑拿的注意事项 4. 家务和收拾院落、除草等 5. 性生活 6. 海外旅游 7. 高尔夫球、园艺、登山等业余爱好 8. 工作不规律的应对方法
创伤管理	1. 创伤的护理（发红、压痛、渗出液等确认） 2. 可进行轻度的上肢运动（禁止悬挂上肢） 3. 避免躯干的过度伸展和转体 4. 6 周内避免开车和搬运 10~15 磅（4.5~6.8kg）重物 [心脏微创手术（MICS）的情况下不做特殊限制]
紧急应对策略	1. 异常反应的相关知识 2. 基础生命支持（basic life support，BLS） 3. 紧急情况下的联络

　　如果运动处方实施适当，居家心血管疾病康复（home-based cardiac rehabilitation，HBCR）可取得和在医疗机构监督设施中提供的监护下心血管疾病康复（center-based cardiac rehabilitation，CBCR）同样的效果。利用电话进行患者教育和运动指导，可减轻患者的不安和焦虑。随着

可移动医疗设备的广泛应用和穿戴式远程医疗监护系统的网络化应用,居家的心血管疾病康复模式将极大提高维持期心血管疾病康复患者的依从性,提高维持期运动疗法的有效性。

　　总之,心脏外科术后运动疗法的目的,不仅要改善机体功能失调状态,而且要提高日常生活活动,改善生活质量,更要以改善预后为目标。内科医师和外科医师要紧密配合,对术后患者在必要的时期开展必要的运动疗法。

（曹鹏宇）

参 考 文 献

[1] Bojar RM. Manual of Perioperative Care in Adult Cardiac Surgery. 5th ed. NewJersey: Wiley-Blackwell, 2011

[2] Yanatori M, Tomita S, Miura Y, et al. Feasibility of the fast-track recovery program after cardiac surgery in Japan. Gen Thorac Cardiovasc Surg, 2007, 55(11): 445-449

[3] Yozu R, Shin H, Maehara T, et al. Port-access cardiac surgery Experience with 34 cases at Keio University Hospital. Jpn J Thorac Cardiovasc Surg, 2001, 49: 360-364

[4] 工藤樹彦,四津良平.胸部外科領域における低侵襲手術.心臓血管領域Port-access法による心臓手術.胸部外科, 2006, 59: 642-649

[5] 高橋哲也,櫻田弘治,熊丸めぐみ,等.心臓血管外科手術後リハビリテーション進行目安の検討.心臓リハビリテーション, 2012, 17: 103-109

[6] Ferraris VA, Ferraris SP, Moritz DM, et al. Oropharyngeal dysphagia after cardiac operations. Ann Thorac Surg, 2001, 71(6): 1792-1795

[7] Barker J, Martino R, Reichardt B, et al. Incidence and impact of dysphagia in patients receiving prolonged endotracheal intubation after cardiac surgery. Can J Surg, 2009, 52: 119-124

[8] 高橋哲也, Sue Jenkins,安達仁,等.冠動脈バイパス術後に呼吸理学療法は必要か? —早期呼吸理学療法導入の効果—.理学療法学, 2001, 28: 31-37

[9] 高橋哲也,奈良勲,有薗信一,等.心臓外科手術後の肺活量の回復について経時的変化とインセンティブスパイロメータの効果.理学療法学, 2003, 30: 335-342

[10] Pasquina P, Tramer MR, Walder B. Prophylactic respiratory physiotherapy after cardiac surgery: systematic review. BMJ, 2003, 327: 1379-1385

[11] Jenkins SC, Soutar SA, Loukota JM, et al. Physiotherapy after coronary artery surgery: are breathing exercises necessary? Thorax, 1989, 44: 634-639

[12] Brasher PA, McClelland KH, Denehy L, et al. Dose removal of deep breathing exercises from a physical programincluding pre-operative education and early mobillisation after cardiac surgery alter patient outcome? Aust Jphysiotherapy, 2003, 49: 165-173

[13] Stiller K, Montarello J, Wallance M, et al. Are breathing and coughing exercise necessary after coronary artery surgery? Physiotherapy Theory and Practice, 1994, 10: 143-152

[14] 諸富伸夫,斎藤正和,長山雅俊,等.心臓手術患者の胸帯使用による呼吸機能への影響について.心臓リハビリテーション, 2006, Supple: S70

[15] 日本体力医学会体力科学編集委員会監訳.心疾患者の運動処方,運動処方の指針.運動負荷試験と運動プログラム.南江堂, 2011, 214-231

[16] Dubach P, Myers J, Wagner D, et al. Optimal timing of phase Ⅱ rehabilitation after cardiac surgery The

cardiologist s view. Eur Heart J, 1998, 19: 35-37

[17] Omiya K, Itoh H, Osada N, et al. Impaired heart rate response during incremental exercise in patients with acute myocardial infarction and after coronary artery bypass grafting-Evaluation of coefficients with Karvonen's formula. Jpn Circ J, 2000, 64: 851-855

[18] 美国心肺康复协会. 美国心脏康复和二级预防项目指南. 周明成, 洪怡, 译. 2 版. 上海: 上海科技出版社, 2017

[19] Maiorana AJ, Briffa TG, Goodman C, et al. A controlled trial of circuit weight training on aerobic capacity and myocardial oxygen demand in men after coronary artery bypass surgery. J Cardiopulm Rehabil, 1997, 17: 239-247

[20] Fletcher GF, Balady GJ, Amsterdam EA, et al. Exercise standards for testing and training: a statement for healthcare professionals from the American Heart Associat ion. Circulation, 2001, 104: 1694-1740

[21] Pollock ML, Franklin BA, Balady GJ, et al. AHA Science Advisory Resistance exercise in individuals with and without cardiovascular disease: benefits, rationale, safety, and prescription: An advisory from the Committee on Exercise, Rehabi li tat ion, and Prevent ion, Council on Clinical Cardiology, American Heart Association, Position paper endorsed by the American College of Sports Medicine. Circulation, 2000, 101: 828-833

[22] American College of Sports Medicine Position Stand. The recommended quantity and quality of exercise for developing and maintaining cardiorespiratory and muscular fitness, and flexibility in healthy adults. Med Sci Sports Exerc, 1998, 30: 975-991

[23] 高橋哲也, 安達仁, 櫻井繁樹, 等. 心臓リハビリテーション遅延例への理学療法的アプローチ. 心臓リハビリテーション, 2001, 6: 62-65

[24] 高原善治, 伏島堅二, 村山博和, 等. バイパス術後のリハビリテーション. 診断と新薬, 1992, 29: 126-130

[25] Crystal E, Connolly SJ, Sleik K, et al. Interventions on Prevention of Postoperative Atrial Fibrillation in Patients Undergoing Heart Surgery: a Meta-Analysis. Circulation, 2002, 106: 75-80

[26] Ohmura N, Nakada I, Fujii M, et al. Effects and indication of non-supervised home exercise program in patients following coronary bypass surgery and acute myocardial infarction. Jpn Circ j, 1994, 58: 1351-1355

[27] Jolly K, Taylor R, Lip GY, et al. The Birmingham Rehabilitation Uptake Maximisation Study(BRUM) Home-based compared with hospital-based cardiac rehabilitation in a multi-ethnic population: cost-effectiveness and patient adherence. Health Technol Assess, 2007, 11: 1-118

[28] Beckie T. A supportive-educative telephone program: impact on knowledge and anxiety after coronary artery bypass graft surgery. Heart Lung, 1989, 18: 46-55

第一节　概　　述

心力衰竭是各种心脏疾病的严重表现或晚期阶段。由于社会经济的发展、人们生活方式的改变、环境污染、人口老龄化等因素，造成以冠心病、高血压病、糖尿病为代表的心血管疾病居高不下。加上生物技术的发展，许多患者带病生存，包括急性心肌梗死等，最终演变为慢性心力衰竭的患者也逐年上升，严重影响人民的生命健康，成为严重的公共健康问题。据研究，以运动为核心的心脏康复可以给慢性心力衰竭患者带来很多益处，包括可以显著改善运动耐力、生活质量、情绪、降低再住院率、节约医疗开支等，源于通过改善心脏及周围肌肉氧代谢能力、改善自主神经功能、炎症免疫功能、促进血管新生等多重机制。因此，开展慢性心力衰竭心脏康复具有重要的意义。

一、定义与术语

心力衰竭是多种原因导致心脏结构和 / 或功能的异常改变，使心室收缩和 / 或舒张功能发生障碍，从而引起的一组复杂临床综合征，主要表现为呼吸困难、疲乏和液体潴留（肺淤血、体循环淤血及外周水肿）等。

二、流行病学

据报道，发达国家的心力衰竭患病率为 1.5%~2.0%，≥ 70 岁人群患病率≥ 10%。根据2003 年的流行病学调查显示，我国 35~74 岁成人心力衰竭患病率为 0.9%，据此估算，目前我国心力衰竭患者约 450 万人。对国内 10 714 例住院心力衰竭患者的回顾性调查显示：1980年、1990 年、2000 年心力衰竭患者住院期间病死率分别为 15.4%、12.3% 和 6.2%，主要死亡原因依次为左心衰竭（59%）、心律失常（13%）和心脏性猝死（13%）。近年的中国心衰患者注册登记研究（China-HF）显示，住院心力衰竭患者的病死率为 4.1%。可见，心力衰竭是发病率、病死率均较高的疾病，慢性心力衰竭（chronic heart failure，CHF）是心力衰竭的常见形式，其流行病学表现应该与心力衰竭流行病学特征一致。

三、病因及病理生理

（一）病因

慢性心力衰竭的病因主要有心肌病变、心脏负荷异常、心律失常。

1. 心肌病变

（1）缺血性心脏病：心肌梗死、冠状动脉疾病及冠状动脉微循环缺血。

（2）心脏毒性损伤：抗肿瘤药、抗抑郁药、抗心律失常药、非甾体抗炎药，麻醉药及铜、铁、铅、钴等重金属中毒、放射性心肌损伤。

（3）感染性及非感染性因素导致的免疫及炎症介导的心肌损害。

（4）恶性肿瘤及非恶性肿瘤（如心肌淀粉样变等）相关的心肌浸润性病变。

（5）糖尿病、甲状腺等内分泌代谢性疾病。

（6）肥厚型心肌病、致心律失常性右心室心肌病等遗传性心脏病。

（7）应激性心肌病。

2. 心脏负荷异常

（1）长期高血压。

（2）各种心脏瓣膜和结构的异常。

（3）心包及心内膜疾病。

（4）高心排血量状态。

（5）容量负荷过度。

（6）肺部疾病。

3. 心律失常

（1）心动过速：房性心动过速、房室结折返性心动过速、房室折返性心动过速，心房颤动、室性心律失常。

（2）心动过缓：窦房结功能异常、传导系异常。

（二）病理生理

从最初的心肌受损到心力衰竭症状出现，在此期间发生从基因—蛋白分子—细胞—器官结构的一系列变化，涉及神经内分泌机制的激活，包括肾素 - 血管紧张素 - 醛固酮系统（RAAS）、交感神经系统及炎症免疫系统，导致进行性心肌损害和心肌重构，使心脏功能进一步降低，并刺激神经内分泌进一步激活，形成恶性循环，最终导致心脏扩大、心功能降低，出现心力衰竭症状。

四、心力衰竭种类

（一）根据左心室射血分数（LVEF）分类

1. 射血分数降低的心力衰竭（heart failure with reduced ejection fraction，HFrEF）。

2. 射血分数保留的心力衰竭（heart failure with preserved ejection fraction，HFpEF）。

3. 射血分数中间值的心力衰竭（heart failure with mid-range ejection fraction，HFmrEF）。

（二）根据心力衰竭发生的时间、速度分类

1. 急性心力衰竭　急性起病，多数急性心力衰竭患者经住院治疗后症状部分缓解，而转入慢性心力衰竭。

2. 慢性心力衰竭　是在原有心脏疾病基础上逐渐出现心力衰竭症状与体征。慢性心力衰竭的症状、体征稳定 1 个月以上的称为稳定性心力衰竭。慢性心力衰竭患者常因各种诱因急性加重而需住院治疗。

第二节　慢性心力衰竭康复评定

针对慢性心力衰竭患者进行心脏康复评定，应该注意慢性心力衰竭患者的特点：高龄、女性患者居多，功能状态差（心肺耐力、肢体运动能力）等，合并疾病较多，包括衰弱、慢性呼吸衰竭、慢性肾病、卒中、认知功能障碍、骨关节疾病、视觉及听觉功能障碍等。慢性心力衰竭心脏康复计划由于种种原因不能持续,包括疾病复发、交通不便、家庭人员支持力度不够、经济等诸多问题等,因此慢性心力衰竭心脏康复存在一定的困难。

为了安全有效进行慢性心力衰竭康复,心脏康复前的评定非常重要。一般来讲,心脏康复评定不仅要了解慢性心力衰竭患者的现患疾病病史,还需要了解患者的合并症情况,以及骨骼肌肉系统情况。老年患者需要注意听力、视力、智力等情况。需要系统地对患者进行体格检查,注意血常规、肝肾功能、电解质、血糖等生化指标,需要了解心肌损伤标记物及脑钠肽(BNP)、D-二聚体(D-dimer)。特殊辅助检查项目需要评估心电图(EKG)、心脏超声心动图、下肢血管 B 超,必要时需要评估冠状动脉情况。在具备条件的三级医院,慢性心力衰竭的运动负荷试验首先推荐运动心肺功能测试,对于不具备条件的基层医院或受患者条件限制,可以选择 6 分钟步行试验、2 分钟踏步试验、限时登楼梯试验等。因慢性心力衰竭患者各自情况差异较大,不能面面俱到地要求所有患者完成表 6-2-1 的评估内容,但是评估基本要素需要包括症状(气短、心悸、胸闷、胸痛、头晕、晕厥、脊柱关节痛等)、体征(生命体征及心肺、骨骼肌肉系统体征、有无浮肿)、心血管疾病病史及骨骼肌肉疾病病史、有无心血管危险因素、家族性遗传性心血管疾病史(包括一级直系亲属心肌梗死及猝死病史)、用药情况、运动能力(包括有氧耐力、肌肉力量、四肢活动度及平衡功能)、营养、心理状态等。必要时评估认知状态、智力、记忆、步态、听力、视力及日常生活活动(ADL)等。

表 6-2-1 慢性心力衰竭患者评定内容

项目	内容
病史	与本次心血管疾病相关的诊断、并发症、合并症以及既往病史
体格检查	1. 心肺功能评估 2. 肌肉骨骼系统功能评估,特别是四肢和脊柱
静息心电图	了解有无静息心电图 ST-T 改变、严重心律失常等
心脏损伤相关标志物	血肌钙蛋白浓度、BNP/N-末端脑钠肽前体(NT-proBNP)、D-dimer
超声心动图	心腔大小、左心室射血分数
血生化指标	肝肾功能、电解质等
用药情况	包括药物种类、名称、剂量和次数
心血管疾病危险因素	1. 不可校正的危险因素 年龄、性别、心血管病家族史 2. 可校正的危险因素 (1)吸烟情况,包括一手烟和二手烟 (2)高血压病史及控制情况 (3)血脂异常病史及控制情况 (4)饮食结构,特别是膳食脂肪、饱和脂肪酸、胆固醇和热卡摄入
入量	身体构成:体重、身高、体重指数、腰围、腰臀比、体脂
含量	空腹血糖、糖化血红蛋白及糖尿病病史和血糖控制情况
静坐时间	1. 体力活动状态 休闲运动情况、最喜欢的运动形式、每日运动量 2. 心理社会功能评估 抑郁、焦虑情况,精神疾病家族史 3. 其他问卷资料,如睡眠障碍和睡眠呼吸暂停(匹兹堡睡眠质量量表)

项目	内容
运动能力	运动试验 （1）运动心肺功能测试 （2）6分钟步行试验 （3）2分钟踏步试验
平衡能力	功能性前伸试验
步态分析	可采用简易步态检测法，有条件的采用步态分析系统
营养评估	理想体重/BMI
心理评估	GAD-7、PHQ-9、躯体化症状自评量表、EQ-5D
ADL	工具性日常生活活动（IADL）量表

尽管运动负荷试验是心脏康复患者常规的评估手段，但是对于慢性心力衰竭患者需要根据患者的实际情况选用，对于状态较好的慢性心力衰竭患者在有条件的情况下建议首先选用运动心肺功能测试（评估心肺储备能力及耐力的"金标准"），而其他患者可选用简单易行的6分钟步行试验（6 minute walking test，6MWT），状态较差者可以不进行运动试验。

一、运动心肺功能测试

运动心肺功能测试（cardiopulmonary exercise test，CPET）又称心肺运动试验，是综合评价人体呼吸系统、心血管系统、血液系统、神经生理，以及骨骼肌肉系统对同一运动应激的整体反应，是测定人体在休息、运动及运动恢复期每次呼吸的摄氧量（VO_2）、二氧化碳排出量（VCO_2）和静息每分钟通气量（VE）以及心率、血压、心电图变化。CPET是结合患者运动时出现的症状，全面客观把握患者的运动反应、心肺功能储备和功能受损程度的检测方法。

（一）适应证

病情稳定的心力衰竭患者。

（二）禁忌证

1. 绝对禁忌证　①急性心肌梗死（2日内）；②不稳定型心绞痛；③导致血流动力学不稳定的心律失常；④急性心内膜炎；⑤严重的主动脉缩窄；⑥失代偿的心力衰竭；⑦急性肺动脉血栓形成、肺栓塞或深静脉血栓形成；⑧急性心肌炎或心包炎；⑨急性主动脉夹层形成；⑩残疾人不能胜任的运动试验或有安全隐患。

2. 相对禁忌证　①左冠状动脉主干狭窄；②中度到重度主动脉瓣伴有不确定的相关症状；③未控制心室率的快速心律失常；④获得性的高度或完全房室传导阻滞；⑤伴有严重左室流出道跨瓣压差的梗阻性肥厚型心肌病；⑥近期卒中或短暂脑缺血；⑦不能合作的脑功能障碍者；⑧血压＞200/110mmHg；⑨身体状况未得以纠正，如严重贫血、重要的电解质紊乱和甲状腺功能亢进。

（三）终止指征

①达到目标心率；②出现典型心绞痛；③出现明显症状和体征：呼吸困难、面色苍白、发绀、头晕、眼花、步态不稳、运动失调、缺血性跛行；④随运动而增加的下肢不适感或疼痛；⑤出现ST段水平型或下斜型下降≥0.15mV、损伤型ST段抬高≥0.2mV；⑥出现恶性或

严重心律失常,如室性心动过速、心室颤动、室性期前收缩落在一个心搏的T波上(R-on-T)、室上性心动过速、频发多源性室性期前收缩、心房颤动等;⑦运动中收缩压不升或降低>10mmHg,血压过高,收缩压>250mmHg;⑧运动引起室内传导阻滞;⑨患者要求结束运动。

(四)CPET对慢性心力衰竭功能及预后的预测价值

1988年,Janicki与Weber等提出用CPET中的峰值氧耗量(VO₂peak,峰值摄氧量)和无氧阈值(anaerobic threshold, AT)的氧耗量(VO₂AT)将慢性心力衰竭患者分为4级,VO₂peak的切点值为10,16,20,VO₂AT的切点值为8,11,14(表6-2-2),评估心力衰竭严重程度及预后。

表6-2-2 VO₂peak和VO₂AT心功能分级标准　　　　单位:ml/(min·kg)

分级	VO₂peak	VO₂AT
A	> 20	> 14
B	16~20	11~14
C	10~16	8~11
D	< 10	< 8

国际上越来越倾向于联合应用CPET指标预测慢性心力衰竭远期风险,主要有以下几种联合方法:

1. 若满足二氧化碳通气当量斜率(VE/VCO₂slope)< 30,VO₂peak > 20ml/(min·kg),无运动振荡通气(EOV),呼气末二氧化碳分压(PetCO₂)≥ 33.3mmHg,且运动中收缩压增加3~8mmHg,则预示未来1~4年风险极低(< 10%)。

2. 若满足VE/VCO₂slope 36~44.9,VO₂peak为10~15.9ml/(min·kg),有EOV,呼气末二氧化碳分压(PetCO₂)< 33.3mmHg,且运动中收缩压增加< 3mmHg,则预示CHF向疾病恶化进展。

3. 若满足VE/VCO₂slope ≥ 45,VO₂peak < 10ml/(min·kg),有EOV,呼气末二氧化碳分压(PetCO₂)< 33.3mmHg,且运动中收缩压增加< 3mmHg,则预示未来1~4年风险极高(> 50%)。

4. 若满足运动中血压升高,无持续性室性心动过速和其他异位搏动、运动中和恢复期无ST段的变化,1分钟心率恢复> 12次/min,则预示未来1~4年风险极低(< 10%)。

5. 若满足运动中血压不升,运动中发生节律改变、运动中和恢复期有ST段的变化,但是并不需要终止运动试验,1分钟心率恢复< 12次/min,则预示CHF向疾病恶化进展。

6. 若满足运动中血压降低,运动中发生节律改变、运动中和恢复期有ST段的变化,且需要终止运动试验,1分钟心率恢复< 12次/min,则预示未来1~4年风险极高(> 50%)。

二、6分钟步行试验

6分钟步行试验(6 minute walk test, 6MWT)是临床常用的运动试验方式,其简单易行,不需要特别的设备,尤其适合在基层社区开展。直线长度25m或30m长的水平封闭走廊。患者按照试验要求,在6分钟内尽可能持续地行走,运动能力用步行的距离定量。

(一)适应证

1. 心力衰竭和肺动脉高压患者治疗前后比较。

2. 心力衰竭和心血管疾病患者功能状态评价。

3. 心力衰竭和肺动脉高血压患者心血管事件发生和死亡风险的预测。

（二）禁忌证

1. 绝对禁忌证　近1个月出现过不稳定型心绞痛或心肌梗死。

2. 相对禁忌证　静息心率＞120次/min，收缩压＞180mmHg，舒张压＞100mmHg。

3. 测试过程中，下列情况应终止测试　胸痛；难以忍受的呼吸困难；下肢痉挛；步履蹒跚；虚汗；面色苍白；患者无法耐受。

（三）评价等级

1级：＜300m。

2级：300~374.9m。

3级：375~449.5m。

4级：＞450m。

第三节　慢性心力衰竭康复治疗

一、以运动为核心的心脏康复益处

1. 提高运动耐力。

2. 心脏效应　改善左室功能、冠脉血流循环、冠脉内皮功能、左室重构。

3. 周围效应　提高骨骼肌体积及力量、骨骼肌氧代谢能力及抗氧化酶的表达；改善呼吸肌功能；改善血管内皮功能。

4. 神经内分泌因素　调节自主神经功能（抑制交感神经功能、提高副交感神经功能、提高心率变异性）；提高通气反应及 CO_2 的中枢敏感性；调节免疫、降低炎症因子。

5. 提高生活质量。

6. 改善远期预后　主要降低全因住院及心力衰竭原因住院风险，对全因死亡及心血管原因死亡无显著降低效果。

7. 非心血管益处　改善力量和平衡，降低跌倒风险；改善肌少症和衰弱；加强情感支持系统，减少孤独感；改善认知功能、自我管理能力、提高药物依从性；改善营养状态；减少药物种类；减少并发症。

可见慢性心力衰竭心脏康复意义重大，但是由于种种限制因素，慢性心力衰竭心脏康复患者参与率很低，因而宣教显得尤为重要。

二、心脏康复方法

（一）运动康复

心脏康复是以运动为核心的全面管理，即运动康复是核心，慢性心力衰竭患者运动康复建议有氧运动及抗阻运动，其中有氧运动作为最基本的运动方式，可以提高心肺耐力、改善预后、改善个体日常生活能力，抗阻运动可以改善骨骼肌肉耐力、平衡及协调性。在国际上，慢性心力衰竭运动康复的发展，从20世纪70年代末前把慢性心力衰竭列为运动康复的禁忌证，到如今2013美国心脏病学会基金会/美国心脏协会（ACCF/AHA）心力衰竭管理指南把运动康复列为慢性心力衰竭患者ⅠA推荐证据。2016 ESC急、慢性心力衰竭诊断与治疗指南推荐：心力衰竭患者推荐规律的有氧运动以改善症状和提高功能状态；慢性稳定的左心室射血分数降低的心力衰竭（heart failure with reduced ejection fraction, HFrEF）患者推荐规律的有氧运动，以降低住院风险；心力衰竭患者推荐多学科的管理，以降低心力衰竭住院和死亡的风险。也就是说只要慢性心力衰竭患者适合运动康复，医师必须给此类患者开具个体化的运动处方。

慢性心力衰竭运动康复禁忌证如下：

1. 绝对禁忌证 ①近一周心力衰竭的症状（呼吸困难、乏力）加重；②不稳定型心绞痛及低功率出现心肌缺血（2MET）；③严重的瓣膜疾病，有外科手术指征，比如主动脉狭窄；④未控制的严重心律失常（室颤、持续性室速）；⑤急性心肌炎；⑥有其他疾病存在禁忌，包括中 - 重度主动脉夹层、高血压急症、血栓性静脉炎、近2周新发生的血栓、严重的器官疾病。

2. 相对禁忌证 ①NYHA Ⅳ级心力衰竭或需要静脉输注正性肌力药物；②近一周体重增加大于2kg；③运动中收缩压降低；④中等程度左室流出道梗阻；⑤运动诱发的心律失常（如非持续性室性心动过速、快心室率的心房颤动）；⑥高度房室传导阻滞；⑦运动诱发的症状加重，包括眩晕、疲乏、大量出汗、呼吸困难。

3. 非禁忌证 ①高龄；②LVEF降低；③使用左室辅助装置的心力衰竭；④ICD植入患者。

对满足运动康复条件的CHF患者来说，运动处方制定遵循运动处方制定的总原则，包括六大要素：运动种类、运动强度、频率、时间、运动进度、注意事项。运动种类以改善心肺功能的有氧运动为主，辅助抗阻运动、柔韧性运动及呼吸肌训练，柔韧性运动可以作为热身和整理运动。对大多数CHF患者，在3~4周内逐步增加运动强度、时间、频率，目标运动总量逐步达到150min/周。

（二）有氧运动

1. 有氧运动种类 走路、骑自行车、爬山、登楼梯等。

2. 有氧运动强度 可参照运动试验测得的峰值心率、储备心率（HRR，HRR= 最大运动时心率 - 静息时心率）、VO2peak、储备VO2（储备 VO2=VO2peak- 静息VO2）、AT或RPE制定。①以心率为标准，由于β受体阻滞剂已经作为心力衰竭患者的基本用药，峰值心率作为运动强度参照标准存在很大的局限性。HRR则比较合理，常用HRR百分数（%HRR）+ 静息心率，百分数从55%到80%不等。②以储备VO2（VO2R）为标准，常用储备VO2百分数（%VO2R）+ 静息VO2，百分数从40%~50%开始，逐步增加到70%~80%。③以VO2peak的百分数为标准，从40%~50%开始，逐步增加到70%~80%。④按照Borg量表自感劳累分级评分，推荐RPE 12~14（6~20）。⑤针对中国的CHF患者，推荐以AT为标准的运动强度，AT相当于50%~60% VO2peak，结果证明安全有效。⑥以VO2相关参数为制定有氧运动强度参照标准时，按照公式：一个代谢当量（MET）=3.5ml/（kg·min），VO2除以3.5换算得到MET，再根据MET制定个体化的运动处方。

3. 有氧运动时间和频率 目标水平分别为≥ 20~60min/ 次和≥ 5次 / 周。对于最初运动耐量极差的患者，开始可用间歇性运动代替持续性运动，例如将一次连续30分钟的运动分解为3或4次的单独运动，中间穿插简短的休息时间。经过几周后，随着每次运动时间的延长，休息时间相应缩短，直至可以完成连续的30分钟运动。无论选择哪种方法，在增加运动强度之前,运动持续时间和频率都应增至目标水平。当然,运动时间中须包括 5~10 分钟的热身和整理运动。

4. 有氧运动进度　通常经过 6~8 周的运动,运动耐力等有所改善。可考虑运动强度和运动时间逐渐加强。一般情况下,12 周再复测运动试验,根据运动试验的结果调整运动处方,以后半年或 1 年复测运动试验调整。

5. 有氧运动注意事项

(1)注意安全控制:运动前认真评估,严格把握 CHF 运动的适应证和禁忌证,运动中加强防范不良事件,对运动中无力、头晕、气短、胸痛等症状特别注意,一旦出现需要即刻停止运动及采取正确应对措施。

(2)须对运动强度的监控提出具体的要求,以保证运动处方的有效和安全。

(3)做好充分的准备活动。

(4)具有合并症患者,须明确有氧运动与其他临床治疗相配合。如糖尿病患者的运动疗法须与药物、饮食治疗相结合,以获得最佳的治疗效果。运动时间应避开降糖药物血药浓度达到高峰的时间,在运动前、中或后,可适当增加饮食,以避免出现低血糖等。

(三)抗阻运动

抗阻运动是有氧运动的有效补充。CHF 抗阻运动适应证:被列为 B 级和 C 级的 CHF 患者经历了 3~4 周有氧运动后可以进行抗阻运动。对符合行抗阻运动训练的 CHF 患者,首先进行肌力测试,并据此制定抗阻运动处方。抗阻运动处方同有氧运动一样包括运动种类、强度,频率,持续时间等。

1. 抗阻运动种类　等张训练、等长训练和等速训练。抗阻运动方式多样,可借助于使用各种设备,包括自由举重 / 哑铃、踝部重量袋、弹力带、滑轮或力量训练机。应指导患者使用正确的方法(即通过全方位的移动缓慢控制运动),不屏气或无 Valsalva 动作,一次训练一个主要肌肉群:主要有推胸练习、肩上推举、三头肌伸展、肱二头肌屈曲、下背部伸展训练、背阔肌下拉、腹部紧缩、股四头肌伸展、腿(腘筋)屈曲、小腿提高。

2. 抗阻运动强度　1RM 即单次运动完成的最大重量,为抗阻运动强度的参照。针对局部肌肉抗阻运动强度包括 % 1RM 和重复次数(Reps),% 1RM 从 40% 至 80% 不等。CHF 患者通常在几周至数月内,逐渐增加抗阻运动训练强度,上肢从 40% 1RM 至 70% 1RM,下肢从 50% 1RM 至 70% 1RM,分别重复 8~15 次,RPE < 15,并须确保每次训练的正确实施,以避免肌肉骨骼伤害的可能性。

3. 抗阻运动频率　2~3 次 / 周。

4. 抗阻运动持续时间　起初,每次运动仅推荐 1~2 组肌肉群,建议每组休息 30~120 秒。完成 1 组训练包括 8~10 次重复,通常需要 20~25 分钟。

5. 抗阻运动进展　增加阻力或重量前,应增加每一组的重复数量和每次完成的肌肉群的组数(最多 3 组)。当患者能够轻松完成 3 组肌肉群并重复 10~15 次,重量可以增加约 5%,重复次数可以相应减少。最终增加到 70% 1RM,重复 8~15 次。

6. 抗阻运动注意事项

(1)抗阻不应引起明显疼痛。

(2)抗阻运动前、后应做充分的准备活动及整理活动。

(3)运动时保持正确的姿势。

(4)必要时给予保护和帮助。

（5）经常检修器械、设备，确保安全。

（6）若患者出现症状，如头晕、心悸或呼吸急促等，应停止运动。

（7）在抗阻运动期间，因心率和收缩压上升，可致每搏输出量的轻微变化和心排血量的适度增加。因此对抗阻运动可能存在风险的 CHF 患者，应监测血压和心率。

（四）柔韧性运动处方

1. 柔韧性运动种类　动力拉伸和静力拉伸。

2. 柔韧性运动强度　柔韧性运动强度包括牵拉某关键肌肉群和肌腱的次数以及持续时间。一般关键肌肉群牵拉 3~5 次，每次 20~30 秒。

3. 柔韧性运动时间　牵拉肌肉群和肌腱每次持续 20~30 秒。

4. 柔韧性运动频率　2~3 次 / 周。

5. 柔韧性运动进度　循序渐进增加肌肉群的牵拉次数。

6. 柔韧性运动注意事项

（1）应根据动作的难度、幅度等，循序渐进、量力而行。

（2）防止拉伤。

（五）呼吸肌训练

CHF 患者由于心排血量降低导致外周骨骼肌（包括呼吸肌）的低灌注及血管的收缩，从而产生代谢和结构的异常，导致呼吸肌的萎缩，进一步加重呼吸困难。因此呼吸肌训练对 CHF 患者尤为重要。

1. 缩唇呼吸训练　教患者练习在嘴唇半闭（缩唇）时呼气，类似于吹口哨的嘴形，使气体缓慢均匀地从两唇之间缓缓吹出，吸气时闭嘴用鼻缓慢吸气，稍屏气后行缩唇呼气，吸与呼时间比为 1∶2。这种方法可以增加呼气时支气管内的阻力，防止小气道过早塌陷，有利于肺泡内气体排出。

2. 腹式呼吸训练　患者舒适位，站立或坐位，左手置于胸前，右手置于腹部，鼻子慢慢深吸气，尽力将腹部鼓起，然后以口呼气，尽量将腹内收（此时口型为鱼口状），呼吸要深，尽量延长呼气时间，10min/ 次左右。

3. 人工对抗阻力呼吸训练　可借助呼吸训练器气球，患者先深吸气，然后含住气球吸嘴，收拢嘴唇，使吸嘴将舌体下压，保持口腔及呼吸道通畅，缓慢用力吸气，自我调节吸气流速，直至浮标球全部吸起，要循序渐进，以不疲劳为度，尽量将吸气时间保持较长，使浮标球在相应的高度停留时间长，然后将吸嘴拔出，缓慢缩唇呼气，放松休息 2 分钟后进行下一次锻炼。以上方法强度要循序渐进，注意防止过度换气，出现头晕、目眩、气急。2~3 次 /d，10min/ 次左右。

有研究显示采取吸气肌训练在 15%~60% 最大吸气压（MIP），平均进行 15~30min/d，持续 2~3 个月，可以改善呼吸肌的耐力和力量，改善呼吸困难。对于 CHF 患者建议长期进行呼吸肌训练。

建议 CHF 患者运动康复方案的实施分为 3 个阶段：

第一阶段：必须在心电图、血压等监护下进行，多在医院完成，也可以远程监护。

第二阶段：社区门诊康复。

第三阶段：家庭维持期运动康复，医师给予电话随访或患者进行门诊随访，也可以建立俱乐部形式进行随访。

但是，不是所有 CHF 患者必须经过 3 个阶段，危险分层为 B、C 级患者需要经过 3 个阶段,危险分层为 A 级患者可直接进入家庭运动康复阶段。

CHF 患者抗阻训练也分为 3 个阶段:

第一阶段:指导阶段,主要是掌握正确方法,提高肌肉间协调性。

第二阶段:抗阻 / 耐力训练阶段,提高局部有氧耐力和肌肉间的协调性。

第三阶段:力量训练阶段,提高肌肉的体积和肌肉间的协调性。

具体运动强度、重复次数,训练频次见表 6-3-1。

表 6-3-1　CHF 患者抗阻 / 力量训练建议

训练阶段	强度	重复次数	频率
指导阶段	< 30% 1RM, RPE < 12	5~10	2~3 次 / 周
抗阻 / 耐力训练阶段	30%~40% 1RM, RPE 12~13	12~25	2~3 次 / 周
力量训练阶段	40%~60% 1RM, RPE < 15	8~15	2~3 次 / 周

(六)危险因素控制

积极控制原发病、改变生活方式、预防感染、预防与控制心律失常、纠正贫血及肾功能不全、保持水电解质平衡。

1. 高血压　高血压是慢性心力衰竭最常见、最重要的危险因素,长期有效降低血压可以降低心力衰竭风险。建议根据高血压指南进行降压,存在多种危险因素及靶器官损伤,建议血压目标值 < 130/80mmHg。

2. 糖尿病　糖尿病是心力衰竭发生的独立危险因素,根据糖尿病指南控制血糖。

3. 高脂血症　国内外血脂异常防治指南均强调,LDL-C 在 ASCVD 发病中起着核心作用,提倡以降低血清 LDL-C 水平来防控 ASCVD 危险。所以,推荐以 LDL-C 为首要干预靶点。

4. 吸烟

(1)目标:彻底戒烟,并远离烟草环境,避免二手烟的危害。

(2)推荐措施:每次诊视询问吸烟情况并记录在病历中,劝导每个吸烟者戒烟,评估戒烟意愿的程度,拟定戒烟计划,给予戒烟方法指导、心理支持和 / 或戒烟药物治疗,定期随访;对所有吸烟者加强戒烟教育和行为指导,建议应用戒烟药物辅助戒烟,减少戒断症状;每次就诊对患者强调避免在工作时或家中暴露于烟草环境。

(3)5A 戒烟干预法:包括询问(ask)、建议(advice)、评估(assess)、帮助(assist)和安排随访(arrange follow-up),为患者制定个性化戒烟方式,对其讲述吸烟的危害,帮助其树立成功戒烟的信心,此法切实可行有效,值得推广。

5. 久坐不动　缺乏运动可造成多种不良后果。随着肌纤维萎缩、肌肉力量下降和肌肉体积减小,肌肉氧化能力随之下降,最终导致运动耐量降低和体能明显下降。老年患者缺乏运动导致体能(肌肉和身体功能)进一步下降,如果最大摄氧量下降不能维持日常活动的阈值以下(如安全穿过街道等),则生活质量将明显下降。按照运动处方指导运动。

(七)心理干预

1. 慢性心力衰竭患者合并抑郁与焦虑情绪者大于 50%,往往影响慢性心力衰竭患者的预后,应该加以重视。首先需要重视对慢性心力衰竭患者进行心理评估。

2. 健康教育　慢性心力衰竭患者常因对疾病不了解、误解和担忧导致情绪障碍,需要从心理上帮助患者重新认识疾病,合理解释患者心脏疾病转归和预后,纠正患者不合理的负性认知,恢复患者的自信心,可使很多患者的焦虑抑郁情绪得到有效缓解。

3. 治疗　谈话治疗、认知行为治疗、电休克治疗、运动治疗及药物治疗。

（八）营养

1. 食物多样化,粗细搭配,平衡膳食　在符合膳食处方治疗原则的基础上要照顾到 CHF 患者的饮食习惯,做到食物品种多样化,烹饪手法多样化,食物物理特点以软、烂、细为主,保护消化道黏膜屏障功能。

2. 个体化的膳食处方　根据患者的病史、合并症、现有治疗措施、膳食摄入和膳食习惯情况、体检和生化检查等评估的营养现状等信息开具个体化的膳食处方。

3. 保持水电解质平衡。

4. CHF 体重控制标准建议 BMI $< 30 \mathrm{g/m}^2$,不宜以正常人体重为标准,研究证据表明, CHF 患者 BMI 低者病死率增加。

5. 临床、护理和营养支持三位一体。

6. 重视随访　及时根据患者机体营养状态和治疗措施的变化进行膳食处方的修正。

（九）药物干预

1. 利尿剂　有液体潴留证据的心力衰竭患者均应使用利尿剂。

2. ACEI 或 ARB　所有 HFrEF 患者均应使用,除非有禁忌证或不能耐受。

3. β 受体阻滞剂　病情相对稳定的 HFrEF 患者均应使用,除非有禁忌证或不能耐受。

4. 醛固酮受体拮抗剂　LVEF ≤ 35%、使用 ACEI/ARB/ 血管紧张素受体 - 脑啡肽酶抑制剂（ARNI）和 β 受体阻滞剂后仍有症状的慢性 HFrEF 患者;急性心肌梗死后 LVEF ≤ 40%,有心力衰竭症状或合并糖尿病的患者。

5. ARB　不能耐受 ACEI 的 HFrEF 患者推荐用 ARB。

6. ARNI　对于 NYHA 心功能 Ⅱ ~ Ⅲ级、有症状的 HFrEF 患者,若能够耐受 ACEI/ ARB,推荐以 ARNI 替代 ACEI/ARB,以进一步降低心力衰竭的发病率及死亡率。

7. 伊伐雷定　LVEF ≤ 35% 的窦性心律患者,已使用 ACEI/ARB/ARNI、β 受体阻滞剂、醛固酮受体拮抗剂,β 受体阻滞剂已达到目标剂量或最大耐受剂量,心率仍 ≥ 70 次 /min,以及对 β 受体阻滞剂禁忌或不能耐受的 HFrEF 患者。

8. 地高辛　应用利尿剂、ACEI/ARB/ARNI、β 受体阻滞剂、醛固酮受体拮抗剂后,仍持续有症状的 HFrEF 患者。

第四节　康复和预防

一、康复护理

1. 慢性心力衰竭患者应该注意营养均衡,增强抵抗力（食物或者疫苗）,注意监测体重变化、季节变换时注意加减衣服、室内注意空气流通,谨防感冒发生。注意口腔卫生及泌尿系护理,卧床患者勤翻身,防压疮发生。

2. 避免意外发生　慢性心力衰竭患者户外活动时随身携带急救药品及紧急联系信息卡片,防止心血管不良事件发生,也注意防跌倒等意外发生。

3. 培养个体生活自理能力　通过康复提高自己生活自理能力,从而提高生活质量。

4. 促进情感交流　通过情感交流,注意了解患者心理状态,改善不良情绪。

二、预防和预后

1. 预防　以运动为核心的心脏康复对慢性心力衰竭患者具有二级预防作用,降低住院风险,预防心血管事件再发,目前对降低死亡风险证据不是十分的确凿。最有效的方法是以心脏康复对慢性心力衰竭进行一级预防,阻断慢性心力衰竭的发生与发展。

2. 预后　心脏康复对慢性心力衰竭预后的改善,目前比较有力的证据在于改善再住院率,而对死亡终点没有显著的效果。

（沈玉芹）

参 考 文 献

[1] 中华医学会心血管病分会心力衰竭学组,中国医师协会心力衰竭专业委员会,中华心血管病杂志编辑委员会.中国心力衰竭诊断和治疗指南2018.中华心血管病杂志,2018,46(10):760-789

[2] JCS Joint Working Group. Guidelines for Rehabilitation in Patients With Cardiovascular Disease(JCS 2012). Circ J, 2014, 78: 2022-2093

[3] Janicki JS, Weber KT, McElroy PA. Use of the cardiopulmonary exercise test to evaluate the patient with chronic heart failure. Eur Heart J, 1988, 9: 55-58

[4] Guazzi M, Adams V, Conraads V, et al. Clinical recommendations for cardiopulmonary exercise testing data assessment in specific patient populations. Circulation, 2012, 126: 2261-2274

[5] Taylor RS, Walker S, Smart NA, et al. Impact of exercise-based cardiac rehabilitation in patients with heart failure(ExTraMATCH II)on mortality and hospitalisation: an individual patient data meta-analysis of randomised trials. European Journal of Heart Failure, 2018, 20: 1735-1743

[6] Long L, Mordi IR, Bridges C, et al. Exercise-based cardiac rehabilitation for adults with heart failure. Cochrane Database of Systematic Reviews, 2019, 1(1): CD003331

[7] Yancy CW, Jessup M, Bozkurt B, et al. 2013 ACCF/AHA Guideline for the Management of Heart Failure: A Report of the American College of Cardiology Foundation/American Heart Association Task Force on Practice Guidelines. J Am Coll Cardiol, 2013, 62: e147-e239

[8] Ponikowski P, Voors AA, Anker SD, et al. 2016 ESC guidelines for the diagnosis and treatment of acute and chronic heart failure: The Task Force for the diagnosis and treatment of acute and chronic heart failure of the European Society of Cardiology(ESC). European Heart Journal, 2016, 37: 2129-2200

[9] Fletcher GF, Ades PA, Kligfield P, et al. On behalf of the American Heart Association Exercise, Cardiac Rehabilitation, and Prevention Committee of the Council on Clinical Cardiology, Council on Nutrition, Physical Activity and Metabolism, Council on Cardiovascular and Stroke Nursing, and Council on Epidemiology and Prevention. Exercise standards for testing and training: a scientific statement from the American Heart Association. Circulation, 2013, 128: 873-934

[10] Piepoli MF, Conraads V, Corrà U, et al. Exercise training in heart failure: from theory to practice. A consensus document of the Heart Failure Association and the European Association for Cardiovascular Prevention and Rehabilitation. Eur J Heart Fail, 2011, 13: 347-357

[11] Ades PA, Keteyian SJ, Balady GJ, et al. Cardiac Rehabilitation Exercise and Self Care for Chronic Heart Failure. JACC Heart Fail, 2013, 1(6): 540-547

[12] Keteyian SJ, Squires RW, Ades PA, et al. Incorporating patients with chronic heart failure into outpatient cardiac rehabilitation: practical recommendations for exercise and self-care counseling-a clinical review. J Cardiopulm Rehabil Prev, 2014, 34(4): 223-232

[13] Meyer T, Görge G, Schwaab B, et al. An alternative approach for exercise prescription and efficacy testing in patients with chronic heart failure: A randomized controlled training study. American Heart Journal, 2005, 149(5): 926. e1-926. e7

[14] Tanisho K, Hirakawa K. Training Effects on Endurance Capacity in Maximal Intermittent Exercise: Comparison Between Continuous and Interval Training. Journal of Strength & Conditioning Research, 2009, 23(8): 2405-2410

[15] Williams MA, Haskell WL, Ades PA, et al. Resistance exercise in individuals with and without cardiovascular disease: 2007 update. Circulation, 2007, 116: 572-584

[16] Gary RA, Cress ME, Higgins MK, et al. Combined aerobic and resistance exercise program improves task performance in patients with heart failure. Arch Phys Med Rehabil, 2011, 92(9): 1371-1381

[17] Keteyian SJ, Piña IL, Hibner BS, et al. Clinical role of exercise training in the management of patients with chronic heart failure. Journal of cardiopulmonary rehabilitation and prevention, 2010, 30: 67-76

[18] Piña IL, Apstein CS, Balady GJ, et al. Exercise and heart failure: a statement from the American Heart Association Committee on exercise, rehabilitation, and prevention. Circulation, 2003, 107: 1210-1225

<table>
<tr><td>第七章</td><td>动脉粥样硬化及下肢动脉血管
闭塞症患者心脏康复</td></tr>
</table>

动脉硬化是一种全身性疾病,可以发生脑动脉硬化、冠状动脉硬化、肾动脉硬化、下肢动脉硬化。动脉硬化分两种类型,其一是粥样斑块的形成,常发生于主动脉、脑动脉、冠状动脉。另一种则是动脉壁的弹性下降,常发生于颈动脉、下肢动脉、肾动脉等。其中以动脉粥样硬化更具有临床重要性。近年来动脉粥样硬化发病率在我国逐渐增多,尤其是冠心病成为老年人死亡主要原因之一。在老年人外周血管性疾病中下肢动脉血管闭塞症也十分被重视。下肢动脉血管闭塞症患者在早期可能会有下肢远端肢体的皮温略低,感觉凉、麻,或受冷后抽筋很容易被忽略,双腿平衡能力逐渐下降,由坐位站起时站立不稳。病情进展则可能表现为行走功能的损害,也就是医生所说的间歇性跛行,即当患者行走一段距离后,出现下肢的不适或疼痛,停下来休息数分钟后很快得到缓解。这种跛行的症状可以是疼痛,也可以是乏力、酸胀、沉重感。症状出现的部位可以在臀部、大腿,也可以出现在小腿和足趾,以小腿为多见。快走或上楼时症状出现的更快。这一过程可以稳定存在多年而无进展。随着时间的延长,出现间歇性跛行的主要原因是:行走时下肢肌肉组织需求的氧气和养分会成倍增加,而闭塞的动脉无法满足这种增加的需要。动脉的血供将无法满足休息状态下的肢体需求,导致即使在休息时也感到疼痛、麻木和感觉异常,但经常被认为是缺钙,没有引起重视,导致疾病的发展。最严重的阶段是脚趾末端等血液循环不良出现皮肤组织坏死,溃疡,严重情况下必须截肢。

动脉粥样硬化常有其好发部位,一般而言,它好发于血管的分叉处及弯曲处。以往我们认为在这个部位承受的压力和血流冲击力较其他动脉大,血管内膜易受损伤,有利于粥样斑块形成和血小板聚集;近几年生物医学工程研究认为动脉粥样硬化病变发生、发展的原因与剪切应力有关,在动脉粥样硬化的好发部位血流剪切应力降低,且方向发生改变[剪切力为 ±4dyne/cm^2(1dyne/cm^2=0.1Pa)],血流从稳定层流改变为涡流、震荡流,流动缓慢的血流导致动脉粥样硬化的形成。文献表明运动能够间断增加血管的剪切应力,使局部的舒血管一氧化氮释放增加。内皮细胞对血流剪切应力的变化非常敏感,在正常生理情况下,动脉血流剪切应力>15dyne/cm^2。在这个范围内,内皮细胞排列成梭形,其长轴与血流方向一致,血管舒张,起到抗氧化、抗增殖的作用,这个范围呈抗动脉粥样硬化表型。当血流剪切应力降低至<4dyne/cm^{2}的情况下,内皮细胞呈多角型,排列不规则,分泌内皮素、血管紧张素转换酶等缩血管活性物质、炎症介质、生长因子、黏附分子等,使内皮细胞受到损伤,称为致动脉粥样硬化表型。动脉粥样硬化的始动环节是血管内皮功能受损,在动脉粥样硬化病变早期,甚至在形态学上尚无任何可见的血管内膜增厚之前,适度提高血流剪切应力有助于保护血管内皮,延缓动脉粥样硬化的发生发展。但目前能主动有效地提高在体血流剪切应力的方法不多,主要是3种形式,一是运动,二是增强型体外反搏,三是律动疗法。运动为首要治疗,能增加高密度脂蛋白的表达,使低密度脂蛋白下降,有利于斑块的逆转加

快血流速度。运动还能提高动脉剪切应力,直接作用于血管内皮,促进血管内皮合成并分泌一系列生物活性物质,调动血管内皮细胞形态与功能的改善,并且减少基质金属蛋白酶及炎性物质的表达,如白细胞介素及 C 反应蛋白,达到了稳定和逆转动脉粥样硬化的作用。目前我们制定动脉粥样硬化的康复处方所参考的资料甚少,但现有的资料证明,规律的体力活动可以减少心血管和全因死亡率。大规模的前瞻性队列研究结果显示运动减少心血管和全因死亡率。根据荟萃分析结果,有氧运动增加 1 代谢当量可减少全因死亡率 13%,冠心病事件减少 15%。前瞻性随机对照研究已经证明,在冠心病的最佳药物治疗基础上加用运动疗法的效果不亚于介入治疗。在小样本研究中,101 例显著冠状动脉狭窄和运动诱发心肌缺血患者中,随机分组,干预组接受运动训练,每天 20 分钟,运动 12 个月,和对照组相比不仅改变了症状、增加了运动耐力、减少了事件,并且延缓动脉粥样硬化斑块的进程。运动训练也降低冠状动脉粥样硬化的进展和改善血管内皮功能,Niebauer 等人发现,中等强度的运动训练 5~6h/ 周可促使冠状动脉斑块的逆转。

　　鉴于上述证据我们建议动脉粥样硬化的患者在药物治疗的基础上要进行运动康复。动脉粥样硬化康复人群早期的血管康复,我们可以根据冠脉 CT 或冠脉造影检查证实冠状动脉粥样硬化,狭窄程度 < 50% 的患者在降血脂、抗氧化治疗的前提下加用运动处方,因为这部分人群尚未诊断为冠心病,有很大空间提高运动的强度。下肢动脉粥样硬化及下肢动脉血管闭塞症的患者通过运动康复,可以延缓动脉硬化的进程,改善最大的步行距离,提高生活质量和生活能力,对于下肢动脉血管闭塞症患者,运动治疗可增加无痛步行距离和最大的步行距离。

一、动脉硬化运动康复的特殊性

　　大部分患者只是存在动脉粥样硬化斑块,冠脉狭窄程度 < 50%,没有心绞痛,心电图没有异常改变,这部分患者在运动过程中安全性相对较高。但需警惕不稳定斑块导致不稳定型心绞痛的发作,运动治疗前需详细了解病史及症状。运动治疗时不能盲目操练,需要循序渐进。应根据老年人各自的身体状况和病情,制订运动计划,逐步增加运动量。在强度不是很高的情况下,让全身的肌肉有节奏地运动,注意运动强度,做完运动后感觉身体舒适,而不是觉得很累,不要过强、剧烈运动。具体方式包括散步、慢跑、游泳、水中步行及有氧体操等中等强度的有氧运动。对于这部分患者我们提倡首先做运动心肺功能测试,根据患者的实际情况可按运动的无氧阈值的 MET 或最大功率的 MET 进行运动处方的制定。保证运动的安全性。

　　1. 冠状动脉粥样硬化的运动强度、运动频率、运动时间、运动速率详见指南的运动章节。但对于下肢动脉血管闭塞症的运动康复一定要在专业人员的指导下进行,运动强度在运动治疗中是很重要的一部分,建议在医院运动治疗,医院运动治疗比居家运动治疗效果好,因为在训练过程中患者可能出现运动下肢疼痛,患者在家可能就停止训练,在医院康复师的指导下,患者休息 5 分钟内症状消失可继续训练,可达到最佳效果。逐渐增加运动量和延长活动时间,每次步行 30~45 分钟,每周至少 3 次,至少持续 12 周。推荐形式为步行、伸踝、屈膝运动,也可以做一些增加局部侧支循环的活动如屈伸下肢、足部旋转。反复训练 20~30 分钟,患者平卧,患肢抬高 45°,维持 1~2 分钟,双足下垂于床边 4~5 分钟,平放下肢 1~2 分钟,如此反复 5 次,以促进侧支循环的建立。

　　2. 下肢动脉血管闭塞症运动康复的核心部分,主要采用间歇性走步训练的形式,康复过程需要在专业康复人员的监管下完成,有研究显示处于专业康复人员监管下的运动治疗比无监管状态下的运动治疗更加有效。

3. 对于没有条件来医院进行康复的人群,需要进行以社区或家庭为单位的康复。家庭康复在提高生活质量、运动能力方面同样有效。

4. 对于间歇性跛行的患者在成功进行血运重建治疗后应及早开始运动康复治疗。

5. 对于出现跛行的下肢动脉血管闭塞症患者,可选择上肢力量训练、功率自行车、低强度的走步形式来提高患者的运动耐量,进而进一步获益。

二、制定与执行运动处方时的注意事项

1. 在运动程序开始前,需要采集所有患者的完整病史以及进行体格检查,以评价神经系统并发症和运动禁忌证。每个患者在开始运动前接受运动心肺功能测试和6分钟步行试验,作为开始运动疗法前临床评估的一部分,评估患者的运动能力和运动时的心血管反应。随后制定科学合理的运动处方。

2. 当患者在运动时出现心率、血压、血氧饱和度的明显变化时,或出现明显胸闷、气短、晕厥、胸痛及严重心律失常或心电图发生改变时应停止或调整运动处方。下肢动脉血管闭塞症的患者务必不要进行太强的运动。

3. 运动康复的前几次,在运动结束后30分钟内要严密观察患者心电图变化及一般状态,防止不良事件的发生。

三、戒烟对动脉粥样硬化血管康复的必要性

研究显示,外周血管病最初会令患者走路时产生疼痛,然后可能导致坏疽,需要截肢。约90%的外周血管病患者都是吸烟者;吸烟使外周血管病的患病危险增加10~16倍,约70%的动脉粥样硬化性闭塞都与吸烟相关。吸烟使外周血管病的患病危险增加10~16倍,间歇性跛行发病率增加4倍,截肢风险增加2倍,使下肢末端旁路移植手术失败风险显著增加。

吸烟是外周血管病的主要危险因素,即使调整其他心血管危险因素后,仍观察到吸烟量与下肢动脉硬化闭塞症的效应关系。弗莱明翰研究显示,调整其他心血管危险因素后,年轻和老年吸烟者下肢动脉硬化闭塞症危险均增加。这种危险随日吸烟量增加而明显增大。弗莱明翰后代研究报告了相似发现。研究者观察到,与外周血管病术后戒烟患者比较,那些仍继续吸烟者再次发生动脉闭塞率较高。存在下肢跛行的吸烟者中,如果停止吸烟,病变进展到严重肢体缺血情况明显减少。

四、药物治疗是动脉粥样硬化血管康复的持续性保障

药物治疗的目的是:一方面缓解症状以及干预相关的危险因素,另一个方面就是干预任何与心血管事件有关的高危因素。药物治疗包括抗血小板和他汀类药物,同时针对不同患者合并不同的高危因素给予个体化药物治疗,例如高血压、糖尿病。其他药物包括降压药、降脂药以及抗血栓药物,对于糖尿病患者来讲,还应达到理想的血糖控制水平。

1. 降脂治疗　对于下肢动脉血管闭塞症患者推荐使用他汀类药物,将LDL-C下降至< 1.8mmol/L(70mg/dl)或较基线水平下降50%。1年后可复查冠脉CT、冠状动脉造影或下肢动脉彩超。

2. 降压治疗　对于合并高血压的下肢动脉血管闭塞症患者,推荐血压控制水平为140/90mmHg,利尿剂、β受体阻滞剂、钙离子通道阻滞剂、ACEI或ARB均可用于降压治疗,可单独使用也可合并用药,但ACEI或ARB作为一线治疗药物。

3. 抗血栓治疗　无症状或不合并其他动脉硬化性疾病(如冠心病)可单独使用阿司匹林;存在症状或合并其他动脉硬化性疾病(如冠心病)可使用阿司匹林或氯吡格雷;已接受介入治疗的患者若合并存在下列情况,推荐阿司匹林联合氯吡格雷:近期发生急性冠脉综合征,一年以内接受过冠状动脉PCI治疗,糖尿病合并多支血管病变但尚未行血运重建治疗;外科手术的患者可接受单一抗血小板治疗或维生素K拮抗剂治疗。

五、降低下肢动脉血管闭塞症患者组织损失风险推荐

加强患者教育为推荐的重点内容,其中包括教育患者如何选择正确的鞋袜,避免光脚行走,如何早期发现足部感染,尤其对于合并糖尿病的患者来讲,当出现局部触痛、周围水肿、红斑、突起的硬结、胫前水肿、恶臭或者全身炎症反应的体征[体温高于37.2℃或低于36℃,心率超过90次/min,呼吸超过20次/min或动脉血二氧化碳分压($PaCO_2$)< 32mmHg,白细胞计数> $12×10^9$/L或< $4×10^9$/L或不成熟白细胞计数> 10%],一旦出现了足部感染,应立即寻求专业人员帮助进行明确诊断和治疗,同时对于确诊的足部感染推荐截肢手术治疗。

(一)血运重建推荐

对于已经进行合理药物治疗及规律运动康复后仍然存在跛行症状的患者推荐进行血运重建治疗,血运重建的方法包括介入治疗和手术治疗。

1. 介入治疗　目前该项技术包括球囊扩张、支架植入以及斑块切除,如何进行选择需要根据病变的程度决定,例如病变的位置、病变的长度以及钙化的程度等。术前进行综合评估以进一步决定是否需要介入治疗,例如患者的症状、血管造影结果(造影显示50%~75%的血管狭窄不会引起明显的血流动力学改变)以及静息或激发的血管内压力测定。

2. 手术治疗　手术治疗虽然作为一种治疗跛行的有效手段,但同时存在很大风险,所以应严格把握手术指征:①非手术治疗未达到预期结果者;②病变的解剖结构提示手术的获益更大;③围手术期不良事件的发生风险在可接受范围内。手术方式推荐经自体静脉进行腘动脉旁路移植术。选择自体静脉对腘动脉或胫动脉进行旁路移植术,如果没有合适的自体静脉,可选择使用假体材料进行旁路移植。

(二)急性肢体缺血治疗推荐

对于合并急性肢体缺血(ALI)的患者,应由经验丰富的医疗团队做出立即诊断,评估肢体预后给出合理的治疗方案。

1. 药物治疗　除非存在并发症,推荐使用肝素进行系统抗凝治疗。

2. 血运重建　导管介入下的溶栓治疗对于急性肢体缺血有效,运动功能正常、无感觉功能丧失、毛细血管充盈正常的ALI可在6~24小时内完成手术,毛细血管充盈轻度丧失或完全丧失并伴有感觉异常的ALI需在6小时内进行手术,手术方式包括溶栓治疗、切开取栓等,对于缺血时间较长(一般超过6~8小时),患者合并肢体麻木及运动受限,此时不建议行血运重建治疗。

(三)长期随访推荐

下肢动脉血管闭塞症作为一种慢性疾病,需要对患者进行长期跟踪随访,包括评估心血管疾病危险因素、肢体症状以及功能状态。另外对于已经接受血运重建治疗的患者(无

论是介入治疗还是外科手术治疗）均应定期进行医院复诊并复查踝臂指数（ABI）值。对于进行血管内介入治疗以及腹股沟下静脉搭桥术的患者，推荐双侧超声作为常规复查手段。

（孟晓萍）

参 考 文 献

[1] Cunningham KS, Gotlieb AI. The role of shear stress in the pathogenesis of atherosclerosis. Lab Invest, 2005, 85: 9-23

[2] Cornelia H, Martin AS. The role of cellular adaptation to mechanical forces in atherosclerosis. Arterioscler Thromb Vasc Biol, 2008, 28: 2101-2107

[3] Wen CP, Wai JPM, Tsai MK, et al. Minimum amount of physical activity for reduced mortality and extended life expectancy: a prospective cohort study. Lancet, 2011, 378: 1244-1253

[4] Laughlin MH, Bowles DK, Duncker DJ. The coronary circulation exercise training. Am J Physiol Heart Circ Physiol, 2012, 302: H10-H23

[5] Boden WE, O'Rourke RA, Teo KK, et al. Optimal medical therapy with or without PCI for stable coronary disease. N Engl J Med, 2007, 356: 1503-1516

[6] Shaw LJ, Berman DS, Maron DJ, et al. Optimal medical therapy with or without percutaneous coronary intervention to reduce ischemic burden: results form the Clinical Outcomes Utilizing Revascularization and Aggressive Drug Evaluation(COURAGE)trial nulear substudy. Circulation, 2008, 117: 1283-1291

[7] Pande RL, Perlstein TS, Beckman JA, et al. Secondary prevention and mortality in peripheral artery disease: National Health and Nutrition Examination Study, 1999 to 2004. Circulation, 2011, 124: 17-23

[8] Fokkenrood HJ, Bendermacher BL, Lauret GJ, et al. Supervised exercise therapy versus non-supervised exercise therapy for intermittent claudication. Cochrane Database Syst Rev, 2013, 8: CD005263

[9] Al-Jundi W, Madbak K, Beard JD, et al. Systematic review of home-based exercise programmes for individuals with intermittent claudication. Eur J Vasc Endovasc Surg, 2013, 46: 690-706

[10] Back M, Jivegard L, Johansson A, et al. Home-based supervised exercise versus hospital-based supervised exercise or unsupervised walk advice as treatment for intermittent claudication: a systematic review. J Rehabil Med, 2015, 47: 801-808

[11] Lauret GJ, Fakhry F, Fokkenrood HJ, et al. Modes of exercise training for intermittent claudication. Cochrane Database Syst Rev, 2014, 7: CD009638

[12] Jakubseviciene E, Vasiliauskas D, Velicka L, et al. Effectiveness of a new exercise program after lower limb arterial blood flow surgery in patients with peripheral arterial disease: a randomized clinical trial. Int J Environ Res Public Health, 2014, 11: 7961-7976

[13] Kruidenier LM, Nicolai SP, Rouwet EV, et al. Additional supervised exercise therapy after a percutaneous vascular intervention for peripheral arterial disease: a randomized clinical trial. J Vasc Interv Radiol, 2011, 22: 961-968

[14] Fakhry F, Rouwet EV, den Hoed PT, et al. Long-term clinical effectiveness of supervised exercise therapy versus endovascular revascularization for intermittent claudication from a randomized clinical trial. Br J Surg, 2013, 100: 1164-1171

[15] Murphy TP, Cutlip DE, Regensteiner JG, et al. Supervised exercise versus primary stenting for claudication

resulting from aortoiliac peripheral artery disease: six-month outcomes from the claudication: exercise versus endoluminal revascularization(CLEVER)study. Circulation, 2012, 125: 130-139

[16] Murphy TP, Cutlip DE, Regensteiner JG, et al. Supervised exercise, stent revascularization, or medical therapy for claudication due to aortoiliac peripheral artery disease: the CLEVER study. J Am Coll Cardiol, 2015, 65: 999-1009

[17] Treat-Jacobson D, Bronas UG, Leon AS. Efficacy of armergometry versus treadmill exercise training to improve walking distance in patients with claudication. Vasc Med, 2009, 14: 203-213

[18] Hiatt WR, Regensteiner JG, Hargarten ME, et al. Benefit of exercise conditioning for patients with peripheral arterial disease. Circulation, 1990, 81: 602-609

[19] Parmenter BJ, Dieberg G, Smart NA. Exercise training for management of peripheral arterial disease: a systematic review and meta-analysis. Sports Med, 2015, 45: 231-244

[20] Parmenter BJ, Dieberg G, Phipps G, et al. Exercise training for health-related quality of life in peripheral artery disease: a systematic review and meta-analysis. Vasc Med, 2015, 20: 30-40

[21] Pilz M, Kandioler-Honetz E, Wenkstetten-Holub A, et al. Evaluation of 6-and 12-month supervised exercise training on strength and endurance parameters in patients with peripheral arterial disease. Wien Klin Wochenschr, 2014, 126: 383-389

[22] Regensteiner JG, Steiner JF, Hiatt WR. Exercise training improves functional status in patients with peripheral arterial disease. J Vasc Surg, 1996, 23: 104-115

[23] Regensteiner JG. Exercise in the treatment of claudication: assessment and treatment of functional impairment. Vasc Med, 1997, 2: 238-242

[24] Stewart KJ, Hiatt WR, Regensteiner JG, et al. Exercise training for claudication. N Engl J Med, 2002, 347: 1941-1951

[25] AbuRahma AF, Robinson PA, Holt SM. Prospective controlled study of polytetrafluoroethylene versus saphenous vein in claudicant patients with bilateral above knee femoropopliteal bypasses. Surgery, 1999, 126: 594-602

[26] Green RM, Abbott WM, Matsumoto T, et al. Prosthetic above-knee femoropopliteal bypass grafting: five-year results of a randomized trial. J Vasc Surg, 2000, 31: 417-425

[27] Hunink MG, Wong JB, Donaldson MC, et al. Patency results of percutaneous and surgical revascularization for femoropopliteal arterial disease. Med Decis Making, 1994, 14: 71-81

[28] Johnson WC, Lee KK. Comparative evaluation of externally supported Dacron and polytetrafluoroethylene prosthetic bypasses for femorofemoral and axillofemoral arterial reconstructions. Veterans Affairs Cooperative Study #141. J Vasc Surg, 1999, 30: 1077-1083

[29] Klinkert P, Schepers A, Burger DH, et al. Vein versus polytetrafluoroethylene in above-knee femoropopliteal bypass grafting: five-year results of a randomized controlled trial. J Vasc Surg, 2003, 37: 149-155

第八章

起搏器植入患者心脏康复

第一节　起搏器植入的临床应用

自 1958 年第一台人工心脏起搏器问世以来，随着医学及起搏工程技术的发展，起搏器在心血管疾病的治疗中发挥了越来越大的作用。对心律失常机制认识的不断深入以及起搏器功能的不断升级，起搏器的临床适应证也随之扩大。目前的起搏器已不是单单治疗心动过缓功能，还用于抗心动过速、治疗恶性心律失常、治疗和改善心力衰竭。

一、缓慢型心律失常的起搏治疗

（一）强调症状相关性

由于心动过缓型心律失常引起患者心脏停搏、死亡的可能性并不大，因此起搏器植入的适应证就显得偏严格。在缓慢型心律失常植入起搏器的适应证上，首先强调的是与心动过缓的症状相关。

1. 心脏起搏器治疗的适应证主要是"症状性心动过缓"，包括窦房结功能低下、房室传导阻滞、分支传导阻滞。所谓"症状性心动过缓"是指直接由于心率过于缓慢导致心排血量下降，重要脏器及组织尤其大脑供血不足而产生的一系列症状，如一过性晕厥、近似晕厥、头晕、黑矇等；长期的心动过缓也可引起或加重心脏或全身性表现，如疲乏、运动耐量下降、心脏扩大以及慢性心力衰竭等。在某种程度上，心脏扩大、心力衰竭也视为心动过缓引起的症状。一方面，长时间的慢性心动过缓可引起心脏扩大和心力衰竭，另一方面，心动过缓可以加重心脏扩大、心动过缓。

2. 临床上，更难确定的是症状是否与心动过缓有关。有些患者平时有心动过缓，但远没有达到引起明显症状的水平，这种情况下是否需要植入起搏器。在临床的实际工作中，对于心率持续低于 40 次 /min 的患者，有时患者的叙述中并没有明显的症状，而是有些"可疑"的症状，如容易疲倦、注意力不集中、夜间睡眠差、曾发生脑梗死、高血压不容易控制等。我们对一些症状"不典型"但心率持续低于 40 次 /min 的患者植入起搏器治疗，术后患者感到"大不一样"，反过来说明之前患者是有症状的。因此，临床上对于存在以下情况者，植入起搏器可考虑更积极一些：①患者对生活质量要求高；②患者比较年轻；③患者仍在工作；④合并其他情况，如高血压难以控制、脑梗死、冠心病、心脏扩大、心力衰竭、外周动脉硬化疾病等。

3. 有间断性晕厥发作，尤其是发生过摔伤事故者，但由于发作次数很少而常规的检查又难以判断其与心动过缓的关系。如果能够基本上排除其他原因引起的晕厥，还是建议患者植入起搏器。我们的一部分怀疑与心动过缓有关的晕厥患者，按照此程序除外血管迷走性晕厥及其他原因后植入起搏器，患者晕厥的症状未再发作，间接证明了心动过缓为晕厥的原因。但是，血管迷走性晕厥是一个良性疾病，植入起搏器的适应证应从严。

（二）强调房室传导阻滞的部位和类型

1. 从心脏电生理角度来看，房室结部位传导阻滞的预后比较好，其心电图常表现为窄 QRS 波群，房室传导阻滞的类型常呈二度 I 型（文氏型）传导阻滞，逸搏心率常 ≥ 40 次/min，预后比较好，对于植入起搏器要严格把握指征。

2. 而对于房室结以下部位的传导阻滞，包括房室束（希氏束）、束支以及分支传导阻滞，一旦引起二度 II 型以上（包括三度）房室传导阻滞，其后果比较严重，也常常难以恢复。这类传导阻滞的心电图特点是：房室传导阻滞为二度 II 型、高度或三度，逸搏节律点低，常表现为宽 QRS 波群，频率低（< 40 次/min），患者容易出现症状。心脏电生理检查有助于确定传导阻滞部位，HV（反映希氏束 - 浦肯野系统传导）间期 > 100ms。对于这类的房室传导阻滞，植入起搏器的指征应该从宽掌握，即更倾向植入起搏器。对于急性心肌梗死引起的房室传导阻滞来说，也是如此。

（三）不可恢复性

在考虑缓慢型心律失常引起的症状同时，还要考虑缓慢型心律失常的可逆性。对于有可能恢复者，如存在药物因素、急性心肌梗死、迷走神经张力增高等，肯定不是植入永久性心脏起搏器的指征，尽管传导阻滞的程度可能比较重。从传导阻滞的部位也可判断是否容易恢复，希氏束或以下部位传导阻滞引起的房室传导阻滞往往难以恢复，是不可逆的；而窦房结功能低下和房室结部位的传导阻滞有可能是可逆的。

（四）程度

在考虑以上因素的同时，需要考虑缓慢型心律失常的程度。对此，指南给出明确的标准，如房颤情况下，心室停搏 ≥ 5 秒，清醒、窦性心律情况下，窦性停搏 ≥ 3 秒，或者逸搏心率 < 40 次/min。

（五）急性心肌梗死合并房室传导阻滞

对于 ST 段抬高型心肌梗死引起的窦房结功能低下，多能自行恢复。如果房室结功能不受太大影响，则结性逸搏心律仍然能够很好地代偿。因此，需要关注的是急性心肌梗死引起的房室传导阻滞。

从理论上讲，房室传导阻滞部位与其引起的严重性和是否容易恢复有直接关系：房室结传导阻滞预后良好，绝大多数不需要植入永久性心脏起搏器，而希氏束或以下传导阻滞预后不良，建议更早、更积极植入心脏起搏器。从临床角度讲，两者比较好鉴别。由右冠状动脉（RCA，少数为左回旋支）闭塞引起的房室传导阻滞多为房室结传导阻滞，预后良好，表现为结性逸搏（窄 QRS 波群），逸搏频率 ≥ 40 次/min，异丙肾上腺素静脉滴注效果较好，在 1~4 周后多能恢复。而左前降支（LAD）闭塞引起的前壁心肌梗死合并的房室传导阻滞多为希氏束或以下部位传导阻滞，表现为室性逸搏（宽 QRS 波群），逸搏频率 < 40 次/min，血流动力学不稳定，且多为不可逆性，因此需要尽早植入起搏器，可以考虑优先行临时心脏起搏。

值得注意的是，尽管下壁心肌梗死伴发的房室传导阻滞多为房室结传导阻滞，但仍有少数患者（≤ 10%）可能需要植入永久性心脏起搏器。由于正常的右心室电极常植入在右心室的下壁心尖部位，可能会引起起搏和感知不良，需要调整到右心室其他部位。

二、颈动脉窦综合征/血管迷走性晕厥的起搏治疗

颈动脉窦综合征（carotid sinus syndrome，CSS）是一组自发的突发性头昏、乏力、耳鸣以致晕厥的临床综合征，CSS 是指对于颈动脉窦刺激的过度反应而引起的晕厥或晕厥前状态，

又称 Weiss-Baker 综合征或 Charcot-Weiss-Baker 综合征。主要分为心脏抑制型(60%~80%)、血管抑制型(5%~11%)和混合型(30%)。起搏治疗主要适合于心脏抑制型。

神经反射性晕厥的治疗,主要是颈动脉窦综合征,强调颈动脉窦受刺激反复诱发的心脏抑制型晕厥,或者轻微按摩颈动脉窦即可引起 ≥ 3 秒的心脏停搏。对于血管迷走性晕厥,则不建议积极植入起搏器。

三、慢性心力衰竭的起搏治疗

心脏再同步化治疗(cardiac resynchronization therapy,CRT)是心力衰竭重要的预防和治疗措施,CRT 循证医学证据充分,大量设计严谨的临床试验证实 CRT 可以改善合并心脏收缩不同步的慢性心力衰竭患者的预后,包括缓解心衰症状、增加患者运动耐量、减少心衰相关严重事件、降低心衰总死亡率及心律失常性猝死发生率和总死亡率、逆转心室重构、延缓心衰进展。临床中有 30% 的患者植入 CRT 后病情无改善,CRT 术后无应答的原因包括患者选择不当、CRT 参数设置不当、术者经验以及患者血管解剖特点等所致的左室电极位置不佳等,其中适应证把握是 CRT 是否获益的最主要的原因之一。2005 年 ACC 多中心临床试验结果显示心脏再同步化治疗(双心室起搏)可有效降低心力衰竭患者的病死率,之后 ESC 和 ACC/AHA 指南将心脏再同步化治疗列为心力衰竭治疗 I 类指征,2012 年 ESC 又更新了心力衰竭患者起搏治疗的指南,具有很大的临床意义。

心脏再同步化治疗(CRT)的作用仍然建立在极佳药物治疗的基础上,不能因为指南的更新,过分强调心脏再同步化治疗 / 心脏再同步化并植入心脏复律除颤器(CRT/CRTD)治疗,而忽视常规的药物治疗。

四、梗阻性肥厚型心肌病的起搏治疗

目前,双腔起搏器治疗梗阻性肥厚型心肌病(OHCM)可缓解临床症状,改善血流动力学,提高生活质量。但是仍然缺乏足够的循证医学证据。单纯的 OHCM 不是植入起搏器的 I 类适应证,需要结合其他植入起搏器的适应证。

总之,随着起搏器技术的进步和循证医学证据的出现,关于起搏器植入适应证的指南也在不断更新,系统、全面地了解这些变化,有助于指导我们的临床实践。但是,需要指出的是,指南只是一个大体的原则,而非必须执行的"金标准"。每例患者都会有不同的情况,是否植入起搏器除了依据指南,还要考虑患者的具体情况,甚至经济情况,这样才能使起搏技术极大限度地服务于人类。

第二节　心脏康复在起搏器植入患者的应用价值

很多在心脏康复中心住院的患者都装有起搏器或心脏再同步化治疗(CRT)装置。植入起搏器的患者进行心脏康复是一个独特的机会,不仅可以优化医疗、提高运动能力、改善临床状况,而且还可以监测设备的正常运行。CRT 可以减轻临床症状,轻度增加运动能力。但在这些患者中,临床上的改善可能是由于设备诱导的心脏功能增强以及运动对周围(肌肉和血管)和心脏的影响。在这一人群中,通过锻炼获得的额外预期收益在 14% 到 25% 之间。心脏康复结合运动训练和心理教育干预改善了患者的运动能力、生活质量、总体协调

和心理健康。然而，还需要进一步的大规模研究来评估最合适的治疗方法，并最终证明心脏康复对这一特定人群的额外益处。

心脏康复对二级预防的有益作用，以及对心脏病患者的心理、社会和生理健康状况的改善作用已被广泛确立。国际指南现在可用于心脏病患者的运动训练和康复治疗。然而，这些建议中很少包括植入传统起搏器（PM）和心脏再同步化治疗（CRT）装置等特定患者。

接受心脏康复的指征包括冠状动脉患者（急性冠脉综合征后、任何冠状动脉血运重建后、稳定冠状动脉疾病或难治性心绞痛患者）、心力衰竭患者、心脏术后和高心血管风险患者。其中许多患者可能被植入心脏装置。

2011 年欧洲每百万居民中有 938 例起搏器和 140 例 CRT 装置植入。CRT 装置植入率目前在心力衰竭患者中迅速增长，达到 7%~17%。因此，在心脏康复中心住院的许多患者都佩戴有一个电生理装置，需要特别注意。

一、运动和常规起搏器、CRT

起搏器被作为救生设备引进，很快出现了新的功能，如运动期间心率的增加（心率反应性）、房室（AV）延迟对改善左心室充盈的适应、心律失常的检测等。这些技术因此迅速改进，使运动生理能力得到更好和更多的适应。然而，环境和临床条件的复杂性需要掌握一些特定的知识。

刺激疗法的目的是减少症状，提高生活质量、生活功能和生存能力。为了达到这些目标，理想的设备必须在运动期间提供心率加速，同时保持心房和心室之间的同步收缩，以保持最佳心室充盈。

在实践中，心脏康复过程中量身定制的运动计划通过症状限制运动测试（如有可能，应进行运动心肺功能测试）来制订。在有刺激装置的患者中，这是一个测试装置设置的独特机会。

（一）速率响应

心率对患者身体活动的适应，尽可能接近生理范围，可以通过 PM 的心率响应功能获得。实际上在运动中，耗氧量的增加取决于心排血量、氧的摄取和输送到器官。心排血量的增加通常是主要决定因素，这主要是通过心率的增加来获得的，每搏量的增加是一个较小的因素。许多参数和足够的内置传感器用于适应运动期间的速率响应（活动、QT 间期、温度等）。虽然在某些情况下可以在踏车运动测试中获得速率响应（取决于起搏器中使用的活动传感器类型和灵敏度），但在跑步机测试中，速率响应通常要好得多。因此，在有起搏器的患者中，跑步机测试应优先于踏车运动测试。

测试可以检测到几个问题：速率响应功能可能没有被激活；PM 速率响应的上限可能导致速率斜率下降[即触发文氏现象（Luciani-Wenckebach）或 2/1 现象]。心脏康复心脏病学家可根据观察到的异常情况，要求电生理学家修改设置：加速斜率调整、上限变化、房室延迟修改等。

（二）保证房室同步

在运动中，与心室固定率相比，顺序性房室充盈可保持血流动力学优势，提供更好的心排血量、更好的氧运输储备和更少的乳酸产生。在不同的刺激模式下[如心房同步心室抑制型起搏（VDD）或全自动双腔起搏（DDD）]，可以观察到房室的异步性，并可能对运动耐力产生有害影响，尤其是在长期观察中。在大多数情况下，心房导联的敏感性设置可能有用；在其他情况下，纠正异常可能更困难（即 T 波检测过度）。

（三）房室延迟优化

房室（AV）延迟在心房主动收缩引起的心室充盈中起着重要作用。多普勒超声心动图可通过分析左心室充盈来研究房室延迟：过短的房室延迟可中断充盈的活跃期，而房室延迟过长也可加重充盈。然而，超声心动图中的 PM 参数设置很少用于特殊情况（如心力衰竭患者）。

（四）CRT 中的永久再同步

CRT 通常在静息时编程，运动期间的评估可能会提供重要信息。实际上，运动测试可能会检测到身体活动期间的再同步丢失，这可能会损害 CRT 的益处。双室俘获消失可能是由于心房感知丧失、频繁的室性期前收缩、房性心律失常、自发的房室传导时间短于程序性房室延迟或在运动中导线移位所致。最近，一项系统性综述分析了植入后装置设置优化的影响，并指出 CRT 的优化导致了左心室功能小范围的显著改善。AV 和室室（VV）延迟优化设置的好处较少。优化可用于改善特定患者的运动能力。

二、电生理装置植入患者的心脏康复

（一）CRT 对运动的影响

首次描述双心室起搏治疗晚期心力衰竭患者，是在进行了一些随机研究之后，显示了临床相关的运动能力改善。心肌病的多点刺激研究（MUSTIC）、起搏治疗充血性心力衰竭研究（PATH-CHF）、多中心 In Sync 随机临床研究（MIRACLE）、多中心 In Sync ICD 随机临床研究（MIRACLE-ICD）、心力衰竭患者药物、起搏和除颤治疗对比研究（COMPANION）和心脏再同步用于心力衰竭试验（CARE-HF）已经证明心功能分级、生活质量、左心室射血分数和心脏重塑方面有了改善，最后两个试验显示在住院和死亡率方面也有改善。

在目前的指南中，NYHA Ⅱ～Ⅲ级尽管应用了优化的药物治疗，但左心室射血分数仍低于 35%、窦性心律和 QRS 间期大于 120 毫秒的患者被认为适合接受 CRT（Ⅰ级，证据水平 A）。通过 6 分钟步行试验和 VO_2 峰值测得的运动耐力适当但显著地得到改善。这些观察到的改善主要是由于血流动力学曲线的改善和交感抑制作用所致，导致逆转骨骼肌病，从而提高运动性能。事实上，心脏再同步导致左心室射血分数和收缩力增加，功能性二尖瓣反流减少，导致心排血量和 dp/dt 指数（等容收缩期左心室内压力上升的速率）增加。这些心脏血流动力学的改善会导致肌肉交感神经活动减少，逆转肌肉炎症，改善长期骨骼肌病。此外，在基线 VO_2 峰值较低的患者中，运动能力得到了最显著的改善。在 CRT 患者中，运动能力反应也由潜在的节律和心率决定。总之，较低的平均心率与较好的临床和血流动力学 CRT 反应有关。一项研究表明在房颤患者中，房室结消融后的有益效果更为明显。

最后，CRT 的优化使左心室射血分数得到了微小但显著的改善，6 分钟步行试验的改善不显著。最近一项评估 AV 和 VV 延迟优化的研究表明，受试者之间的气体交换测定没有一致的变化模式，因此只有在个体基础上优化 AV 和 VV 时间延迟才能改善气体交换测量（VE/VCO_2、氧脉搏和 $PetCO_2$）。

（二）CRT 患者的心脏康复

心脏康复是一种被广泛接受的用于治疗慢性心力衰竭患者，尤其是那些已植入 CRT 设备的患者。然而，心脏康复应被视为一项全面的全方位管理，医疗调整、患者教育、营养咨询、心理社会支持和运动训练都有助于心脏康复。事实上，一些指南包含了针对 CRT 患者心脏康复的具体指导。由于耐力训练和 CRT 都能提高心力衰竭患者的运动耐力，这两种管理方法的结合提高了其疗效。因此，在植入 CRT 后，转诊心脏康复计划可提高运动能力、血流动力学状态、生活质量、睡眠质量，并减少抑郁和内皮功能障碍。CRT 装置可改善心脏功能，但除肌肉交感神经活动外，不影响外周骨骼肌变化。相反，适当的和个性化的运动训练可进一步显著改善运动持续时间、VO_2 峰值、心输出功率峰值和心脏储备，根据运动周期的频率和持续时间，骨骼肌功能明显改善。因此，在这些患者中观察到的 NHYA 心功能分级和生活质量方面的临床改善，可归功于设备诱导的心脏功能增强以及运动所导致的周围（肌肉和血管）和心脏效应的改善。

这些患者的所有运动训练计划应包括，与所有心脏康复计划一样，至少通过运动心肺功能测试和心功能评估进行初步评估。个性化运动处方可包括耐力训练和抗阻训练。耐力训练可采用连续和 / 或间断的，或间歇性训练模式，每周 3~5 天，每次 30~60 分钟，与动力性训练相结合。抗阻训练课程（每周 2~3 节）可根据对强度的初步评估进行定制，但需要特别注意的是，避免在心脏器械放置后的早期阶段过度用力。

心力衰竭患者运动的最大随机临床试验 HF-Action 研究的后续分析，已经在右心室或双心室起搏器患者中进行。在这项分析中，435 名患者接受了 CRT 治疗：224 名患者被分配到运动训练组，211 名患者被分配到普通护理组。运动训练组患者的 VO_2 峰值从 13.8ml/（min·kg）提高到 14.9ml/（min·kg），而在常规护理组，VO_2 峰值保持不变，为 13.9ml/（min·kg）。然而，全因或心血管（CV）死亡或因心力衰竭住院无统计学差异，这一特定组的可信区间重叠（$p=0.72$）。此外，心脏康复的其他组成部分，如患者教育、治疗调整、密切监测、生活方式建议和心理社会支持，也对患者的结局起着至关重要的作用。

最后，随着这些设备的使用越来越多，可以单独或在最初的基于中心的心脏康复计划之后，向这些患者建议远程监控设备和指导性家庭培训，以提高长期依从性。到目前为止，此类项目的可用数据太少，需要进一步研究。

心脏康复对于大多数心力衰竭患者来说，植入电子设备如起搏器是一个优化医疗、提高运动能力、改善临床状况和监督设备功能的独特机会。运动训练的外围效应使心脏植入装置的中心效益最大化。

第三节　起搏器植入患者的运动康复

一、起搏器术后运动心脏康复的指南推荐

1. 推荐运动疗法用于改善起搏器治疗患者的运动耐量和 QoL 水平。
2. 推荐运动疗法用于改善 CRT 治疗的心力衰竭患者的运动耐量和 QoL 水平。
3. 对于 CRT 治疗的心力衰竭患者，以改善心功能为目的的运动疗法安全妥当。

二、运动疗法的效果

起搏器植入患者的运动耐量低下，其原因和右心室尖部等发出的刺激引发室内非生理性传导的收缩异常、运动时心率应答不良有关。关于运动时心率应答不良现象，大多数起搏器都装配了心率应答的响应调节功能。Kindermann 等研究显示，49 例起搏器植入患者，以心率变时性功能不全（chronotropic incompetence, CI）的患者为对象，进行运动心肺功

能测试和运动负荷超声心动图检查,对最大运动量时的最适心率进行评价。结果显示,心功能正常患者[射血分数(EF)＞55%],最大运动量时的最适心率为年龄预测最大心率的86%;心功能低下患者(EF＜45%),最大运动量时的最适心率为年龄预测最大心率的75%。Greco等报道,运动疗法和最适心率的设定有利于改善运动耐量。运动疗法的目的在于改善运动耐量。对于起搏器患者,不仅是运动处方的运动强度制定,还要有起搏器最适心率的设定,这两方面对于起搏器患者心血管疾病康复的运动疗法都非常重要。

关于CRT患者心血管疾病康复的研究不多。2006年Belardinelli等报道,运动疗法对心脏再同步化并植入心脏复律除颤器(CRTD)的患者有显著疗效。2007年Conraads等的研究将17例CRT患者分为一般治疗组和运动疗法组,5个月后两组的VO_2peak、最大运动负荷(WATTmax)、循环功率、LVEF、失同步(dys-synchrony)和QoL都有所改善,但运动疗法组的改善度明显高于一般治疗组。在此之后,Patwala等报道,50例CRT患者术后3个月后被随机分为运动组和非运动组,进行每周3次为期3个月的心血管疾病康复后,患者心功能NYHA、VO_2peak、运动中的血运状态等,两组都明显改善,但运动组这些指标的改善更显著,而且骨骼肌的功能和QoL都明显改善。总之,CRT患者的心血管疾病康复将进一步提高CRT治疗对运动耐量和心功能的改善。为发挥CRT治疗的最大效果,在CRT植入后的一定时期,积极的心血管疾病康复十分必要。

三、运动疗法的实施

(一)起搏器

1. 心电图运动负荷试验　运动疗法前的运动负荷试验,不仅要评价运动耐量和设定运动强度,还要评价起搏器的心率应答和设定状态等。运动负荷试验前,首先,应充分掌握心脏起搏器的设定功能。起搏器的模式、基础心率、上限心率、心率应答功能是否打开、心率应答功能传感器的种类,都要充分了解和掌握。其次,确认心房传导、心室传导是来源自起搏器还是来源于自身十分必要。窦房结功能正常的房室传导阻滞患者,随着运动负荷增加,自身的心房率上升,伴随着心室波、心室率上升;当自身的心房率超过起搏器上限时,会突然发生2:1的房室传导阻滞,由于心室率突然减少为一半,可能会感到急剧呼吸困难和摇晃。这种情况下,要和主治医师商量,提高上限心率的设定。窦房结功能障碍的起搏器患者,如果心率应答的设定没有打开,运动中就可能没有心率的上升,从而导致运动耐量严重低下。如果没有特殊的理由,心电图运动负荷试验时,应将心率应答设定在打开状态。

窦房结功能异常的患者,当心率应答功能设定在打开状态时,还要考虑传感器的类型,选择运动负荷试验所要采用的装置。目前所采用的心率应答传感器有:动作感应、加速度感应、每分通气量感应和心内抗阻感应。前两者为非生理性感应传感器,后两者为生理性感应传感器。非生理性传感器对于胸部运动不多的自行车运动负荷试验,心率应答评价不准确,因此推荐采用运动平板的运动负荷试验。采用生理性传感器的患者,运动负荷试验采用自行车或运动平板都可以。但生理性传感器较非生理性传感器,运动开始阶段的心率上升不够充分,对于特殊的本来就有运动耐量低下的患者,运动负荷不够,有可能无法计算出正确的运动耐量。此外,对于生理性和非生理性混合等型的传感器(加速度+每分钟换气量),运动开始和运动结束后的阶段由加速度传感器负责感知,提供心率应答变化;此外,还可以由每分通气量传感器通过代谢状况来感知,提供心率应答变化。两种传感器的感知之间无心率应答;相对于自行车,更推荐运动平板做为心电图运动负荷试验的设备。

2. 运动处方 窦房结功能正常的房室传导阻滞和不依赖起搏器的（短暂的窦性停搏）病态窦房结综合征，可和非起搏器植入患者一样，通过运动平板或 CPET 算出运动强度，制定运动处方。如果心功能正常，运动强度为中等强度。依赖起搏器的病态窦房结综合征患者，如果采用的是生理性传感器，则可通过跑台或 CPET 算出运动强度；如果采用的是非生理性传感器，用运动平板的 MET 数、Karvonen 公式或 Bog 指数算出运动强度。如果心功能正常，运动强度为中等强度。此外，起搏器依赖的病态窦房结综合征，还要设定心率应答功能的心率上限。最大运动时，心率上限的设定为：心功能正常者，年龄预测最大心率的86%；心功能低下者，年龄预测最大心率的75%。如果心率上限设定过高，会加重心力衰竭和心肌缺血，要特别注意。

关于起搏器患者上肢活动度的要求，基本的原则是术后 1 周内，保持肩关节外展不超过90°。其主要原因在于，起搏器植入用的导线多为被动固定导线，很少为胸廓外穿刺插入，1 周的上肢静态处置主要考虑防止导线脱落。目前，随着技术的进步，主动固定导线不断增多，导线的固定也变得越来越容易，加之胸廓外穿刺的增加，伴随着上肢运动引发的导线被牵引的担心也就越来越少，术后上肢的安静状态时间也大大缩短。但另一方面，急性期康复还要注意围手术期的血肿和创伤部位的感染及并发症。出院前指导时，应告知患者术后2~3 周后，循序渐进开展 1 次 /d 的肩关节活动，以避免上肢过度静止不动造成活动度下降的后果。

3. 心电监护和心率应答评价 运动疗法开始后要进行心电监护和心率应答评价。房室传导阻滞的患者，运动中如出现急速心率下降，要考虑重新调整心率上限。运动疗法过程中如出现心力衰竭加重，要考虑心率上限设定过高和右心室起搏引发的心功能低下。及时和主治医师沟通，重新设定心率的上限，找到心力衰竭加重的原因并及时治疗。最后，还要注意心率上升后可能诱发的心肌缺血的状况。

（二）CRT/CRT-D

由于 CRT 的适应证一般为 NYHA Ⅲ级以上的心力衰竭，在患者教育和运动处方制定时要考虑到植入患者是心功能低下的慢性心力衰竭患者，并参考慢性心力衰竭患者康复的相关注意事项具体制定康复方案。

CRT 是 100% 的心室起搏，设定的 AV 间期较短，从而达到心房感知和心室起搏的同步化。心房颤动患者多为心室抑制型起搏（VVI）设定，当运动中的心率超过设定上限时，心房感知和心室起搏的功能将无法实现，自身的 QRS 波形就会出现。虽然患者自身的 QRS 出现不能定义为急剧严重的改变，由于心脏收缩能力减弱，在 CPET 的 VO_2 图形上会出现伸展的钝化现象。在 CRT 患者的运动疗法过程中，要注意检测患者自身 QRS 波的出现情况，及时和主治医师沟通，调整设定，把握好运动强度，达到改善运动耐量的目的。

对于 CRT-D 的患者，可参照 ICD 的注意事项，并确认好室性心动过速或心室纤颤（VT/VF）治疗的相关设定，以及心动过缓并发症的起搏设定的相关信息。

（张　剑）

参 考 文 献

[1] Brignole M, Auricchio A, Baron-Esquivias G, et al. 2013 ESC Guidelines on cardiac pacing and cardiac resynchronization therapy: the Task Force on cardiac pacing and resynchronization therapy of the European

Society of Cardiology(ESC). Developed in collaboration with the European Heart Rhythm Association(EHRA). European heart journal, 2013, 34(29): 2281-2329

[2] Iliou MC, Blanchard JC, Lamar-Tanguy A, et al. Cardiac rehabilitation in patients with pacemakers and implantable cardioverter defibrillators. Monaldi archives for chest disease=Archivio Monaldi per le malattie del torace, 2016, 86(1-2): 756

[3] Smolis-Bak E, Chwyczko T, Kowalik I, et al. Exercise training program in patients with NYHA Ⅲ class systolic heart failure-Parallel comparison to the effects of resynchronization therapy. Advances in medical sciences, 2019, 64(2): 241-245

[4] Rhythm A, Brignole M. 2013 ESC Guidelines on cardiac pacing and cardiac resynchronization therapy. Revista espanola de cardiologia(English ed), 2014, 67(1): 58

[5] Patwala AY, Woods PR, Sharp L, et al. Maximizing patient benefit from cardiac resynchronization therapy with the addition of structured exercise training: a randomized controlled study. J Am Coll Cardiol, 2009, 53(25): 2332-2339

[6] Smolis-Bak E, Dabrowski R, Piotrowicz E, et al. Hospital-based and telemonitoring guided home-based training programs: effects on exercise tolerance and quality of life in patients with heart failure(NYHA class Ⅲ)and cardiac resynchronization therapy. A randomized, prospective observation. International journal of cardiology, 2015, 199(1): 442-447

[7] woodend AK, Nair RC, Tang AS. A quality of life assessment package: disease specific measure for pacemaker and cardiac rehabilitation patients. International journal of rehabilitation research Internationale Zeitschrift fur Rehabilitationsforschung Revue internationale de recherches de readaptation, 1998, 21(1): 71-78

[8] Marcadet DM. Exercise testing: New guidelines. Presse medicale, 2017, 46(7-8 Pt 1): 739-744

[9] Oliveira Junior RM, Silva KR, Kawauchi TS, et al. Functional capacity of patients with pacemaker due to isolated congenital atrioventricular block. Arquivos brasileiros de cardiologia, 2015, 104(1): 67-77

第九章

体内自动复律除颤器植入患者心脏康复

心脏性猝死（sudden cardiac death，SCD）是由各种心脏原因引起的突然发生、进展迅速的自然死亡，死亡发生在症状出现后1小时内。它是心血管疾病的主要死亡原因，也是威胁人类生命的一大问题。SCD大多发生在院外，抢救成功率极低，即使在西方发达国家也仅为5%，在中国甚至不到1%。因此对SCD的高危人群进行积极的预防，对于降低SCD的发生率与病死率具有重要的意义。已有充分证据表明预防SCD最有效的措施为应用植入型心律转复除颤器（implantable cardioverter defibrillator，ICD）。植入型心律转复除颤器通过高能量放电使心律恢复，是治疗心室纤颤（VF）的有效手段。ICD治疗分为抗心动过速起搏（anti-tachycardia pacing，ATP）、低能量转复及高能量除颤。临床随机对照研究显示，与药物相比，ICD在室性心动过速（VT）和VF的一级和二级预防方面存在极大优势，降低了死亡率。而致命性心律失常和紧随其后的ICD放电给患者带来的双重痛苦引起了目前临床及学术界对社会心理因素的高度重视。

如何控制心律失常、减少ICD电风暴的发生、减少ICD不恰当放电、防治因致命性心律失常及ICD放电等伴随的心理问题、ICD术后患者如何进行科学的运动指导是体内自动复律除颤器植入术患者心脏康复需要关注的几个重要方面。

一、植入型心律转复除颤器的随访和程控

（一）随访

对已接受ICD治疗的患者进行定期随访是ICD治疗过程中的重要环节。通过随访可了解ICD治疗的效果，及时发现和处理手术及ICD本身可能出现的并发症及故障，了解ICD是否处于最佳工作状态，使患者得到最优治疗效益。2012年中华医学会心电生理和起搏分会公布了《心血管植入型电子器械术后随访的专家共识》，下面简单介绍与ICD相关的随访内容。

1. 随访目的　ICD随访的主要目的有4个方面：了解患者情况、评价器械状况、关注疾病变化及相关沟通。具体包括评估器械的性能和优化参数的设置、识别和校正ICD系统的异常情况、预测电池寿命并确定择期更换时机、保存患者及ICD程控参数变化的记录并建立数据库以及对患者和家属进行宣传教育。

2. 随访方式和频度

（1）方式：ICD的随访方式主要有诊室随访和远程监测两种。①诊室随访即由专科医师和/或从事ICD的医护技术人员在诊室进行检测的随访方式。通过程控仪询问读取ICD数据和信息，同时了解患者的病情、用药和生活工作情况，最后决定是否调整器械治疗和其他治疗。②远程监测，一些心血管植入型电子器械（CIED）具有在医院外进行询问评估的功能，但要求有可用的通信网络。远程监测能提供及时、准确的CIED工作数据和信息，某种

程度上具有与传统的诊室询问相当的功能。此方法可以减少患者来医院就诊次数，增加随访频度，尤其适于路途遥远、交通不便的患者。远程监测可方便患者并能及时发现问题，但有其局限性，当患者病情有变化或不稳定时，需在诊室进行常规的诊治。目前远程监测尚不能远程程控及更改参数，所以此类患者仍然需要每年至少进行1次诊室随访。

（2）频度：出院后随访通常分为3个阶段，①早期，植入后4~12周内；②中期，依据患者临床情况，每3~6个月应进行1次诊室随访或远程监测，ICD随访通常不应超过6个月；③后期，当ICD接近择期更换指征（ERI）时，应该考虑增加诊室或远程监测次数（每次间隔1~3个月）；④紧急随访，在ICD放电后或远程监测出现红色报警需紧急随访。若怀疑导线或ICD功能障碍者，应提高随访频度。

3. 随访内容　ICD随访评估内容根据患者临床情况、ICD类型以及患者用药情况而不同。随访应包括：

（1）病史采集：注意植入前症状是否消失、延续或再现，有无被电击感。

（2）体检：检查囊袋有无红肿、溃烂、感染以及脉冲发生器是否移位等。

（3）起搏心电图记录：12导联心电图及动态心电图记录有无持续的或间歇性起搏、感知功能异常。

（4）X线胸片：确定有无导线脱位、导线绝缘层破裂、导线折断、导线与脉冲发生器连接问题、心肌穿孔等。

（5）程控检查：ICD储存资料回顾、起搏器感知等参数测试、ICD系统功能状态及电池消耗情况评估。其中，最为重要的是回顾事件记录，判断ICD是否为正确识别和处理，并给予相应程控优化。

（二）程控建议

ICD参数分为诊断和治疗两类。诊断参数包括基本识别标准和辅助识别标准。基本识别标准包括频率标准和持续时间标准，用于室速、室颤的初始识别和再识别。辅助识别标准包括突发性、稳定性及形态学标准，用于室速与室上性心动过速（SVT）的鉴别。双腔ICD还可以通过分析P波与QRS波的关系，进行室速与SVT的鉴别。此外，还有专门针对T波过度感知、导线断裂、噪音干扰监测等的特殊参数。

ICD治疗参数分为ATP、低能量转复及高能量除颤。ATP有两种基本形式，即短阵快速起搏（burst pacing）及周长递减起搏（ramp pacing）。短阵快速起搏指在同一阵起搏中，周长相等且短于心动过速周长的起搏方式。周长递减起搏指在同一阵起搏中，周长逐渐缩短的起搏方式。放电治疗可分为低能量电转复和高能量电除颤。根据除颤阈值（DFT）测试结果，室颤区首次放电量应至少高出10J，从第二次开始应使用最高能量。放电极性是可以程控的另一项参数。若DFT结果较高，可尝试通过改变放电极性解决。

ICD给予治疗后进行再识别，其目的是判断心律失常事件是否继续存在以及是否需要发放下一步治疗。

建议：①根据患者基础心脏疾病、心功能状况以及室性心律失常发作时的血流动力学改变等，进行个体化的ICD程控；②最小化右心室起搏比例；③程控较高的室速识别频率，避免对频率较慢的和/或不使患者产生血流动力学改变的室速进行诊断和治疗；④程控较长的室速/室颤识别时间，避免对非持续性室速/室颤进行诊断和治疗；⑤打开SVT鉴别功能，避免将SVT误诊断为室速/室颤；⑥推荐无痛性治疗，对识别为室速的事件首先使用不同策略的ATP治疗方案。

二、ICD 术后电风暴及其预防和治疗

21% 植入 ICD 患者曾有不恰当的电击,原因常见于室上性心动过速 / 房颤、过度感知、窦性心动过速等的误放电和不必要的电击。不恰当的电击常导致患者的生活质量下降,增加患者心理负担、恶化心功能、缩短电池寿命。通过程控优化治疗算法,加强室速及室上性心动过速的甄别,丰富 ATP、心血管治疗方案,引入无痛治疗,是非常必要的。

ICD 电风暴是指植入 ICD 的患者,24 小时内出现 3 次或 3 次以上需 ICD 干预的室性心动过速或心室颤动(VT/VF),并且每次事件相隔 5 分钟以上,是置入 ICD 后所特有的现象。电风暴的发生率一般为 10%~20%,有的报道甚至高达 40%。ICD 电风暴不仅会缩短 ICD 的使用寿命,而且会给患者带来沉重的生理和心理负担,延长患者的住院时间,增加死亡率。

预防与治疗措施:

1. 去除相关的病因和诱因,包括原发病的治疗,必要时进行血运重建,改善心肌供血,纠正心力衰竭和电解质紊乱。对精神异常紧张、恐惧、焦虑的患者进行镇静和心理治疗,甚至采用冬眠疗法,以减少应激和心肌氧耗。

2. ICD 电风暴的患者可口服应用 β 受体阻滞剂、胺碘酮或索他洛尔预防复发,研究表明均可减少 ICD 的放电频率。

3. 调整 ICD 的模式和参数是 ICD 电风暴防治的重要措施。相关研究表明,将临床常用较为敏感的室速识别设置方式(12/16 个),简化程控模式,将室速识别时间(NIT)延长到 30/40 个心搏,结果明显减少了 ICD 的电击干预治疗和心衰住院的次数。

4. 静脉使用有效的抗心律失常药物治疗 ICD 电风暴,首选药物为 β 受体阻滞剂(常选用美托洛尔),次选为胺碘酮、索他洛尔,必要时 β 受体阻滞剂和胺碘酮两者联合应用。利多卡因也是一种较为有效的药物。部分难治性 ICD 电风暴可酌情选用溴苄铵、非选择性阻滞缓慢激活延迟整流钾通道电流(IKr)的Ⅲ类抗心律失常药阿奇利特、以普萘洛尔替代美托洛尔或联合应用Ⅲ类和Ⅰc 类抗心律失常药物等,而极短联律间期室性期前收缩引发的 ICD 电风暴首选维拉帕米。

5. 导管射频消融可以应用于 ICD 电风暴的急性和择期治疗,尤其药物不能控制者,联合药物治疗可能会有效降低心源性死亡。

6. 体外膜式氧合器的治疗,通过稳定血流动力学,可能对终止 ICD 电风暴的发作有一定的辅助作用。

三、在对 ICD 植入患者进行运动试验和训练时的注意事项

(一)装置的参数设定

在对 ICD 植入患者进行运动试验或训练时,应该避免能够诱发除颤电击或者抗心动过速起搏干预强度的运动。在设计运动方案之前,一定要先进行极量或者症状限制性运动试验。尽管 ICD 植入患者害怕并有可能发生有害和威胁生命的症状的风险,运动试验在评价心律失常、ICD 装置、峰值心率、运动耐量和药物治疗等方面依然起到关键性的作用。

试验方案应该包括在监测心电图(ECG)、血压和摄氧量的情况下,通过平板或者踏车进行一次标准的逐级运动耐量试验。评价运动能力的"金标准"是峰值摄氧量。我们不建议采用次极量运动试验(在心率达到预测最大心率的某个规定百分比时终止试验),出于以下两个原因:第一,由于药物会影响根据年龄预测的最大心率;第二,次极量运动试验无法

评价在极量运动状态下心脏节律和 ICD 之间的相互作用。运动试验的受试者通过持续运动直至疲劳时达到最大程度的心肺反应。在某些研究中,研究人员会将患者达到比心率阈值分界点低 10~30 次这个数值作为运动试验的终点之一。然而,Lampman 及其同事称,当分界点数值小于根据年龄预测的最大心率(220- 年龄)时,我们应该在运动试验期间将 ICD 临时关闭,这样患者就可以达到其实际的最大心率并且不会发生不恰当电击治疗的风险。在 Belardinelli 等人报道的研究中,研究者也采用了类似的策略,即将 ICD 装置的最低放电心率设定比极量运动试验期间达到的峰值心率高出 20 次。然而,似乎在进行极量运动试验时将 ICD 打开才更加合理,因为这样我们就可以获得心脏节律和 ICD 对运动的反应。此外,这样做的结果也可以给患者带来信心,即在预先设定强度下进行运动是安全的,并且可以在心脏康复中心这种有监护的环境中进行此类运动。如今,仍然只有少数几个研究中心给出了 ICD 植入患者进行运动试验的结果和并发症方面的准确数据,然而,据此我们可以认为,采用最佳药物治疗的 ICD 植入患者进行极量或症状限制性运动试验是安全和可行的,只是应该在一直强调安全措施的专业的医疗环境中进行运动试验。患者和临床医师都必须了解 ICD 心率阈值,超过此阈值将启动抗心动过速程序,ICD 在运动测试中的意外放电已有报道。为了确保实施这些安全预防措施,应该获得并了解装置设定的有关信息(表 9-0-1),并且在运动试验和训练期间,应该将环状磁铁放在患者附近,以便及时终止 ICD 发放的不恰当治疗。

表 9-0-1　ICD 装置的参数

装置特征	参数	治疗
VF 区 /(次 /min)	250~500	6DS(35J)
VT 区 /(次 /min)	182~250	3 阵超速起搏;3 阵递增起搏;5DS(35J)
抗心动过速起搏 /(次 /min)	34	WI 起搏

注:VF,心室颤动;VT,室性心动过速;DS,电击除颤;WI,单腔心室起搏

对于植入 ICD 患者,运动试验可以提供避免除颤器不适当放电的注意事项。运动试验操作者必须了解植入设备设定的除颤阈值,这对于那些运动能力良好的年轻人或受过运动训练的人尤为重要。运动试验前降低 ICD 的敏感度可避免运动试验过程中的不适当放电,但同时会使其失去免于患者发生恶性心律失常的保护作用。

必须结合不同患者运动试验的特点。左室功能不全或慢性心衰患者和一些老年患者可能出现运动不耐受现象,而出现显著的症状或体征(限制运动指针),以及运动能力减低,从而导致运动持续时间不足,不能在真的试验中诱发心律失常。相反,年轻患者可能因为运动能力较强,出现突然而意外的心律失常。因此,我们建议运用短持续时间(1~2min/ 节段)和小强度负荷增量[≤ 1 代谢当量(MET)]的运动方案,改良的 Naughton 和 Balke 踏车运动方案就属于这种方案。

对于肾上腺素依赖的患者建议运动恢复时间适当延长。心律失常药物的应用会影响作为试验终点的年龄最大预测心率,患者主观疲劳程度或症状可作为试验终点之一。

(二)如何在运动训练时避免电极移位

在对 ICD 植入患者进行运动训练时,除了一般性的安全方面的建议之外(对患者和植入装置的全面了解、靠近能够提供 ICD 治疗的专业团队、熟练掌握急救措施等),一些专门

针对 ICD 植入患者训练时的建议也非常重要。为了让 ICD 电极导线稳定地固定在心肌组织中，患者必须在 ICD 植入 4 周后才开始任何形式的训练，尤其是运动（包括左上肢的运动，因为 ICD 装置常植入在左侧胸部）。此外，尽管我们可以预期 ICD 电极导线已经稳定地固定在心肌组织中，但还是需要将左上肢过度伸展、手臂测力和上半身力量训练等推迟到 ICD 植入至少 6 周之后才能进行。如果运动涉及左上肢，那么必须采用较小的运动幅度和较低强度。最后，必须告知患者哪些运动是可以的，合适的运动强度是什么。

（三）运动处方

在配备良好检测设备的心脏康复中心进行低强度的运动训练对于患者重获在"真实生活"中进行运动的信心非常重要。缓慢增加运动强度并且一开始就进行 ECG 监护有助于患者的心理康复。迄今为止，科学文献和大型康复中心的经验都无任何迹象表明康复计划会增加 ICD 放电的风险。然而，明确的信息将等待更多的临床试验结果。

在开始运动训练计划时，我们建议对患者进行 ECG 监测，以便记录运动诱发的心律失常。应该对心脏康复团队的成员进行对这类患者如何采取急救措施方面的良好培训。此外，他们还必须了解接触正在放电的 ICD 植入患者并没有危险，这样可以避免团队成员在紧急情况出现时产生恐惧反应。

每周至少 5 天，每次最少 30 分钟的中等强度体力活动可使控制良好的心律失常患者，特别是对那些久坐、活动量不足、运动能力低下的患者获益。体力活动可以从每天 10 分钟开始，逐渐增加到每天 30 分钟以上。中等强度的定义为：最高耗氧量的 40%~60% 或最大心率的 55%~70%。对心律失常患者用心率来衡量运动强度不太恰当；因此，一旦患者对 6~20 分的 Borg 自感劳累程度分解表中的某一级感到舒适，可以将此级（12~15 级）作为运动的目标值。推荐的运动包括快走、骑自行车、爬楼梯或其他需要大块肌肉活动的有氧运动。除了有氧运动以外，也可以进行增加肌肉力量的运动来改善体力。推荐每周进行 1~2 次以上的上、下肢肌群的抗阻训练，每次进行 1~2 组动作，每组动作重复 12~15 次，高度推荐在开始抗阻训练前向运动专家咨询。有氧运动和抗阻运动之前要先热身。热身运动包括柔软体操、走步或踏车的结合，逐渐增加强度直到心率、自感劳累级别、呼吸频率达到一定的水平。同样，运动恢复期要逐渐降低运动强度直至心率或自感劳累程度级别达到休息水平。对于肾上腺素依赖的患者建议运动恢复时间适当延长。当出现头晕、视物模糊、胸闷或心悸气促时，体力活动应立即终止。以上症状不管出现在运动中或运动后都应该立即报告给相关医护人员。

（四）运动时的心率监测

强调康复团队的成员熟悉某个患者的 ICD 设置和药物治疗的变化（这会影响到运动期间心率的反应）非常必要。另外，门诊康复对于起搏器依赖或者慢性变时性功能不全的患者而言是一次可以优化起搏器设置非常好的机会。由于大多数起搏器都有能够对不同物理刺激（运动、加速度、震动、阻抗等）进行应答的内置传感器，因此不同的运动可能会触发不同的起搏频率。踏车试验并不是用于测试传感器频率的最好方式，但是平板试验却可以更好地重复日常生活中传感器的应答反应。询问患者在家时做哪些运动对于优化活动传感器的设置非常关键。

四、心理和健康教育方面的需求

ICD 术后患者往往术前有晕厥史，存在猝死的风险，本身对疾病存在极度的恐惧，术后往往难以很快适应角色，心理紧张、焦虑，潜意识存在严重担忧（担心 ICD 随时会放电），应向患者做出解释,解释疾病相关知识以及为何安置 ICD、ICD 的性能及作用。也可跟患者及家属描述 ICD 放电时的自体感觉,使患者在心理上逐步接受 ICD。指导患者使用放松疗法如听音乐等,过分紧张的情绪,睡前可以加用适当的助眠药物。

通常我们会认为植入救命的装置可以让患者对延长预期寿命更有信心,并且减轻患者对猝死的恐惧。但是,带着随时会遭到除颤电击的可能性过日子对患者而言是一种精神上的严重打击。和普通人群相比较,ICD 植入患者的生活质量和心理社会适应性更差。根据 Sears 等的研究,ICD 相关的恐惧和焦虑症状是 ICD 植入患者最常见的症状。此外,ICD 植入患者中有 13%~38% 出现可以被诊断的焦虑。ICD 相关的恐惧包括对电击、装置发生故障、死亡和尴尬的恐惧。另外,健康相关的生活质量也与对运动的恐惧程度呈负相关。在比较了根据是否经历过除颤电击而进行分组的两组患者之后,Jacp 等人认为经历电击会使焦虑和抑郁症状的发生风险增加。

此外,ICD 植入患者由于害怕压力或情绪会激活装置而限制体力活动,因此他们的社交生活和工作也受到了不利影响。一部分患者可能因担心他们的身体形象或者由于害怕发生心律失常和 ICD 放电而避免体力活动和性生活。某些国家甚至会暂时性的禁止 ICD 植入患者驾车。另外,ICD 植入患者的配偶也会出现无助感和不确定如果发生或者出现 ICD 放电时该怎么做。配偶担心 ICD 的可靠性并且担心患者死亡时他们自己的位置。所有这些顾虑都会导致对 ICD 植入患者的过度保护,并且他们的配偶通常会限制或禁止他们进行体力活动。因此,我们不应该低估让配偶参与进来并且培训他们,使之获得相关的信息和技能,从而使他们支持、帮助患者做出明智决定的重要性。如果缺乏这类干预措施,那么发生误解、错误信念和婚姻冲突的可能性将增加,这些情况会进一步加剧不确定性、恐惧和失去控制的感觉,并引发躯体方面的症状。最近一些研究报道了 ICD 植入患者进行心理干预或全面的心脏康复治疗之后在心理层面上的获益。Kohn 等人在一个随机对照试验中研究了认知行为疗法对 ICD 植入患者的作用,结果表明,认知行为疗法可以降低抑郁与焦虑程度,增强心理调节能力,尤其对于曾经经历过电击的患者的作用更明显。Fitchet 等人报道在一个随机对照研究中,为期 12 周的综合心脏康复治疗(包括心理咨询在内)降低了 ICD 植入患者的焦虑评分。这些研究结果证实了对 ICD 植入患者进行综合心脏康复时计划并提供心理支持的重要性。

最近一些关于针对 ICD 患者认知行为疗法(CBT)的观察显现出令人鼓舞的效果。Salmoirngo-Blotcher 和 Ockene(2009)对有关 ICD 患者采用心理社会模式干预治疗以改善 ICD 植入后情绪障碍的 12 项研究进行了回顾性分析,结果显示最有效的方法还是认知行为疗法,它可有效缓解焦虑和抑郁情绪(表 9-0-2)。

表 9-0-2　过去 10 年有关 ICD 的干预性研究

第一作者	干预环节	主要结果
Carlsson 等(2002)	ICD 特定教育社会支持	睡眠紊乱↓
Chevalie 等(2006)	放松和压力管理认知行为疗法	焦虑↓
Doughe 等(2004,2005)	1. ICD 特定教育 2. 社会支持 3. 围放电期规划	1. 躯体症状↓ 2. 情景焦虑↓ 3. 对死亡的恐惧↓ 4. 自我效能↑ 5. 患者知识和认识↑

续表

第一作者	干预环节	主要结果
Dunbar 等（2009）	1. ICD 特定教育 2. 放松和压力管理 3. 认知行为疗法 4. 围放电期规划 5. 症状管理	1. 焦虑↓ 2. 抑郁↓ 3. 卫生保健使用率↓ 4. 病痛/疾病时间↓
Edelman 等（2007）	1. ICD 特定教育 2. 围放电期规划	1. 无显著改善 2. 无焦虑、抑郁、敌对情绪及紧张状态
Fitchet 等（2003）	1. ICD 特定教育 2. 放松和压力管理 3. 认知行为疗法 4. 运动锻炼	1. 焦虑↓ 2. 抑郁↓ 3. 锻炼时间↑
Frizelle 等（2004）	1. ICD 特定教育 2. 放松和压力管理 3. 认知行为疗法 4. 社会支持 5. 运动锻炼	1. 焦虑↓ 2. 抑郁↓ 3. 患者忧虑程度↓ 4. 认知健康状态↑ 5. 生命质量↑ 6. 躯体功能↑
Kohn 等（2000）	1. 放松和压力管理 2. 认知行为疗法	1. 抑郁↓ 2. 性问题↓ 3. 焦虑↓ 4. 患者适应能力↑
Kuhl 等（2009）	1. ICD 特定教育 2. 放松和压力管理 3. 认知重建 4. 社会支持 5. 围放电期规划	患者知识和认知↑
Lewin 等（2007）	1. ICD 特定教育 2. 放松和压力管理 3. 认知行为疗法 4. 社会支持	1. 躯体体力限制↓ 2. 无计划的住院治疗↓ 3. 生命质量↑
Sears 等（2007）	1. ICD 特定教育 2. 放松和压力管理 3. 认知行为疗法 4. 社会支持 5. 围放电期规划	1. 心理上的焦虑↓ 2. 生理上的焦虑↓ 3. 患者接纳程度↑
Vazquez 等（2010）	1. ICD 特定教育 2. 放松和压力管理 3. 为女性定制的认知行为疗法（如身体形象问题、家庭关系） 4. 围放电期规划	1. 放电引起的焦虑↓ 2. 患者接纳程度↑

国外研究证明认知行为疗法可以帮助 ICD 患者克服心理障碍,消除焦虑抑郁症状。在清醒状态下经历过电击的患者,常感到恐惧不安、心理调节能力下降、性功能减退。森田疗法有别于传统的认知行为疗法,是一种东方的"认知行为疗法",以听其自然为治疗原则,其内容主要是:①对不安恐惧等症状,均顺从接受,这是受动的方面,同时要随着本来的欲望去做应该做的事(积极实践),这是能动的方面,由于积极实践,受动的方面也得到改善;②把注意力用于行动上,任凭症状起伏,努力去做应该做的事情,这样就会切断精神交互作用及其在实际生活中的恶性循环逐步从症状的束缚中解放出来;③"听其自然、为所当为"的生活方式就顺理成章了。

虽然越来越多的患者采用 ICD 装置进行治疗,但是由于害怕运动中发生不恰当的电击治疗,医生依然不敢推荐患者去心脏康复中心。然而,心脏康复对心脏病患者在二级预防和改善生理功能以及心理适应性方面的益处已经非常明确。

(一)认知疗法

认知重建:认知重建是通过帮助患者认识和改变不切实际的想法,从而达到有益于情感和行为的目的。认知疗法成功的前提是认知改变的同时,行为和情感随着改变。但常常处于痛苦中的患者会不自觉地有那些消极的想法,而不会主动去挑战和用批判的眼光去审视这些想法(图 9-0-1)。

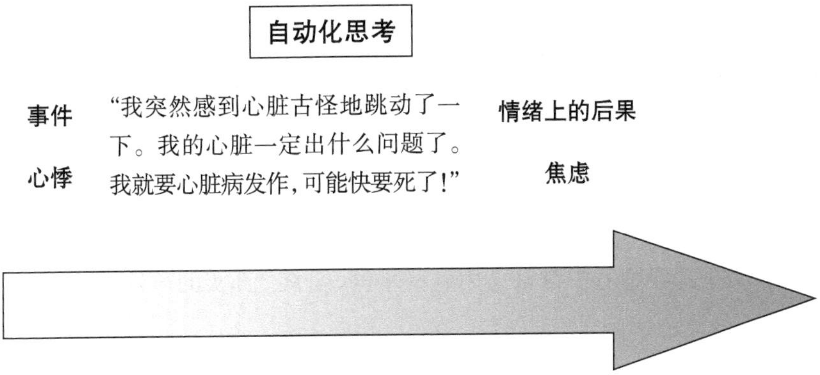

图 9-0-1　自动化思考的进程

(二)行为疗法

1. 放电计划　无论之前是否经历过放电事件,所有 ICD 植入患者均能从此计划中受益。正因为每位 ICD 植入患者都有很大可能经历 ICD 放电,并且放电事件或多或少都会造成精神方面的负面影响,所以关于放电和当放电发生时应该如何去做的教育是十分必要的。另外,如果患者(及家属)对放电发生后应该如何去做有充分准备的话,他们也许能做到更佳、更有效的应对。

如果将该放电计划大纲列在心脏病患者须知手册上,在每次就诊时与患者探讨这个放电计划,那么实现充分的行为及情感准备是十分容易的。依据计划,患者要记录每次放电发生后都做了什么以及感受如何。例如,某患者在 24 小时内发生一次放电事件并且感觉尚可,鼓励该患者将这次事件报告给他的心脏科医生,由医生决定是否有必要安排随访。但需要说明的是,如果某患者在 24 小时内发生 2 次甚至更多的放电事件,无论其感觉难受与否,均应立即就医。

2. 活动安排 由于对自身心脏状况及ICD功能的担忧，很多患者自此不再参加曾经喜好的一些活动，如打高尔夫球、购物及旅行。造成这一结果的原因很多，其中顾虑自身体力受限、害怕活动会增加风险（如诱发放电事件）及单纯的兴趣丧失是常见的原因。帮助这些患者重新享受生活至关重要。心理学家往往会制订一个活动计划来帮助患者改善其生活质量。在这个计划列表中，列举一些比较受欢迎的活动项目（新的或者尝试真正的活动项目），然后让患者选择喜欢的项目在此后的1周内进行。这样的运动计划能使部分患者做到持久的坚持。一旦患者开始主动、积极地进行该项活动，那么该项活动的被动安排就可终止。制订活动计划的目的有两个，一是鼓励并培养患者参加此前一直回避的活动项目，二是帮助患者消除不能参加活动锻炼的顾虑。

3. 放松训练 已经证实包括循序渐进的肌肉松弛疗法、腹式呼吸、引导想象在内的多种放松疗法均有利于不同患者人群的生理和心理健康。这些方法如规律应用，对维持放松状态、缓解压力及减少消极情绪具有极好的效果。

循序渐进的肌肉松弛疗法（PMR）通过增加患者对紧张和松弛的注意力来降低肌肉张力。具体方法就是让患者参加一项活动锻炼，活动中有意识地收缩某一肌肉群，感受其张力，然后渐渐放松，按一定的顺序有条理地在躯体内各大肌肉群间依次进行。

腹式呼吸是呼吸方式的一种，它可以增加到达肺组织的氧含量并扩大其弥散范围。患者需要缓慢地用鼻子吸气而用嘴呼气，并且尽量用膈肌的力量呼吸，而不是用胸壁的肌肉。与患者焦虑时短促而浅表的呼吸不同，腹式呼吸时随着膈肌的扩展氧气被吸入到较深的肺组织。多项试验证实腹式呼吸有利于改善生理功能，如改善心率变异性、血糖指数、运动耐量，呼吸困难程度、呼吸频率、氧饱和度以及肺容量，不同患者（如糖尿病、缺血性心脏病、充血性心力衰竭及呼吸系统疾病患者）群体均能从腹式呼吸中受益。

引导想象是另外一种能使患者从紧张、担忧、苦恼中解脱的方法。冥想能使患者注意力完全集中在上面而不去想那些令人烦恼的东西，从而做到更大程度的放松，它也可称作"健康的白日梦"。在这项练习中常常会用到些平静、舒缓、真实的声乐。

五、职业指导

在许多国家，法律禁止ICD植入患者从事驾驶卡车或者客车方面的工作。在植入ICD和启动门诊康复计划之前就应该和患者对这一点进行讨论。重新规划职业或进行其他职业的技能培训可以帮助患者找到一份新的工作，这是很多患者重返"正常"生活的前提条件。此外，还需要对患者进行运动参与方面的辅导。虽然这些患者应该避免竞技性运动，但是他们可以参与低强度的运动，例如网球双打和骑自行车。

（何益平 郭航远）

参 考 文 献

[1] de Vreede·Swaemakwes JJ, Gorgels AP, Dubois-Arbouw WI, et al. Out-of-hospital cardiac arrest in the 1990's: a population. Based study in the Maastricht area on incidence, characteristics and survival. J Am Coil Cardiol, 1997, 30: 1500-1505

[2] 胡大一, 丁荣晶. 推动自动体外除颤器应用提高院外心脏骤停患者生存率. 中华内科杂志, 2008, 47: 533-534

[3] LaMonte MJ, Yanowitz FG. ICD discharge during exercise testing. Med Sci Sports Exerc, 2004, 36(5 suppl): S45

[4] Kelly TM. Exercise testing and training of patients with malignant ventricular arrhythmias. Med Sci Sports Exerc, 1995, 28: 53-56

[5] Pashkow FJ, Schweikert RA, Wilkoff BL. Exercise testing and training in patients with malignant arrhythmia. Exerc Sport Sci Rev, 1997, 25: 235-269

[6] Fletcher GF, Balady GJ, Amsterdam EA, et al. Exercise standards for testing and training: a statement for healthcare professionals from the American Heart Association. Circulation, 2001, 104: 1694-1740

[7] Leon AS. physical Activity and Cardiovascular Hearth: A National Consensus. Champaign: Human Kinetics, 1997

第十章

左室辅助装置和心脏移植后患者心脏康复

第一节 概 述

心力衰竭是临床极为常见的危重症，是指各种心脏结构或功能性疾病导致心室充盈和/或射血能力受损而引起的一组综合征，是各种心脏疾病发展的最终阶段。心力衰竭几乎是所有心血管疾病终末期的共同结局。

据2017年美国心脏协会发布的心脏病与卒中统计数据显示，2011—2014年美国共有650万例心力衰竭患者，高于2009—2012年的510万人，预计2030年患者数量将增至800万，5年生存率从2000年的54%提高到2010年的61%。2000年中国35~74岁成年人心力衰竭的患病率为0.9%，其中65岁上老年人的患病率＞1.3%，总患病人数超过450万人。随着各种心血管疾病治疗水平的提高和老年人口数量的迅速增加，在发达国家以及我国，心力衰竭的患病人数还将进一步快速增加。为降低心力衰竭患者的死亡率，医务人员进行了很多尝试，难治性心衰的治疗不再满足于药物治疗，外科治疗也成为了治疗终末期心脏病的有效手段，包括左室辅助装置及心脏移植。

第二节 左室辅助装置

一、简介

由于晚期心衰患者数量的增加及心脏移植供体数量的限制，作为目的治疗或移植桥梁的长期左室辅助装置（left ventricular assist device，LVAD）的植入已经成为终末期心力衰竭患者越来越常见的治疗选择。LVAD植入后患者的发病率、死亡率和生理功能均有显著改善，为晚期心力衰竭患者的康复和功能恢复提供了新的机会。随着植入量的增加和使用该装置存活时间的延长，LVAD植入后的生理变化、功能结果和生活质量（QoL）已成为人们关注的焦点。

（一）发展历史

首例左室辅助装置植入术应用于1975年。1994年，美国食品药品管理局（Food and Drug Administration，FDA）首次批准了一种气动驱动的LVAD。根据血泵的原理不同，临床上又将LVAD分为搏动式隔膜泵和恒流式叶轮泵以及新一代的磁悬浮血泵。

搏动式隔膜泵与人体心脏的工作原理相似，通过活动的隔膜驱动血囊腔的血液排出，由于设计上存在诸多缺陷，临床上难以推广；恒流式叶轮泵的流体力学特性与人体心脏差别较大，多采用高速旋转的叶轮驱动血液单向流动，因此不需要单向阀门（瓣膜）控制血流方向,具有结构简单、耐耗损、体积小等优点;磁悬浮血泵可进一步提高血泵的耐受性,更好地防止血栓形成,大多采用离心泵结构,易植入、体积小、血栓和感染并发症少,是目前临床上最受青睐的植入式心室辅助装置。

（二）放置后的生理变化

1. LVAD 放置后,心脏泵血由生理搏动向持续血流的改变,对内皮功能有重要影响。生理搏动在维持内皮完整性和血管平滑肌细胞对外界刺激的功能和反应中有不可或缺的作用。连续血流 LVAD 植入后的生理差异可能导致胃肠道(GI)系统发生静脉畸形,并可能影响全身其他部位,从而增加 GI 出血的风险。

2. 为防止设备内血栓形成,需要抗凝治疗,因此 LVAD 患者有较高的出血风险。增加患者出血风险的还有获得性血管性血友病;连续血流改变了内皮细胞分泌的血管性假血友病(von Willebrand)因子的数量;剪切力改变了血小板的功能及影响红细胞溶解。

3. LVAD 可改变脑血流,导致卒中,其中中枢神经损伤是 LVAD 植入后 3 个月以上死亡的主要因素。LVAD 植入后的卒中倾向于出血,8% 植入 HeartMate Ⅱ 装置(一种 LVAD)的患者术后出现出血性卒中。

4. LVAD 放置后运动生理学变化　LVAD 植入可在一定程度上逆转心血管、呼吸、肌肉骨骼和交感神经系统的这些变化,但不能完全逆转。

（1）LVAD 植入后,在心血管系统中确实改善了后负荷和血管阻力。连续血流 LVAD 在运动过程中每分钟由可变的转数来增加血流量,但只能达到远低于正常心排血量的最大值。这可能是最大限度锻炼的一个限制因素。此外,严重的右心衰将限制 LVAD 的预负荷及对运动的反应。

（2）LVAD 植入后,呼吸系统通气效率和呼吸肌力均有改善,肺血管阻力降低。关于通过最大摄氧量(VO$_2$max)来衡量有氧能力改善的研究尚有争议。

（3）晚期心力衰竭患者会出现心肌萎缩、消瘦、线粒体密度降低、Ⅰ 型肌纤维向 Ⅱ 型肌纤维转换、氧向肌肉扩散减少（可能导致肌肉缺血）、内皮功能障碍导致运动肌肉血流量减少。LVAD 放置后,血流的改善可能会改善患者的肌肉强度和疲劳,但目前研究尚存在争议。

（4）晚期心力衰竭患者通过压力感受器过度刺激交感神经系统,导致心率增加和全身血管阻力增加。LVAD 可维持压力反射活性,降低血浆去甲肾上腺素和多巴胺水平,改善交感神经功能,从而影响运动时交感神经系统的变化。

二、心脏康复

有研究显示,LVAD 植入后接受运动训练是安全的。心脏康复已被确认为能够安全有效地应用于慢性心力衰竭住院患者和植入左室辅助装置患者的治疗。心脏康复的目标包括改善功能、症状和社会心理健康。LVAD 植入后纳入运动训练的主要障碍通常是缺乏资源,而不是对安全性的担忧。

（一）植入前康复

应参照心衰患者康复指南。一些急性血流动力学不稳定和 / 或近期心衰的患者若已经熟悉运动模式和训练课程,能够迅速开始训练计划,而由于长期久坐不动引起骨骼肌萎缩或不耐受运动的患者可能需要一种更慢、更谨慎的方法。

（二）植入后康复

LVAD 植入后，患者因住院时间延长后出现衰弱、严重心力衰竭导致的功能限制、胸骨预防措施，以及持续的液体过载、围手术期并发症（如卒中），是急性期患者进行心脏康复的原因。

当代 LVAD 的连续流动设备能够提高流量达到 10L/min，可以提高患者运动时的心排血量。与心脏移植后比较，LVAD 植入 3~6 个月后体能有明显的提高。植入时间越长，运动效果越好。理想情况下，LVAD 接受者应尽快启动锻炼计划。早期动员的最终目的是预防卧床休息引起的术后并发症，最大限度地减少活动能力丧失，提高独立性，促进呼吸机撤离。

LVAD 植入后需要遵循一系列循序渐进的康复步骤：患者应该首先由物理治疗师评估（表 10-2-1），由康复师制定个体化的治疗方案（表 10-2-2）。到目前为止，没有大型前瞻性的运动试验评估 LVAD 患者准确的训练效果。因此，最佳的训练处方还没有建立。运动主要包括被动和主动，并辅以有效的呼吸训练，以促进肺部分泌物廓清。一旦患者能够站立，则可开始步行训练，最初可在患者房间内进行，逐渐进展至在病房间的公共区域中。正确的运动训练应该在血流动力学稳定后开始，通常包括步行、功率车或平板运动。运动处方的基本原则（频率、强度、持续时间、方式）也适用于 LVAD 患者。维持一个中等水平的自觉疲劳程度等级（RPE 范围：11~13），同时逐渐增加的运动强度是可行、适当的运动处方。通过 RPE 和对运动量的症状反应指导修改运动处方，运动负荷 < 2.5MET 对于大多数人是合适的。LVAD 患者抗阻训练的安全性和效果性是另一个研究领域的空白。对于开胸手术超过 12 周的患者，可以开始一个轻量的抗阻训练方案。目前大多数研究都是用健康相关生活质量（HRQoL）评估及 6 分钟步行试验对运动训练效果进行安全的评估。在运动过程中，LVAD 患者应密切监测运动相关并发症或 LVAD 功能障碍警报的任何迹象（表 10-2-3），发生这种情况时，应中断物理治疗，并在患者病情恢复后或设备可操作后重新启动物理治疗。建议多学科合作，物理治疗师应与医生、护士、呼吸治疗师和心理学家保持紧密联系，以确保安全有效的康复。

表 10-2-1　物理治疗前评估

1. 详细回顾最近和过去的病史

2. 回顾以前的功能水平

3. 心理状态和认知能力

4. 生命体征，心血管不稳定筛查

5. 药物治疗，即需要连续或间断用药

6. 注入（影响肌肉收缩的药物）

7. 通风机设置或氧气要求

8. 手术创伤，皮肤完整性

9. 运动范围，协调，平衡，力量，耐力

10. 功能评估　①床上移动；②转移；③步态；④日常生活活动

表 10-2-2　个体化物理治疗干预

1. 早期动员

2. 定位

3. 练习　①肌肉强化；②呼吸

4. 床上移动的活动　坐在床边，配合运动

5. 躯干控制　从一边转到另一边

6. 从床上转移到　①轮椅；②椅子；③便桶

7. 步态　①预步态活动，重心转移、原地踏步和行走；②助行器下步态训练

表 10-2-3　终止物理治疗的标准

1. LVAD 流量或吸入报警明显下降

2. 低血压与晕厥、头晕或出汗有关的低血压

3. 仰卧静息心率＞100 次/min

4. 严重、无法忍受的呼吸困难

5. 血氧饱和度低于 90%

6. 明显的胸痛或不适

7. 极度疲劳或跛行

8. 患者要求停止

9. 体重比 1~3 天前增加 1.8kg

10. 静止或用力时出现复杂室性心律失常

现有的证据还不足以对急性护理或康复环境中 LVAD 放置后患者的状况得出结论性的临床指南。然而，这些回顾性病例系列和共识性陈述文章确实为临床实践提供了一个参考点。使用表 10-2-4 中的运动参数和训练方法几乎没有不良结果被报道，这将可以成为 LVAD 患者训练的参考依据。

由于新的 LVAD 模型中有非搏动性血流，听诊血压评估既困难又不可靠，因此临床医生可能考虑通过超声测量平均动脉血压。如果 LVAD 患者失去意识，记住不要做胸外按压，因为这可能会损坏 LVAD，弄乱连接心脏上的导线。致命性心律失常时可执行紧急除颤，不过，大多数的 LVAD 患者都配备了植入型心律转复除颤器（ICD）。

虽然有研究讨论了 LVAD 放置后患者状态的结果，但所有类型的心室辅助装置（VAD）[如右心辅助装置（RVAD）和双心辅助装置（BIVAD）]都需要探索安全有效的运动参数。未来的研究需要基于更大的患者群体，包括随机对照试验在内的高质量研究，来建立一个标准的运动训练方案。

（三）小结

随着越来越多的晚期心力衰竭患者接受 LVAD 植入，作为心脏康复的一部分，康复师必须成为 LVAD 患者运动生理学、医学管理和康复方面的专家。LVAD 放置后的生理变化会增加出血、血栓栓塞和卒中的风险，但也会提高心脏和呼吸效率，从而改善晚期心力衰竭患者的运动耐受性和功能。对于这些患者群体来说，康复是安全的，但需要足够的知识、培训和 LVAD 护理资源，并为患者自行管理该设备设定适当的目标。工作人员的培训和舒适

10-2-4 LVAD 运动参数和结果总结

作者/日期	Humphrey R, 1998	Mettauer B, 2000	Morrone TM, 1996	Nissinoff J, 2011	Kohli HS, 2011	de Jonge N, 2001
年龄范围/岁	没有提供专家意见	61	52±10	51, 62, 75	51±13.6	37±12
研究设计		1. 回顾 2. 案例研究 3. n=1	1. 回顾 2. 案例系列 3. n=34	1. 回顾 2. 案例系列 3. n=3	1. 回顾 2. 病例对照研究 3. n=49	1. 回顾 2. 病例对照研究 3. n=15
Sackett's 证据级别	5	4	4	4	3b	3b
LVAD 的类型	靶控输注（TCI）心脏伴侣搏动	1. TCI 心脏伴侣 1 000IP 2. 搏动的 3. 填充到空模式	1. TCI 心脏伴侣 2. 搏动的 3. "泵满"模式	VentrAssist LVAD 和 Heartmate II 离心泵	Heartmate II 离心泵	1. TCI 心脏伴侣 Heartmate 2. 搏动的
运动参数	50%~60% MET 达到运动测试 Borg 指数 11~13	50% 的峰 HR	（3.20±0.79）MET Borg 11~13/20	MAP 70~95mmHg	"忍耐" Borg < 13/20 呼吸困难量表 < 5/10	Borg < 4/10 劳力性呼吸困难 < 2/4
终止运动或运动测试的指引	1. 5 个 MET 2. 心绞痛发作 3. 工作量增加时降低 SBP, 或低于静息 SBP 4. SBP > 200mmHg 5. DBP > 115mmHg 6. 心电图改变 ST 移位 > 1mm; 增加室性心律失常 7. 氧饱和度下降 < 85% 8. Borg > 13 用于次级量评估, > 16 用于症状限制性评估 9. 症状流 < 3L/min	没有提供	SBP 下降 > 20 症状流 < 3L/min	LVAD 流量小于 4L/min	1. 正位 2. 运动耐受不良的共济失调症状	没有提供

作者/日期	Humphrey R, 1998	Mettauer B, 2000	MorroneTM, 1996	Nissinoff J, 2011	Kohli HS, 2011	de Jonge N, 2001
治疗	1. 定位和夹板 2. 吸入、胸部物理治疗师刺激肺活量测定 3. 床旁活动、转移，上肢活动范围在可接受范围内 4. 移动 5. 使用橡皮筋和砝码进行强化教育	6周培训计划： 每天 20~30 分钟固定自行车； 恒定速率练习； 鼓励每天步行； 日常呼吸运动疗法和轻健美操	渐进式动员，在跑步机上锻炼和骑自行车	1. 上肢和下肢 ROM 和力量练习 2. 转移培训 3. 渐进式步态训练 4. ADL 中的节能	1. 5d/周 2. 步态训练的进展，以低于最小阻力的功能性移动 3. 移动距离的目标≥600 英尺（1英尺=0.30m）或持续 10 分钟没有不良或需要休息的迹象 4. 在跑步机上或上/下肢平卧踏车上进行耐力锻炼 5. 心脏康复频率设定为每周 3~5 天 6. 运动持续时间初设定在 5~10 分钟，每次增加 1~5 分钟，目标为持续≥30 分钟的有氧运动	1. 初始治疗　低水平活动 2~6分钟，交替休息 1~2 分钟 2. 锻炼时间逐渐从每天 20 分钟增加到 40 分钟，每周 3 到 5 次 3. 训练包括骑自行车、跑步、跑步机和划船机 4. 通过羽毛球、网球和排球、协调能力得到了提高 5. 根据《英国皇家空军 5BX 计划》对局部肌肉组进行强度和耐力训练
植入后开始运动	1. 尽可能快，最好是植入后的第二天 2. 渐进式运动计划，直到患者能够独立行走	植入后 3 周开始运动训练	1. 重症监护病房（ICU）早任在第一天就开始物理治疗（胸部 PT、ROM 和定位） 2. 一旦患者表现出足够肌肉力量（至少 3/5），就可以开始移动	术后第一天开始，患者血流动力学稳定	1. 停用静脉升压药 2. 从机械通气拔管 3. 具有良好的精神状态	植入后 2 周开始同等性训练

续表

作者/日期	Humphrey R, 1998	Mettauer B, 2000	MorroneTM, 1996	Nissinoff J, 2011	Kohli HS, 2011	de Jonge N, 2001
副作用	未发现与锻炼有关	没有与运动相关的研究表明有副作用，植入103天后因设备故障死亡	4个小时事故涉及泵流量急性减少，其中3/4有症状	1. 未发现与锻炼有关 2. 1例患者于出院2个月后因颅内出血死亡 3. 1例患者在出院后7个月因CHF加重而死亡，1例患者在出院后21天因颅内出血而死亡	1. 未发现与锻炼有关 2. PT感染前3个月（3~78天）	1. 未发现与锻炼有关 2. 植入设备后33天死亡1例 3. 复发脑卒中植入后32天死亡1例
结果	1. LVAD患者对分级运动治疗反应良好 2. 运动中应根据症状反应进行调整 3. 早期动员和渐进式训练是安全的，可提高移植经验	峰值 VO_2 增加64%	跑步机锻炼最大耐力82%，在3.2MET±0.79MET下，患者能够训练20~30分钟	1. 停留时间效率提高，平均3.0 2. LVAD平均流量增加	增加平均动脉压与跑步机锻炼（87±8比95±13；$p < 0.001$）	（一）8周 1. 最大峰值=21.3±3.8 2. AT=14.8±2.2 3. VE/VCO_2=39.4±10.1 4. 呼吸商（RQ）=1.2±0.112 （二）8周 1. 最大峰值=24.2±4.8 2. AT=15.8±4.0 3. VE/VCO_2=36.8±8.2

的设备是住院患者康复成功的关键。医疗管理涉及高级心衰优化、MAP(平均动脉压)、创面护理监测、抗凝。预防如出血、血栓栓塞、卒中和感染等并发症是关键。需要与植入设备的医疗中心和 LVAD 团队密切配合,在设备出现故障或其他并发症时进行故障排除和快速再入院。尽管存在医学上的复杂性,LVAD 患者在急性住院康复后的预后与其他认知、功能和生活质量良好的长期心脏康复人群相当。

第三节　心脏移植

一、简介

心脏移植主要是针对晚期充血性心力衰竭及严重冠状动脉疾病的外科手术,是将已判定为脑死亡并配型成功的人类心脏完整取出,植入所需受体胸腔内的同种异体移植手术。

(一)发展

首例心脏移植手术应用于 1967 年,直至 20 世纪 80 年代在临床广泛应用。随着医疗水平的逐渐增高,术后早期感染率以及免疫排斥反应均得到有效控制,使心脏移植后的生存率得到了提高,当今时代,心脏移植患者的 1 年生存率接近 85%,中位生存时间是 11 年。前 6 个月的死亡率较高,之后的死亡率约为每年 3.4%。在国内心脏移植手术的成功率和患者术后存活率等也都有了明显的提高。

据国际心肺移植学会(International Society for Heart and Lung Transplantation)记录,2015 年全球共进行了 5 000 多例心脏移植。我国首例心脏移植术于 1978 年由上海交通大学医学院附属瑞金医院张世泽等医师完成。2015—2017 年我国心脏移植例数稳定增长,从 2015 年的 289 例发展到 2017 年的 446 例,现居世界第 3 位。截止至 2018 年 10 月 17 日,我国心脏移植例数已达 382 例。

心脏移植最常见的原因是非缺血性心肌病、缺血性心肌病、再移植、成人先天性心脏病及瓣膜性心脏病。患者在移植后最初几个月内最易发生抗体介导的急性排斥反应,而免疫抑制剂的使用可预防急性排斥反应,也可最大限度降低感染和恶性肿瘤的风险。但免疫抑制剂可引起高血压、糖尿病、高脂血症、肥胖等并发症。心脏移植物血管病(cardiac allograft vasculopathy,CAV)可能是慢性排斥的一种临床表现,尸检研究发现 CAV 综合了动脉粥样硬化的表现,中心性内膜增厚、纤维化,血栓形成,以及炎症反应,是长期生存的一个主要限制因素。

(二)心理因素

此外,心脏移植对患者及其家庭的常见心理影响亦要引起重视,包括与危重疾病相关的"幸存者负罪感"、焦虑和抑郁情绪。一项前瞻性、比较分析研究运用 SF-36 量表来评价心脏移植组及左室辅助装置植入组的健康相关生活质量(HRQoL),结果显示两组的 HRQoL 和运动能力都有所提高,但在随访过程中,HRQoL 中的社会心理部分,心脏移植组无明显改善。一项调查显示,接受心脏移植的患者在生活质量的各个方面都有良好的认知表现,即便存在最低、轻度和中度的抑郁和焦虑状态,也多为躯体抑郁症状。因此,在评估慢性疾病的抑郁时,区分认知症状和躯体症状至关重要。

二、心脏康复

尽管在移植候选者的选择、手术技术、免疫抑制方式和术后护理方面的进展已使移植术后的长期预后得到改善，但心脏移植受者的长期存活率仍然有限，很多此类患者曾反复长时间住院，导致显著失健；其通常还会因先前的充血性心衰而呈恶病质状态和营养不良。移植后运动能力持续异常的因素包括心脏失去神经支配导致的心脏变时性功能不全、左和／或右心室收缩和／或舒张功能障碍、外周血管功能受损以及骨骼肌排列紊乱。2010年，国际心肺移植学会发布了《心脏移植患者管理指南》，其中对心脏移植术后常规进行有氧训练及抗阻训练给出了一级建议。2012年日本循环学会(JSC)《心血管疾病患者康复指南》提出在心脏移植术后早期可进行运动训练，作为Ⅱa类推荐。

虽然移植患者代表了一个独特的患者群体，但这些后遗症对许多在康复环境中接受治疗的危重症患者和心血管功能失调患者来说是常见的。考虑到移植患者的医疗复杂性、并发症的高风险性和密切监测的必要性，住院康复已经成为这一人群的理想选择，尤其是那些有过复杂的医疗和／或手术过程的群体。关于移植术后急性期多学科住院患者康复的研究很少。最早的数据来自Bowman和他的同事，他们发表了2002—2009年接受心脏和／或肺移植的86名患者康复后的功能改善情况。

目前，人们对心脏移植术后患者的康复越来越感兴趣，但现有文献仍然有限。对心脏移植的患者，需保证急性护理与康复治疗密切联系，必要时可紧急处理。一般来说，大多数患者虽然在移植后运动能力会低于正常水平，但经过康复后，都可恢复日常生活、工作及学习。

心脏移植患者的心脏康复应包括患者和家属的辅导教育、社会心理评估和咨询、运动训练（包括住院运动训练和门诊运动训练）、心血管危险因素掌控。

针对患者及家属的教育包括：①药物，用药目的、可能的不良反应、严格依照推荐剂量使用的重要性；②急性排斥反应的风险、感染及同种异体移植血管病变的风险；③术后管理时间表，测试，预约；④营养，低脂、低热量、低钠饮食有助于预防应用激素导致的体重增加，并有助于预防高血压。

出于社会心理干预的需求，包括提供持续的情感支持和鼓励。小组互动或支持部分包括患者、家庭成员、小组组长，帮助患者重建家庭、社会关系，重新确立业务或专业方向。标准冠心病风险因素如吸烟、血脂异常、高血压、肥胖等与导致移植血管病变之间的相关性尚未明确。但多数移植项目追求最优方法来控制可改变的危险因素。

（一）移植前运动康复

移植前的患者康复参照心衰患者康复指南。理想情况下，适合接受心脏移植的患者在移植前应尽早开始训练。训练方案应包括有氧训练和抗阻训练。心衰患者可安全地进行有氧训练。对于状态稳定的门诊患者，推荐在整个等候移植期间将运动作为药物治疗的辅助疗法。

（二）移植后运动康复

心脏移植术后的患者，由于失去了自主神经对心率的调控，心率不能用作工作强度的量度，因此，应依靠临床判断和感知运动评级（RPE或Borg量表）来指导运动疗法。最初设定在最大摄氧量的60%~70%。因这类患者对运动的生理反应和恢复所需的时间比心脏神经支配正常的患者更久,应适当延长热身期与恢复期。根据患者的耐受情况增加运动的强度和持续时间。

1. 急性期　在移植手术后应尽快进行心脏康复,以避免因长时间卧床而引起的并发症。在拔管前主要进行被动和主动训练,可同时进行呼吸肌力量及耐力训练,以促进清除呼吸道黏液和分泌物。拔管后即开始一系列上下肢的被动运动,如坐椅子、腿部抬高、骨盆带训练、缓慢行走等,运动逐步加量,并使用 RPE(Borg)量表持续评估运动强度。进行这些训练的前提是该阶段患者正在接受遥测监控。术后最初 6 周,双侧臂举升应限制在小于10lb(4.5kg)。

2. 恢复期　在亚急性住院患者中,物理治疗是康复治疗的核心。患者每天接受至少60 分钟的一对一物理治疗。为避免过度疲劳,治疗可以分一次或多次完成,并在能力足够的情况下适当增加额外的团体治疗。以功能性运动为重点的力量训练(如坐起 - 站立训练),对心血管功能失调有着一定的治疗作用,特别关注因长期卧床和长时间处于支撑坐位导致的臀肌和伸髋肌无力。上肢和下肢的动态力量训练主要通过抗阻训练完成,逐渐增加重复的次数,尽可能地使用自由重量器械。

住院期间,如果没有发生同种异体移植排斥,在可承受范围内进行最长 20~30 分钟的步行或功率车训练,使疲劳等级在 11~13(较轻到稍重),同时呼吸频率低于 30 次/min,氧饱和度在 90% 以上,每周 2~3 次。由于患者的外周肌肉骨骼系统失健,康复小组常会发现患者的 VO_2 峰值与移植前的水平非常相似。此外,对于接受心脏移植的患者,物理治疗的重点是呼吸训练,并提供教育和心理支持策略,以更好地了解呼吸困难,并克服运动恐惧和劳力性呼吸困难。

肌力和抗阻训练:移植后患者常见近端肌无力,其原因很多,包括长期使用皮质类固醇以及与长期心力衰竭相关的骨骼肌改变。一项随机对照试验证实了抗阻训练的价值,试验中训练组和对照组都纳入了 8 例患者。为了等待胸骨愈合,试验在术后 2 个月时才开始训练。该方案使用一套阻力可变的装置进行身体上部和下部练习,一周 2 次,持续 6 个月。一组重复 10~15 次,练习阻力为最大阻力的 50%。成功完成 15 次练习后,逐渐增加阻力,但每次重复不超过 15 次。该方案未引起并发症。在被随机分配至接受抗阻训练的患者中,骨骼肌纤维由低氧化 II 型转变为抗疲劳能力更强的 I 型。而在参加大量有氧活动的对照组患者中,I 型纤维继续丢失且 II 型纤维增加。此外,与单纯有氧训练相比,抗阻训练可使骨骼肌氧化酶和糖酵解酶增加更多。

3. 院内运动处方　移植后的运动处方(表 10-3-1)包括所有要素,即强度、持续时间、频率和加大训练力度。对于接受康复训练的患者,还应给予特定的运动方式,例如移植 6 周(胸骨切口愈合所需的时间)后进行抗阻训练。

(1)强度:由于心脏失去神经支配,心率不再与运动相称,因此应使用无氧阈值下的RPE 来确定运动强度。移植受者的无氧阈值或通气阈值与乳酸阈值相关。也可采用经验性工作负荷强度,但随着时间的推移要逐渐采用强度更高的方案。针对训练长期效果的报告表明,间歇性高强度训练可能是在移植后数年维持心脏功能的必要条件。高强度运动的定义为热身后进行 1~4 分钟、Borg 量表评分为 16~18 的运动,间隔 2~4 分钟后重复。完成一组运动后应进行积极休息(可采用步行的方式)。

表 10-3-1　心脏移植术后患者运动处方

序号	方式	频率	强度	持续时间
1	热身、放松(拉伸、运动范围、低强度的有氧运动)	每次	PRE < 11	> 10 分钟
2	有氧运动： 术后前 6 周：走(运动平板、室内、室外)、功率车(直立、卧)。术后 6 周：四肢联动仪、椭圆机、划船、手摇车、慢跑(运动平板、过道、户外)、水上运动	每周 5~7 次(3 次有监护，≥ 2 次独立)	PRE 12~16(如果运动 HR 反应正常，50%~80% 的 HRR)	每次 5~10 分钟或更久；每次增加 5 分钟；增加至每次 30~60 分钟；可使用间歇、持续或间隔的方法
3	力量训练(如力量训练器、举重器、弹性带，包括主要肌肉群的运动)	每周不连续的 2~3 次	手术后的 6~8 周开始第一次：上肢举升 < 10lb，否则 RPE 12~16	1~3 组，每组 8~15 次缓慢重复

注：RPE，自觉疲劳程度等级(6~20)；HR，心率；HRR，心率储备

（2）持续时间：以规定的强度进行最短 20 分钟的锻炼，锻炼前后需要进行热身运动和放松运动，这一点非常重要。

（3）频率：应在监督下进行运动，一周 3 次，至少持续 6~8 周。一些训练方案需要持续 12 周。推荐隔日步行。考虑到早期排斥反应或感染可妨碍训练数日，故通常需要延长该时间表。没有研究表明需要进行心电图监测。

（4）加大训练力度：在规划训练方案时应逐渐增加运动量，这一点对于促进功能改善很重要，在方案施行早期即可能出现功能改善。RPE 为 11~13 通常会导致早期失健。因此，应尽力使强度至少增加至 RPE 13~15，以接近通气阈值，而运动也可改善通气阈值。如果已根据经验制定了工作负荷水平，则应在训练方案中纳入随时间推移逐渐增加强度的计划。

（5）抗阻训练：虽然尚未对移植受者接受抗阻训练进行充分研究，但该训练可以安全进行，且能提高患者处理日常活动的力量和灵活性。如上所述，强度逐渐增加的抗阻训练计划可改善骨骼肌的纤维类型，同时增加氧化能力以加强工作。因此，推荐在有氧训练计划的基础上增加抗阻训练方案。

在完成初始的心脏康复方案后，应重复进行运动心肺功能测试，以便升级运动处方。应鼓励患者将锻炼和活动作为一种生活方式。应监督患者对体力活动的依从性，方法与监督患者对药物治疗的依从性相似。

4. 门诊运动处方　在患者出院前应对患者进行运动心肺功能测试，以更好地制定门诊运动处方。在患者出院时，心脏康复团队的医生应为移植患者制定基于家庭的运动训练方案，并详细说明出院后如何继续运动，并为日常生活活动提供指导。应鼓励移植患者尽快加入门诊运动训练。

理想情况下，患者应该在有监测的环境中进行独立运动。移植中心通常会要求患者待在离移植中心较近的地方，以便进行为期 3 个月的密切随访。在开始门诊运动项目前没必要进行分级运动试验，但 6 分钟步行试验有助于评估患者的体能。在维持阶段，移植

患者应在不受监督的情况下,继续进行基于家庭的运动训练方案。具体运动处方可参考表 10-3-1。

小结:心脏移植患者术后的运动试验和运动训练包括有氧运动和力量训练,这是关键部分。患者应长期不间断地在监护下运动训练、独立运动,或进行监护和无监护相结合的运动训练。

(管霞飞 王 磊)

参 考 文 献

[1] 沈卫峰,张凤如.心力衰竭的管理:内科卷.上海:上海科学技术出版社,2010

[2] Benjamin EJ, Blaha MJ, Chiuve SE, et al. Heart Disease and Stroke Statistics-2017 Update: A Report From the American Heart Association. Circulation, 2017, 135(10): e146-e603

[3] 陈伟伟,高润霖,刘力生,等.《中国心血管病报告2017》概要.中国循环杂志,2018,33(1): 1-8

[4] 张健,陈兰英.心力衰竭.北京:人民卫生出版社,2011

[5] Jacquet LM. The History of Research on Ventricular Assist Devices and Total Artificial Heart//Picichè M. Dawn and Evolution of Cardiac Procedures. Milan: Springer-Verlag, 2013: 295-302

[6] Rose EA, Gelijns AC, Moskowitz AJ, et al. Long-term use of a left ventricular assist device for end-stage heart failure. N Engl J Med, 2001, 345: 1435-1443

[7] Barsanti C, Trivella MG, D aurizio R, et al. Differential regulation of MicroRNAs in End-Stage failing hearts is associated with left ventricular assist device unloading. Biomed Res Int, 2015, (1): 592-512

[8] Bhimaraj A, Uribe C, Suarez EE. Physiological impact of continuous flow on end-organ function: clinical implications in the current era of left ventricular assist devices. Methodist Debakey Cardiovasc J, 2015, 11: 12-17

[9] Baldauf C, Schneppenheim R, Stacklies W, et al. Shear-induced unfolding activates von Willebrand factor A2 domain for proteolysis. J Thromb Haemost, 2009, 7: 2096-2105

[10] Kirklin JK, Naffel DC, Pagani FD, et al. Sixth INTERMACS annual report: a 10,000-patient database. J Heart Lung Transplant, 2014, 33: 555-564

[11] Boyd AJ, Jorde UP, Sun B, et al. Pre-operative risk factors of bleeding and stroke during left ventricular assist devices support: an analysis of more than 900 HeartMate II outpatients. J Am Coll Cardiol, 2014, 63: 880-888

[12] Loyaga-Rendon RY, Plaisance EP, Arena R, et al. Exercise physiology, testing, and training in patients supported by a left ventricular assist device. J Heart Lung Transplant, 2015, 34: 1006-1016

[13] Alsara O, Perez-Terzic RW, Squires S, et al. Is exercise training safe and beneficial in patients receiving left ventricular assist device therapy? J Cardiopulm Rehabil Prev, 2014, 34: 233-240

[14] Corra U, Pistono M, Mezzani A, et al. Cardiovascular prevention and rehabilitation for patients with ventricular assist device: from exercise therapy to long-term therapy part I: exercise therapy. Monaldi Arch Chest Dis, 2011, 76: 27-32

[15] Ben Gal T, Piepoli MF, Corra U, et al. Exercise programs for LVAD supported patients: a snapshot from the ESC affiliated countries. Int J Cardiol, 2015, 201: 215-219

[16] Morrone TM, Buck LA, Catanese KA, et al. Early progressive mobilization of patients with left ventricular assist devices is safe and optimizes recovery before heart transplantation. J Heart Lung Transplant, 1996, 15: 423-429

[17] Perme CS, Southard RE, Joyce DL, et al. Early mobilization of LVAD recipients who require prolonged mechanical ventilation. Tex Heart Inst J, 2006, 33(2): 130-133

[18] Kennedy MD, Haykowsky M, Humphrey R. Function, eligibility, outcomes, and exercise capacity associated with left ventricular assist devices. Exercise rehabilitation and training for patients with ventricular assist devices. J Cardiopulm Rehabil, 2003, 23: 208-217

[19] Lund LH, Khush KK, Cherikh WS, et al. The Registry of the International Society for Heart and Lung Transplantation: Thirty-fourth Adult Heart Transplantation Report-2017; Focus Theme: Allograft ischemic time. J Heart Lung Transplant, 2017, 36(10): 1037-1046

[20] 何嘉凌. 关于心脏移植的文献计量学分析. 科技情报开发与经济, 2009, 19(8): 111

[21] Chambers DC, Yusen RD, Cherikh WS, et al. The Registry of the International Society for Heart and Lung Transplantation: Thirtyfourth Adult Lung And HeartLung Transplantation Report-2017; Focus Theme: Allograft ischemic time. J Heart Lung Transplant, 2017, 36(10): 1047-1059

[22] 石炳毅. 继往开来, 中国器官移植的发展现状——在 2018 年中华医学会器官移植学年会上的报告. 器官移植, 2019, (1): 32-35

[23] Lu WH, Palatnik K, Fishbein GA, et al. Diverse morphologic manifestations of cardiac allograft vasculopathy: A pathologic study of 64 allograft hearts. J Heart Lung Transplantation, 2011, 30(9): 1044-1050

[24] Taylor DO, Edwards LB, Boucek MM, et al. Registry of the International Society for Heart and Lung Transplantation: twenty-second official adult heart transplant report—2005. J Heart Lung Transplantation, 2010, 29(10): 1089-1103

[25] Dew MA, DiMartini AF. Psychological disorders and distress after adult cardiothoracic transplantation. J Cardiovasc Nurs, 2005, 20(5 Suppl): S51-S66

[26] Kugler C, Malehsa D, Tegtbur U, et al. Health-related quality of life and exercise tolerance in recipients of heart transplants and left ventricular assist devices: A prospective, comparative study. Journal of Heart & Lung Transplantation, 2011, 30(2): 0-210

[27] Trevizan FB, Miyazaki MCOS, Silva YLW, et al. Quality of Life, Depression, Anxiety and Coping Strategies after Heart Transplantation. Revista Brasileira de Cirurgia Cardiovascular, 2017, 32(3): 162-170

[28] Butler J, Khadim G, Paul KM, et al. Selection of patients for heart transplantation in the current era of heart failure therapy. Journal of the American College of Cardiology, 2004, 43(5): 787-793

[29] Lietz K, Miller LW. Improved survival of patients with endstage heart failure listed for heart transplantation: analysis of organ procurement and transplantation network/US United Network of Organ Sharing data, 1990 to 2005. Journal of American College of Cardiology, 2007, 50(13): 1282-1290

[30] Renlund DG, Taylor DO, Ensley RD, et al. Exercise capacity after heart transplantation: influence of donor and recipient characteristics. J Heart Lung Transplant, 1996, 15(1 Pt 1): 16-24

[31] Lord SW, Brady S, Holt ND, et al. Exercise response after cardiac transplantation: correlation with sympathetic reinnervation. Heart, 1996, 75: 40

[32] Costanzo MR, Dipchand A, Starling R, et al. The International Society of Heart and Lung Transplantation Guidelines for the care of heart transplant recipients. Journal of Heart and Lung Transplantation, 2010, 29(8): 914-956

[33] Group J JW. Guidelines for rehabilitation in patients with cardiovascular disease (JCS 2012). Circulation Journal Official Journal of the Japanese Circulation Society, 2014, 78(8): 2022-2093

[34] Hatt K, Kinback NC, Shah A, et al. A Review of Lung Transplantation and Its Implications for the Acute Inpatient Rehabilitation Team. PM R, 2017, 9(3): 294-305

[35] Bowman M, Odelli R, Woodbridge G, et al. Outcomes of an Inpatient Rehabilitation Program Following Complicated Cardio-Pulmonary Transplantation. Int J Phys Med Rehabil, 2013, 1(6): 1000-1152

[36] Giannuzzi P, Temporelli PL, Tavazzi L, et al. EAMI—exercise training in anterior myocardial infarction: an ongoing multicenter randomized study. Preliminary results on left ventricular function and remodeling. The EAMI Study Group. Chest, 1992, 101: 315S

[37] Giannuzzi P, Tavazzi L, Temporelli PL, et al. Long-term physical training and left ventricular remodeling after anterior myocardial infarction: results of the Exercise in Anterior Myocardial Infarction(EAMI)trial. EAMI Study Group. J Am Coll Cardiol, 1993, 22: 1821

[38] Piña IL, Apstein CS, Balady GJ, et al. Exercise and heart failure: A statement from the American Heart Association Committee on exercise, rehabilitation, and prevention. Circulation, 2003, 107: 1210

[39] O'Connor CM, Whellan DJ, Lee KL, et al. Efficacy and safety of exercise training in patients with chronic heart failure: HF-ACTION randomized controlled trial. JAMA, 2009, 301: 1439

[40] Whellan DJ, O'Connor CM, Pina I. Training trials in heart failure: time to exercise restraint? Am Heart J, 2004, 147: 190

[41] Balady GJ, Ades PA, Bittner VA, et al. Referral, enrollment, and delivery of cardiac rehabilitation/secondary prevention programs at clinical centers and beyond: a presidential advisory from the American Heart Association. Circulation, 2011, 124: 2951

[42] Balady GJ, Williams MA, Ades PA, et al. Core components of cardiac rehabilitation/secondary prevention programs: 2007 update: a scientific statement from the American Heart Association Exercise, Cardiac Rehabilitation, and Prevention Committee, the Council on Clinical Cardiology; the Councils on Cardiovascular Nursing, Epidemiology and Prevention, and Nutrition, Physical Activity, and Metabolism; and the American Association of Cardiovascular and Pulmonary Rehabilitation. Circulation, 2007, 115: 2675

[43] Shiner CT, Woodbridge G, Skalicky DA, et al. Multidisciplinary inpatient rehabilitation following heart and/or lung transplantation - examining cohort characteristics and clinical outcomes. PM R, 2019, 11(8): 849-857

[44] Yardley M, ullestad L, Bendz B, et al. Long-term effects of high-intensity interval training in heart transplant recipients: A 5-year follow-up study of a randomized controlled trial. Clin Transplant, 2017, 31(1): doi: 10. 1111/ctr. 12868

[45] Marzolini S, Grace SL, Brooks D, et al. Time-to-referral, use, and efficacy of cardiac rehabilitation after heart transplantation. Transplantation, 2015, 99: 594

第十一章 心脏重症患者心脏康复

心脏重症包括原发心脏病严重到影响生命的心功能不全、原发心脏病同时合并其他脏器的功能障碍，以及各种介入手术后、心脏外科手术后康复。心脏重症中实时的监护系统、心脏支持系统和其他脏器支持手段共同构成了现代心脏重症的基础。心脏重症与综合重症的主要区别在于目标人群的不同，综合重症患者心功能好，外周脏器功能不全，心脏重症大多外周脏器功能好，心功能不同程度受损。

心脏康复是通过综合的、整体的康复医疗，包括采用主动积极的身体、心理、行为和社会活动的训练与再训练，改善心血管疾病引起的心脏和全身功能低下，预防心血管事件的再发，改善生活质量，回归正常社会生活而进行的系统性治疗。心脏康复可以大幅度降低心血管疾病患者的死亡率和复发率，提高临床心血管疾病治疗的有效性，降低医疗费用并明显提高患者的生活质量。早在 1967 年 Carroll 就指出在冠心病监护病房开展早期心脏康复的重要性。众多资料证实，长期卧床是心脏重症患者发生多种并发症的高危因素。①呼吸方面，因呼吸运动受限，分泌物排出不畅易导致肺炎、肺不张。②心血管方面，活动减少时，骨骼肌收缩减少，回心血量减少，致有效循环血容量不足、颈动脉压力感受器反射抑制，易发生体位性低血压；还因静脉血流变慢，血液瘀滞致深静脉血栓形成甚至重要脏器栓塞。③活动减少后，肌纤维萎缩和缩短、肌腱韧带失去正常的柔韧性致肌肉萎缩、骨质疏松、关节痉挛、功能紊乱等。④长期卧床，体表骨隆突和床褥之间的皮肤组织、肌肉持续受压，局部缺氧、血管栓塞、组织坏死溃疡，形成压疮。⑤其他方面包括便秘、肠梗阻、尿潴留、高血糖、胰岛素抵抗等。任何躯体器质性病变都可致患者心理障碍，包括抑郁、失落、谵妄等。所以心脏重症患者早期康复是非常有必要的。

第一节 运动治疗对心脏重症患者的作用机制

运动对免疫系统有直接的影响，主要体现在自然杀伤（NK）细胞和 T 细胞，其机制是通过低剪切力的肾上腺信号通路诱导增加 NK 细胞和 T 细胞的浓度。运动可以促进肾上腺素水平增加，通过 β 肾上腺素受体通路增加 NK 细胞浓度，进而起到保护机体的作用。有研究证明，运动可以使 NK 细胞蛋白 46（NKp46）、NKG2D 分子（NKG2D）、CD68、CD8、CD3、CD4和 NK 细胞免疫相关因子等升高，一定程度上促进全身炎症反应的恢复。运动除了可以改善微循环的缺氧，还可以通过增加细胞黏附因子和允许免疫细胞外溢来提高细胞免疫。运动可以通过肌肉收缩引起免疫细胞活动，进而释放具有免疫调节作用的细胞因子。这些细胞因子主要是白介素（IL）-7 和 IL-15，IL-15 可以诱导 NK 细胞和 T 细胞的趋化、扩增和繁殖。因此，适当的运动锻炼可以提高机体的免疫功能，提高机体对外界刺激的适应能力。

运动训练可以降低全身炎症反应，因此，很多试验都在尝试应用运动训练来降低脓毒症和／或肿瘤患者的全身炎症反应。这些研究的结论是，适当的运动训练可以降低全身炎症反应,如 C 反应蛋白(CRP)、IL-6 和肿瘤坏死因子(TNF)-α 等。脓毒症可诱发肝脏的炎症反应,进而导致多器官功能衰竭甚至死亡,研究证明,运动可以降低脂多糖诱导的 IL-6 信号通路和其他炎症因子(IL-10、TNF-α 和趋化因子 C 等)mRNA 的表达,进一步来降低脂多糖诱导的脓毒症炎症反应。运动可导致机体血浆中 IL-6 水平增高,并直接导致 IL-6Rα 表达或 IL-6 介导的反氏信号通路活化,进而引起血浆中 IL-6 水平增高。运动可以导致循环中的中性粒细胞增加,与增加 NK 细胞和 T 细胞不同,在运动后的恢复阶段,循环中的中性粒细胞仍持续增加。因此可以在运动后出现持续的抗炎能力增加。一般来说,运动后导致肌肉组织释放细胞因子,进而调节能量交换,促进肌肉和器官中的新陈代谢。这些细胞因子主要包括 IL-6 和 IL-7。也有研究证明,运动可以使 IL-6、IL-10 和 TNF-α 等抗炎因子升高,进而促进全身炎症反应的恢复。因此,运动训练可以提高机体抗炎反应的能力,这可能对于抗击炎症反应有积极的意义。

第二节　心脏重症患者早期康复的安全性和可行性

很多学者顾虑心脏重症患者早期康复治疗过程中可能会干扰血流动力学稳定性、体内导管脱离及加重患者病情等并发症,严重者引发差错事故甚至医疗纠纷。然而,大量研究表明在采取适当保护措施的前提下,带有气管导管或气管切开套管进行机械通气的患者都是可以安全活动的,监护及生命支持设备包括呼吸机等都不应成为限制早期康复治疗的因素。研究表明,早期康复治疗导致跌倒、胃管脱出、循环波动、血氧饱和度低于 80% 等并发症的发生率不足 1%,且没有出现气管导管脱出或外伤发生,没有延长 ICU 住院时间及增加住院费用。美国的一项研究证明,在 ICU 经过培训的护士可以很安全地完成机械通气患者的早期活动,包括在床上翻身、在床上坐起来和下床到训练器上参加训练,这些活动可以减少 ICU 患者功能的减退。一些专家也认为,在床上或床下活动不是气管插管或气管切开患者的禁忌证。并且推荐了不同疾病安全活动的指导方案。因此,整体来说,对于 ICU 的心脏重症患者,只要原发病得到控制或好转,生命体征平稳(用或不用血管活性药物),就可以在密切监测下实施早期康复训练,且是安全可行的。

第三节　心脏重症患者早期接受康复治疗的时机

Bailey 等研究认为,早期康复活动应与临床治疗同时进行,患者入住 ICU 的 24 小时即可评估患者是否适合进行康复治疗并制定对应的治疗方案。符合下述情况即可考虑开展:心率 > 40 次 /min 或 < 120 次 /min;SBP ≥ 90mmHg 或 ≤ 180mmHg,和 / 或 DBP ≤ 110mmHg,平均动脉压(MBP)≥ 65mmHg 或 ≤ 110mmHg;呼吸频率 ≤ 25 次 /min;血氧饱和度 ≥ 90%,机械通气吸入氧浓度(FiO$_2$)≤ 60%,呼气末正压(PEEP)≤ 10cmH$_2$O(1cmH$_2$O=0.098kPa);使用小剂量血管活性药物支持,多巴胺 ≤ 10mg/(min·kg)或去甲肾上腺素 / 肾上腺素 ≤ 0.1mg/(min·kg),即可实施康复介入。对于不宜开展早期康复的情况,Adler 等认为当患者存在以下情况时暂不宜进行早期康复治疗:

1. 心率　超过年龄允许的最高心率的 70%;在静息心率的基础上下降 > 20%;< 40 次 /min

或 > 130 次/min；出现新的心律失常；应用新的抗心律失常药物；出现新的心肌梗死。

2. 血氧饱和度 < 88%。

3. 血压 收缩压 > 180mmHg 或有直立性低血压；平均动脉压 < 65mmHg 或 > 110mmHg；新加了血管升压药物种类或计量。

4. 呼吸频率 < 5 次/min 或 > 40 次/min。

5. 机械通气 $FiO_2 \geq 60\%$，$PEEP \geq 10cmH_2O$；人机对抗；通气模式为控制通气。

6. 其他情况 镇静或昏迷[躁动镇静评分（RASS）≤ 3]；患者明显躁动，需要加强镇静剂量，RASS > 2 分；患者不能耐受活动方案；患者拒绝活动。

值得注意的是，重症患者的情况变化迅速，因此每次对患者进行康复治疗前和治疗中都应考虑其风险与益处。在康复治疗过程中出现以下情况时则需要终止治疗：

1. 收缩压 < 90mmHg 或 > 200mmHg，平均动脉压 < 65mmHg，不稳定的心律或需要用抗心律失常药物，需要使用血管活性药物，有活动性出血，使用主动脉球囊反搏，出现急性心肌梗死。

2. 急性颅内或蛛网膜下腔出血，颅内损伤，缺血性卒中，不稳定的颈椎骨折和脊髓损伤，神经功能恶化，需颅内压监测及脑室引流。

3. $FiO_2 > 60\%$，$PEEP > 10cmH_2O$，呼吸 > 35 次/min，需压力控制通气或使用神经肌肉阻滞剂。其他需停止的情况还包括：患者感到费力，出现胸痛、眩晕、出汗、疲乏及严重呼吸困难，血氧饱和度 < 90% 等。

第四节 心脏重症患者评估

对重症患者的评估包括病情评估和功能评估，病情评估包括急性生理学与慢性健康状况评分系统Ⅱ（acute physiology and chronic health evaluation Ⅱ，APACHE Ⅱ）和序贯性器官功能衰竭评分（sequential organ failure assessment，SOFA）Ⅲ。ICU 中常用的意识状态评估包括：①格拉斯哥昏迷量表（glasgow coma scale，GCS）；② RASS 评分，从 +4 至 -5 分之间共 10 个分值，代表患者从"有攻击性"到"昏迷"程度的逐渐加深，理想的镇静状态为 -2 至 0 分，此时的患者处于睡眠状态而且易于唤醒；③标准化的 5 个问题（standardized five questions，S5Q），即对患者提出 5 个要求，包括睁眼或闭眼、看着我、张嘴伸舌、摇头、皱眉，每项为 1 分，根据患者配合情况来判断患者的协作能力。

对 ICU 患者运动功能的评估主要包括以下几种：

1. 肌张力评定。

2. 英国医学研究委员会（UK Medical Research Council，MRC）肌力评定。

3. 关节活动度（range of motion，ROM）评定。

4. 切尔西重症功能评估工具（chelsea critical care physical assessment tool，CPAx）评分，其内容包含对呼吸、咳嗽、转移功能及抓握力的评估，根据临床反馈，该评估工具在对重症患者使用时有良好依从性，可用于患者功能情况的评价和康复治疗计划的制订。

5. Borg 主观疲劳程度量表评定，在意识清楚的患者进行主动活动时，可根据患者的自认疲劳程度来选择治疗强度。

第五节　心脏重症患者运动治疗方法

临床实践中,运动功能训练根据患者的意识水平分为 2 种:①可配合的患者尽量做主动活动;②不可配合的患者做被动活动。在不同恢复时期,康复治疗方案应根据患者的情况进行调整。每次治疗时都要监测安全参数的变化情况,并记录治疗的实施情况。

1. 对于意识水平较低的患者(RASS 评分 < –2 分,S5Q 评分 < 3 分),主要行被动活动。

(1)为了预防呼吸机相关性肺炎及肌肉痉挛,首先应给予正确的体位摆放,包括床头抬高、侧卧位及抗痉挛肢体位的摆放。

(2)为了预防下肢深静脉血栓,可每天给予间歇充气加压治疗和被动活动。

(3)为了预防关节挛缩和肌张力增高,应每天给予全范围的关节被动活动。对于可能出现或已经出现关节挛缩的患者,则予以肌肉牵伸、矫形支具固定或四肢被动活动;另外可根据患者情况进行功率自行车训练、持续被动活动或神经肌肉电刺激,以维持或改善肌肉功能。

2. 对于有意识并可执行指令的患者(RASS 评分 ≥ –2,S5Q 评分 ≥ 3 分),应鼓励患者主动活动。

(1)为了预防关节挛缩和肌张力增高,患者每天应进行主动的关节活动度训练。

(2)为了防止肌肉萎缩并改善头颈部、躯干及四肢的肌肉力量,建议患者在治疗师的协助下进行肌力训练;治疗强度应循序渐进,根据患者的完成情况进行调整,一般推荐训练强度维持在患者 Borg 评分 11~13 分;在患者可耐受的范围内可适当加强训练,如增加次数至 10 次 / 组,增加组数至 3 组,增加强度至 Borg 评分 13 分,增加频率至 2 次 /d。

3. 对于意识清楚且可以在床上完成主动活动的患者,应提高患者的床边及离床运动功能。

2008 年的一项纳入 330 例因呼吸衰竭需要机械通气而入住 ICU 的患者研究,观察组患者在机械通气 48 小时内即开始进阶的运动功能训练,包括被动活动、肌力训练、床边坐、转移至床旁轮椅及床边站立等,结果显示,观察组患者可离床时间比对照组提前 6 天左右,可见对 ICU 重症患者进行床边及离床活动是可行的,具体步骤如下:

(1)(无)帮助下坐在床上(如果上肢 MRC 肌力评定 ≥ 3 分,则过渡到 2 级)。

(2)(无)帮助下坐于床边(如果无帮助下能做到 2 级且下肢 MRC 肌力评定 ≥ 3 分,则过渡到 3 级)。

(3)从床上转移到椅子上(如果转移时仅需少量帮助则过渡到 4 级)。

(4)站立,原地踏步。

(5)帮助或不帮助下的步行。

第六节　心脏重症患者呼吸功能治疗

心脏重症患者肺通气和 / 或换气功能下降,动脉血氧分压低于正常范围,伴或不伴二氧化碳分压升高,提示存在呼吸功能障碍,是死亡率增高及住院时间延长的重要原因,必须及时介入呼吸管理。呼吸康复是呼吸管理的重要环节。有意识障碍、呼吸困难、咳排痰能力下降、机械通气、ICU 滞留预期较长、存在 ICU 获得性肌病等重症患者,均是呼吸障碍的高危人群,应列为重点关注对象,予尽早进行呼吸功能评定,介入呼吸康复。

1. 一般评定　呼吸频率及节律、呼吸运动模式、胸廓活动度、对称性、呼吸肌等评估;咳嗽及咳痰能力的评估;肺部听诊。

2. 实验室评定　血液生化、血气分析、血氧饱和度监测。

3. 影像学及超声评定　胸部 X 线、CT、超声等。

4. 量表评定呼吸功能评定　如潮气量、肺活量及气道阻力等;生活质量评定、吞咽能力评定等。运动心肺功能测试是对意识改善已逐渐下床活动患者评估呼吸功能的重要手段。

5. 机械通气相关指标　对于机械通气患者的评估至关重要。

对于无法配合的患者,首先可给予体位引流、胸部叩击和振动以帮助患者排出痰液,改善肺通气和血流的比例。患者处于特殊训练体位,可增高呼吸气流流速、促进痰液清除、改善氧合和血流动力学状态。另外,可对患者进行配合度需求较低的膈肌抗阻训练,通过逐步增加膈肌的负荷,使患者呼吸肌的强度和耐力在无意识的状态下得到加强。若患者尚未撤机,治疗师可在 ICU 医师的监护下调节呼吸机参数,给患者提供一个吸气负荷,以锻炼患者吸气肌功能。

对于配合度较好的患者,除上述治疗方法外,可指导患者使用气道廓清技术。气道廓清技术可以在短期内有效地清除气道分泌物,改善呼吸功能。研究表明,呼气正压仪、主动循环呼吸技术(包括呼吸控制、胸廓扩张运动和用力呼吸技术)、体位引流、高频胸壁震荡等气道廓清技术均能获得较好疗效。有一定认知功能且情绪稳定的重症患者在胸廓放松基础上,可以通过各种呼吸运动和治疗技术来重建正常的呼吸模式。包括腹式呼吸训练、抗阻呼吸训练、深呼吸训练、呼吸肌训练等多种方法和技术。对神志清晰、依从性好、咳痰能力下降的患者,应训练正确的咳嗽、排痰方法,常用的咳嗽训练有手法协助咳嗽、物理刺激诱发咳嗽法等。

第七节　心脏重症患者 ICU 获得性肌无力的康复

ICU 获得性肌无力(ICU-AW)是指重症患者出现的进行性全身肢体衰弱,且除重病本身外无其他原因可解释的一组临床综合征。临床上需排除吉兰 - 巴雷综合征、重症肌无力、卟啉病、颈椎病、肌萎缩性侧索硬化、肉毒中毒、血管炎性神经病、Lambert-Eaton 肌无力综合征等其他疾病。ICU-AW 在 ICU 中很常见,且目前还没有特别有效的预防措施,其主要危险因素包括脓毒症、制动、高血糖、肌肉废用、多器官功能障碍、神经肌肉阻滞剂和皮质激素等药物,其中制动是最常见因素之一。长时间制动可导致肌肉蛋白合成减少,尤其下肢肌肉含量明显减少,同时还可导致系统性炎性反应出现,使肌肉破坏和损耗。目前在临床尚无统一的标准来进行诊断,通常运用徒手肌力评定(MMT)以及神经电生理的方法进行综合诊断。这种评定方法简便易行,但需患者清醒和遵嘱动作(如伸舌、睁闭眼)配合检查。

通过早期康复治疗能够增加肌肉力量,减少肌肉萎缩,同时还能减少氧化应激和炎症反应,从而起到预防及治疗 ICU-AW 的作用。对于意识清醒并且有一定肌力的患者建议采用主动的活动度训练方法,主要训练部位除上肢的肩、肘、腕、指和下肢的髋、膝、踝外,同时重视颈部及躯干的活动度训练。并可采取手法治疗的方式进行小关节松动治疗,防止关节囊的挛缩。对于处于镇静状态患者建议每日唤醒,根据病情开展被动锻炼,有助于降低 ICU-AW 的发生率。对于处于意识障碍患者,建议由康复治疗师每日对患者四肢进行被动关节活动,积极维持患者活动度。

常用的肌肉功能康复治疗手段包括肌力诱发训练、肌力分级训练、肌肉电刺激治疗、肌肉按摩、肌肉易化技术等,其训练强度应结合患者病情变化及发展,采取有针对性的治疗。意识清醒患者可选择床旁坐位训练、坐立训练、身体转移训练、床边行走训练。当肌力>4级时,可借助助行器或轮椅在室内步行锻炼下肢功能。

通过刺激神经纤维激活运动神经元,增加肌肉的血流量与收缩力,从而阻止肌肉萎缩,也可使用一定强度的低频脉冲电流,作用于丧失功能的器官或肢体,刺激运动神经,诱发肌肉运动或模拟正常的自主运动来替代或矫正器官和肢体功能,防止肌肉萎缩。同时,危险因素控制尤为重要,包括多器官功能衰竭的治疗、有效控制感染、尽早营养支持、严格控制血糖、避免使用大剂量激素或神经肌肉阻滞药物,减少机械通气等。

第八节　心脏重症患者的心理治疗和营养支持

一、心理治疗

重症患者由于受到严重疾病及在 ICU 内缺乏亲人陪护等因素影响,容易产生焦虑、抑郁及认知障碍,心灵脆弱、悲观,严重者甚至有自杀倾向,心理状态极不健康。通常采用评价情绪状态的量表筛查,推荐躯体化症状自评量表、PHQ-9、GAD-7、综合医院焦虑抑郁量表(HADS)等。心脏重症患者的心理问题来源于对疾病预后的不确定,医护人员用专业知识,通俗易懂的语言向患者讲解有关的医学知识,帮助患者客观的看待自己的病情,解释心脏病预后及所采取的治疗手段,对患者进行解释、劝导、鼓励、暗示以及适当的保证,使其对自己的病情有正确认识,这样才能真正走入患者心里打开患者心结,引领他们走出心理的阴霾。并且主动引导患者构想未来和希望,让患者感受到当下只是暂时的状况,让患者感到现代医学、科学的发达,自己的病会有好的结果。如果患者存在严重的焦虑、抑郁等心理问题,在心理干预的前提下,考虑加用药物治疗并酌情使用中医辨证处方辅助。药物治疗包括选择性 5- 羟色胺再摄取抑制剂、氟哌噻吨美利曲辛及苯二氮䓬类等。

二、营养支持

心脏重症患者筛查与治疗营养不良是术前评估的重要内容,在促进快速康复方面具有重要意义。欧洲营养与代谢协会建议采用以下指标判断患者是否存在重度营养风险:

1. 6个月内体重下降 10%~15% 或更高。

2. 患者进食量低于推荐摄入量的 60%,持续 > 10 天。

3. 体重指数 < 18.5kg/m^2。

4. 清蛋白 < 30g/L(无肝肾功能不全)。

对于心脏术后危重患者肠外营养的应用有以下原则:

1. 按照静息能量消耗量 [30kcal/(kg·d)左右(1kcal=4.19kJ)] 进行营养配给,避免营养过剩,底物应为脂肪 + 葡萄糖 + 氨基酸。

2. 降低葡萄糖在能量配比中的比例为 30%~50%,脂肪 40%~50%。

3. 提高蛋白质供给,降低氮热比为 1g:(100~150)kcal,氮钾比为 1g:5mmol。

肠内营养的选择和治疗尚没有固定标准。各产品按标准配制后所提供的能量均为1kcal/ml，其中脂肪含量相仿，但其蛋白质形式从氨基酸到水解胨化各不相同，理想的肠内营养（EN）合剂应该包含食物纤维，并且应以水解粗蛋白或整蛋白作为蛋白供应（含有酪蛋白等）；配制后的渗透压要低，接近正常肠道渗透压，以减少高渗性腹泻的发生。

第九节 心脏重症患者疼痛管理

成人心脏重症患者疼痛非常常见，女性较男性更明显，疼痛与手术、咳嗽、呼吸锻炼、康复活动有关，心脏重症患者疼痛往往未得到有效处理，定期疼痛评估和治疗可改善患者预后，尤其老年人易发生谵妄，部分患者在心脏术后几年仍面临长期的认知障碍。在镇痛和镇静治疗之前，应尽量明确引起患者产生疼痛及焦虑躁动等症状的原因，尽可能采用各种非药物手段（包括环境、心理、物理疗法）减轻一切可能的影响因素。心脏重症患者镇静、镇痛的目的和意义包括解除一切造成疼痛、焦虑、谵妄的原因：

1. 消除或减轻患者的疼痛及躯体不适感。

2. 帮助和改善患者睡眠，诱导遗忘，减少或消除患者对其在重症监护病房（ICU）治疗期间病痛的记忆。

3. 减轻或消除患者焦虑、躁动甚至谵妄，保护患者的生命安全。

4. 降低患者的代谢速率，减少其氧耗、氧需，减轻各器官的代谢负担。

这些措施可以降低患者的死亡率，改善拔管时间。然而从根本上，心脏重症镇静、镇痛的核心目标为减轻心脏氧耗，赢得时间，让心功能得以恢复。治标的目的是为治本赢得时间，对严重的心功能不全去除诱因后部分顿抑心脏可恢复，并使得治本治疗风险最小且效果最佳。疼痛评估应包括疼痛的部位、特点、加重及减轻因素和强度，最可靠有效的评估指标是患者的自我描述。使用各种评分方法来评估疼痛程度和治疗反应，应该定期进行、完整记录。常用评分方法有：①语言评分法；②视觉模拟法；③数字评分法；④面部表情评分法；⑤术后疼痛评分法；⑥重症监护疼痛观察工具（CPOT）；⑦疼痛行为列表（BPS）。

心脏重症患者进行充分镇痛可避免或减轻焦虑躁动，与镇静药物联合应用可增加疗效，减少用量及不良反应。心脏重症患者采取在镇痛基础上的镇静策略，可以优先处理疼痛，镇痛后再加用合适的镇静药物的原则，两者并行，同时停药时，先停镇静药，镇痛维持一段时间后逐步停药，确保患者的舒适性。在镇静、镇痛实施过程中，应密切进行循环功能监测，包括心率、心律、血压以及及时进行容量状态评估，定时评估镇静深度，同时深入了解各种镇静、镇痛药物对心血管系统的影响，避免过深或过浅，必要时需要根据血流动力学调整液体和缩血管药物应用。

心脏重症康复是心脏功能恢复、建立康复意识、进行康复宣教等的关键时期。有充分的证据证明早期开展心脏康复是安全的、有效的、可行的，众多的心脏康复指南专家共识等均推荐尽早开展心脏康复，患者获益更大。但在临床实践中，患者的参与程度并不理想，这就需要主管医生的转介、患者的接受、心脏康复专业的发展，让我们共同努力使心脏重症患者都能得到恰当的康复治疗，缩短患者入住 ICU 时间，降低心脏重症疾病的复发率和死亡率，使患者能够更好地回归社会。

（郭 兰）

参 考 文 献

[1] 中国心脏重症镇静镇痛专家委员会. 中国心脏重症镇静镇痛专家共识. 中华医学杂志, 2017, 97(10): 726-734

[2] Whellan DJ, Shaw LK, Bart BA, et al. Cardiac rehabilitation and survival in patients with left ventricular systolic dysfunction. American Heart Journal, 2001, 142(1): 160-166

[3] Carroll D. Cardiac rehabilitation: Ⅱ. Coronary care units. Maryland State Medical Journal, 1967, 16(12): 109-111

[4] 尹光啸, 谢晓洁, 宋琴芬, 等. ICU 患者早期活动的研究进展. 中国护理管理, 2016, 16(4): 551-554

[5] 闫鹏, 解立新. 危重症患者肺康复研究进展. 中国实用内科杂志, 2018, 38(5): 27-31

[6] Hopkins R O, Spuhler V J, Thomsen G E. Transforming ICU Culture to Facilitate Early Mobility. Critical Care Clinics, 2007, 23(1): 81-96

[7] Bailey P, Thomsen GE, Spuhler VJ, et al. Early activity is feasible and safe in respiratory failure patients. Critical Care Medicine, 2007, 35(1): 139

[8] Adler J, Malone D. Early Mobilization in the Intensive Care Unit: A Systematic Review. Cardiopulmonary Physical Therapy Journal, 2012, 23(1): 5

[9] 李大亮, 唐国生. ICU 早期康复治疗的研究进展. 医学与哲学(B), 2015, 36(12): 54-57

[10] Larvin M, Mcmahon M J. APACHE- Ⅱ score for assessment and monitoring of acute pancreatitis. Lancet, 1989, 334(8656): 201-205

[11] Moreno R, Amado L, Estrada H, et al. Sepsis-related organ failure assessment(SOFA) as a descriptor of multiple organ failure: A preliminary study. Intensive Care Medicine, 1996, 22(1): S44

[12] Bush SH, Grassau PA, Yarmo MN, et al. The Richmond Agitation-Sedation Scale modified for palliative care inpatients(RASS-PAL): a pilot study exploring validity and feasibility in clinical practice. Bmc Palliat Care, 2014, 13(1): 17

[13] 董晓荷, 曾林芳, 倪朝民. 重症监护病房中的康复治疗研究进展. 中华物理医学与康复杂志, 2018, 40(5): 389-392

[14] Fan E, Cheek F, Chlan L, et al. An Official American Thoracic Society Clinical Practice Guideline: The Diagnosis of Intensive Care Unit-acquired Weakness in Adults. American Journal of Respiratory & Critical Care Medicine, 2014, 190(12): 1437

[15] Fieldridley A, Dharmar M, Steinhorn D, et al. ICU-Acquired Weakness Is Associated With Differences in Clinical Outcomes in Critically Ill Children. Pediatric critical care medicine: a journal of the Society of Critical Care Medicine and the World Federation of Pediatric Intensive and Critical Care Societies, 2015, 17(1): 53

[16] Dettlingihnenfeldt DS, Wieske L, Horn J, et al. Functional Recovery in Patients With and Without Intensive Care Unit-Acquired Weakness. Am J Phys Med Rehabil, 2017, 96(4): 236-242

[17] Freedland KE, Carney RM, Rich MW, et al. Cognitive Behavior Therapy for Depression and Self-Care in Heart Failure Patients: A Randomized Clinical Trial. Jama Internal Medicine, 2015, 175(11): 1773

[18] Cederholm T, Bosaeus I, Barazzoni R, et al. Diagnostic criteria for malnutrition-An ESPEN Consensus Statement. Clinical Nutrition, 2015, 34(3): 335-340

[19] 冯雪, 李四维, 刘红樱, 等. 中西医结合冠状动脉旁路移植术 Ⅰ 期心脏康复专家共识. 中国循环杂志, 2017, (4): 314-317

第十二章

老年冠心病患者心脏康复

第一节 概　述

最近美国一项对 60 万例老年住院的冠心病 [急性冠脉综合征（ACS）、经皮冠状动脉介入治疗（PCI）或冠脉搭桥术（CABG）] 患者 5 年随访的研究发现，心脏康复组患者 5 年病死率较非心脏康复组患者减少 21%~34%，并且不论康复次数的多少均可获益，其中高康复次数（25 次以上）组降低 34%，低康复次数（1~24 次）组降低 21%，效果与心血管疾病预防用药（如他汀类药物或 β 受体阻滞剂）相当，而费用显著低于预防用药。

许多证据已经表明老年冠心病患者参加心脏康复 / 二级预防（CR/SP）能从中获益，其中包括体力活动的增强，生存率的改善以及良好的成本效益。然而，老年人参加 CR/SP 的比例很低，如在美国，心梗后的老年患者参加比例为 14%，搭桥术后为 31%，并且不同年龄段、不同性别、种族之间的老年人群参加的比例亦不尽相同。至于低参与率的原因主要包括内科医生的低推荐率、地理位置因素以及医院在保证 CR/SP 安全实施的自动化程度等。我们对潜在的能参加 CR/SP 的老年患者应积极推荐和招募，因为这些患者往往能从 CR 中获得很大的益处。

第二节　老年冠心病患者的药物方案

国内外冠心病指南一致强调，改善冠心病患者预后的重要措施是使用有充分循证证据的二级预防药物，包括：抗血小板药物、β 受体阻滞剂、ACEI/ARB、他汀类药物。

1. 抗血小板药物　若无禁忌证，所有冠心病患者均应长期服用阿司匹林 80~100mg/d，CABG 后应于 6 小时内开始使用阿司匹林。若不能耐受，可用氯吡格雷 75mg/d 代替。发生 ACS 或接受 PCI 治疗的患者，需联合使用阿司匹林 100mg/d 和氯吡格雷 75mg/d 治疗 12 个月。ACS 患者 PCI 术后也可口服普拉格雷 10mg/d 或替格瑞洛 90mg/d、2 次 /d，代替氯吡格雷联合阿司匹林，疗程为 12 个月。

2. β 受体阻滞剂和 ACEI/ARB　若无禁忌证，所有冠心病患者均应使用 β 受体阻滞剂和 ACEI，如患者不能耐受 ACEI，可用 ARB 类药物代替。β 受体阻滞剂可选择美托洛尔、比索洛尔和卡维地洛，个体化调整剂量，将患者清醒时静息心率控制在 55~60 次 /min 为佳。

3. 他汀类药物　若无他汀使用禁忌证，即使入院时患者 TC 和 / 或 LDL-C 无明显升高，也可启动并坚持长期使用他汀类药物，LDL-C 为主要治疗目标，目标值应该在 1.8mmol/L 以下。

第三节　老年冠心病患者的运动方案

一、运动处方制定的建议

见表 12-3-1。

表 12-3-1　老年冠心病患者运动方案的制定

评估	1. 强烈推荐参加 CR 计划前进行症状限制性运动试验评估。并且这种评估随着临床状况的变化而需要重复进行。测试的内容应该包括心率、心律、症状、体征、ST 段变化、血流动力学情况、自我疲劳程度、运动耐量等
	2. 根据患者上述运动试验的评估结果，对患者进行危险分层，确定需要监护的强度，我们建议使用 AHA 和美国心肺康复学会（AACVPR）推荐的危险分层图表进行危险分层
干预	1. 制定基于评估结果、危险分层以及并存的疾病情况（如外周血管疾病、骨骼肌肉疾病等）的个体化运动处方，包括有氧运动和抗阻训练，并且运动处方的内容也应该让推荐医生过目，必要时进行修改，运动处方应该包括运动频率（F）、运动强度（I）、运动时间（D）、运动方式（M）
	（1）有氧训练：F=3~5d/ 周；I=50%~80% 的运动耐量；D=20~60 分钟；M= 步行、活动平板、骑脚踏车、划船、爬楼梯、四肢测功以及其他适合的连续性或间断性运动训练
	（2）抗阻训练：F=2~3d/ 周；I= 每组 10~15 次至中度强度的疲劳；D=1~3 组，8~10 次不同四肢的运动训练；M= 健美体操、弹力带、举哑铃、力量训练器、拉力器等
	2. 在每个运动阶段中应包括热身运动、恢复运动和适应性训练
	3. 如果患者的临床情况有变化随时调整运动处方
预期目标	1. 患者了解运动中的安全问题，包括预警性的症状和体征
	2. 患者的心肺功能、柔韧性以及肌肉的耐力和力量得到提高
	3. 减轻患者的症状，社会心理问题得到改善
	4. 患者的总体心血管风险、死亡率得到下降

老年心血管患者有很高的致残率，而导致高致残率的众多因素中除了本身的急性冠脉事件外，老年人中并存的外周血管疾病、慢性阻塞性肺疾病、关节炎、抑郁、2 型糖尿病等，也是重要的致残因素。并且随着年龄的增长，老年人的活动能力也越来越差。

二、基线评估需要特别注意的要素建议

1. 精神状态。
2. 步态和平衡。
3. 视觉和听觉。
4. 身体功能和居家活动需求。
5. 搭乘交通工具的需求。
6. 社会心理评估　①远离社会；②抑郁和焦虑。
7. 身体能够操作康复设备。

8. 营养评估。

健康状况较差的老年患者通常在进行基本的运动耐量测试时就会遇到困难,这时候我们就需要通过物理治疗师或运动生理学方面的专家对其进行个体化的评估,如 6 分钟步行试验、时间限制性上楼梯试验或模拟日常生活活动等,这些次级量评估方法也能被用来评估老年人的功能状态。

三、抗阻训练运动方案的建议

老年冠心病患者的运动训练应该包括优化的抗阻训练和行走,因为抗阻训练能改善肌肉力量、平衡、协调性和行走耐力,而行走能改善有氧状态和预后,它是最基本的家庭活动需求。尽管 Borg 分级也能指导设定抗阻训练的强度,但抗阻训练的强度应该还是通过 1RM 的计算来认真设定(表 12-3-2)。

表 12-3-2　老年冠心病患者抗阻训练运动方案

强度	50%~80% 1RM
重复次数	10~15,伴随适量的健身操,避免屏气或力竭运动
组数	1 或 2
频率	每周 2~3 次
形式	下肢活动:前腿肌伸展活动(股四头肌)
	抬腿(臀肌、股四头肌)
	屈腿(腿筋)
	上肢活动:卧推(胸大肌)
	压肩(三角肌、肱三头肌)
	屈臂(肱二头肌)
	肱三头肌伸展运动(肱三头肌)
	斜下拉(背阔肌)

四、安全等特殊问题的建议

(一)一般事项

1. 应考虑到老年人的肌肉骨骼功能的日渐衰退,活动能力的下降,反应迟钝,短时记忆力减退,平衡、认知功能下降,感官能力下降以及并存的疾病较多。

2. 地面应该做防滑处理。

3. 配偶或家庭其他成员的作用。

(二)运动训练

1. 固定设备;增加安全配件,如上下自行车时有可供踩踏的凳子;有足够的移动空间;有足够的活动时间。

2. 反复提示;张贴图片提醒;用暗示卡。

3. 关注日常生活能力,感兴趣的娱乐活动,独立生活能力。

(三)教育

1. 教育资料应考虑到老年人的感官减退,如对听力障碍的患者用文字来指导,对视力较差的患者用大字打印。

2. 开设白天课程,因为很多老年人不愿意在天黑开车或运动。

3. 提供个体化的内容不多的经常反复出现的信息,以求最好的学习效果。

4. 应考虑到老年人的社会孤独感。

5. 明确学习障碍的原因。

长期 CR/SP 有利于消除老年人的社会孤独感和抑郁情绪。事实上,抑郁的改善与家庭生活能力的提高密切相关。运动时间和频率的增加应先于运动强度的增加。除非当患者的身体状态明显的好转时我们才增加运动强度。长期参与 CR/SP 的老年患者无论在体力上还是在社会心理上都能取得很大的进步,所以患者应该被强烈推荐参与 CR/SP。

第四节　老年冠心病患者的心理康复方案

一、心理康复评定

老年冠心病患者的症状与精神心理状态密切相关。患者的情绪体验有时很难与冠心病发作时的症状鉴别。心理因素评估尤为重要,简短三句话可初步筛出阳性患者。如:①睡眠质量如何,白天精神状态怎么样? ②每日是否有无故烦躁,心烦意乱,做什么事情都没有兴趣? ③是否有心前区反复不适,反复检查无明显异常的情况等。另外可以采用心理评估量表全面评估患者心理状况,推荐使用躯体化症状自评量表、患者健康问卷 9 项(PHQ-9)、广泛焦虑问卷 7 项(GAD-7)、汉密尔顿抑郁 / 焦虑量表(HAMD/HAMA)等。

二、心理康复治疗

对于老年冠心病的治疗,需要采用综合的生物 - 心理 - 社会医学模式。综合心理干预治疗在冠心病治疗中的地位越来越重要。冠心病患者学会自我情绪调节,保持情绪稳定,不仅有助于消除冠心病病因,控制疾病的发展,更好发挥药物治疗的作用,而且也有助于预防心肌梗死、猝死等心血管不良事件的发生。

1. 认知行为治疗　通过改变患者的看法与态度改善患者的心理问题,比如:老年冠心病患者的健康教育、不合理认知的分析及合理替代、良好的社会支持环境等。

2. 心理咨询与心理治疗　由精神心理科医师定期进行心理咨询与治疗并贯彻于冠心病治疗的各阶段,患者获得慰藉,稳定情绪,消除紧张,发挥主观能动性,树立治疗信心,提高治疗依从性。

3. 松弛疗法　通过特定训练,有意识地控制自身心理生理活动,以达降低机体唤醒水平,调整机体紊乱状况,身心达到理想的放松状态。其中包括肌肉放松训练、想象放松训练、深呼吸放松训练及静默放松训练等。

4. 生物反馈治疗　通过患者生理或病理信息的自身反馈,以消除病痛,恢复身心健康。

5. 渐进性康复运动　渐进性康复运动不仅能够放松身心,缓解焦虑抑郁,同时还能改善心肌血供,促进侧支循环的建立,减少不良心血管事件的发生。

对于合并精神心理问题的老年冠心病患者,采用药物治疗精神心理问题时需要遵从以下治疗原则:①心理疾病的评估与诊断确切;②全面评估老年患者的机体状况,评估药物间相互作用，遵循个体化；③最低有效剂量使用，逐步加至有效治疗剂量，提高治疗的依从性；④足量、足疗程治疗；⑤反复与患者进行有效沟通，提高患者治疗的依从性。

有安全性证据用于老年冠心病患者的抗抑郁焦虑药物包括以下几种：

1. 选择性 5- 羟色胺（5-HT）再摄取抑制剂（selective serotonin reuptake inhibitor，SSRI） 代表药物舍曲林片、西酞普兰片等，是目前治疗焦虑抑郁的一线药物，起效缓慢，适用于达到适应障碍或更慢性的焦虑和抑郁情况。建议从最低剂量的半量开始，缓慢加量至最低有效剂量。

2. 苯二氮䓬类 常用于治疗焦虑和失眠。起效较快，但有一定成瘾性。老年冠心病患者代谢较慢，常作为短期辅助用药，需警惕肌松作用、呼吸抑制及跌倒风险。

3. 唑吡坦和佐匹克隆为非苯二氮䓬类新型助眠药物，起效快，没有肌松作用和成瘾性。但对抗焦虑、延长睡眠时间作用不大。

另外还有：① 5-HT 受体拮抗和再摄取抑制剂（SARI），代表药物曲唑酮等，主要用于有轻、中度焦虑、抑郁合并失眠的患者，一般晚饭后或者睡前服用。② 5-HT 和去甲肾上腺素再摄取抑制剂（SNRI），代表药物文拉法辛、度洛西汀等，具体抗焦虑和抑郁药物作用，需要警惕高血压等心血管风险。③去甲肾上腺素能和特异性 5-HT 能抗抑郁剂（NaSSA）类药物米氮平，具有助眠作用，一般睡前服用，但有体重增加、过度镇静、糖脂代谢紊乱等风险。④ 5-HT 部分激动剂，代表药物丁螺酮、坦度螺酮等，具有抗焦虑作用，起效较慢，治疗上常作为增效剂使用。

第五节　老年冠心病患者的戒烟方案

一、目标

彻底戒烟，并远离烟草环境，避免二手烟的危害。

二、推荐措施

每次诊视询问吸烟情况并记录在病历中，劝导每个吸烟者戒烟，评估戒烟意愿的程度，拟定戒烟计划，给予戒烟方法指导、心理支持和 / 或戒烟药物治疗，定期随访；对所有吸烟者加强戒烟教育和行为指导，建议应用戒烟药物辅助戒烟，减少戒断症状；每次就诊对患者强调避免在社交活动或家中暴露于烟草环境。

第六节　老年冠心病患者的营养方案

根据《2015 中国卫生和计划生育统计年鉴》，我国人群 2002—2014 年急性心肌梗死（AMI）病死率上升，并随年龄增长而增加，40 岁开始上升，其递增趋势近似于指数关系，80 岁及以上人群 AMI 病死率增加更为显著。

健康的生活方式是冠心病二级预防的关键，同样适用于老年冠心病患者。超重与肥胖是冠心病的独立危险因素，针对 66~90 岁 5 520 例社区老人的研究发现体脂肪的增加与心室动脉硬化有关。腹型肥胖反映内脏脂肪的蓄积,对冠心病发病具有更大的危险性。

一项大型的临床试验发现,红肉类和饱和脂肪酸的摄入增加冠心病的风险。坚持采用地中海饮食模式的患者,反复发作的冠心病事件发生率明显降低。地中海饮食预防医学研究(PREDIMED)显示,地中海饮食可使心血管疾病发病率降低 30%。除此之外,多项研究证实,坚持地中海饮食能降低心血管疾病、糖尿病等慢性疾病的发病率和死亡率,在预防和控制心血管疾病方面有重要意义。

地中海饮食是指希腊、意大利、西班牙等地中海地区国家的传统饮食文化。早在 20 世纪五六十年代,一项在地中海地区进行的冠心病流行病学研究发现,希腊的克里特岛、意大利等几个地中海地区居民的心脏病患病率明显低于美国及北欧国家。2010 年,地中海饮食结构被收录为联合国教科文组织非物质文化遗产。地中海饮食的特点是基于食物多样、营养平衡,高单不饱和脂肪酸,富含 ω-3 脂肪酸、抗氧化剂和植物化学物等,除了平衡的膳食结构,地中海饮食还主张健康的生活方式,乐观的生活态度,每天坚持运动。

结合地中海饮食的特点和中国居民膳食指南,老年冠心病患者的营养方案如下:

1. 主食粗细搭配

(1)全谷物和杂豆类占一天主食的 1/4~1/3,平均每天 3 种以上,每周 5 种以上。

(2)粗粮细做,可制作成杂粮的面制品,如莜麦面条、高粱馒头、全谷物面包等,杂粮粥,五谷豆浆或全谷物米糊等。

(3)薯类主食化,可作为主食的一部分,也可与蔬菜或肉类搭配烹调。

(4)少吃含精制糖较高的食物,如甜品、甜食、蜂蜜、糕点类。

2. 大量的蔬菜和新鲜水果

(1)蔬菜占整体膳食餐盘的 1/2,每餐 2~3 种蔬菜。

(2)深色叶菜占 1/2,红、绿叶菜、十字花科蔬菜更富含抗氧化营养物质。

(3)每天摄入 1~2 个新鲜水果。

(4)可选择凉拌蔬菜,制作水果蔬菜汁(不去掉渣)。

3. 适量的蛋白质类食物

(1)以低脂高蛋白的鱼虾、去皮禽肉为主,每周可选择 1~2 次海产品。

(2)减少红肉的摄入,每月 350~550g,尽量选用瘦肉。

(3)每天进食一次大豆及大豆制品。

(4)坚果有益,但不宜过量,每天一小把或坚果磨粉 1 勺(约 10g)。

(5)鸡蛋 1 周不多于 7 个。

(6)避免动物内脏、鱼籽、鱿鱼、墨鱼等含胆固醇较高的食物。

4. 适量奶及奶制品

(1)增加奶制品的种类,如低脂或脱脂牛奶、酸奶、低盐奶酪等。

(2)每天相当于 300g 液态奶,如一杯 200ml 低脂或脱脂牛奶 +100ml 酸奶。

(3)乳糖不耐受的老年人可以考虑饮用低乳糖奶或酸奶。

5. 合理选择食用油

(1)坚持定量用油,使用油壶等量具。

(2)时常更换烹调油种类,适当选择高单不饱和脂肪酸的油脂,如橄榄油、茶油、低芥酸菜籽油等。

(3)不宜用煎炸的烹饪方式,少吃肥肉、家禽的皮下脂肪、动物油脂、黄油、棕榈油等。

6. 主动足量饮水，戒烟限酒

（1）晨起空腹饮水，养成定时主动饮水的习惯。

（2）首选温热的白开水或淡茶水。

（3）限制饮酒：如饮酒，进餐时佐以适量红酒，男性每天不超过两杯，女性不超过 1 杯。不饮酒者，不建议适量饮酒。

老年患者往往同时伴有多种慢性疾病、多重用药物治疗和活动量减少等特点，这些因素都可导致食欲减退、摄入量减少，长此以往容易造成营养不良，营养不良会增加跌倒的风险，并且导致住院费用增加，住院日明显延长。近年营养对慢性心力衰竭患者的影响日益受到重视，50%~60% 的慢性心力衰竭患者存在不同程度的营养不良，其中 30% 可发展成为心脏恶病质。住院的老年冠心病患者入院 24 小时内进行营养筛查，对有营养风险的患者可进一步营养评估，65 岁以上非肿瘤的老年人优先选择微型营养评定（MNA）。有营养风险或营养不良的患者，应结合临床，采取相应措施，如给或不给肠外、肠内营养治疗。肠内营养治疗可优先推荐口服或鼻饲地中海饮食配方的肠内营养制剂。

（任爱华 忻尚平 王 磊 斯彩娟）

参 考 文 献

[1] Suava JA, Stason WB, Ades PA, et al. Cardiac rehabilitation and survival in older coronary patients. J Am Coll Cardiol, 2014, 54: 25-33

[2] Audelin MC, Savage PD, Ades PA. Exercisebased cardiac rehabilitation for very old patients(≥ 75years): focus on physical function. J Cardiopulm Rehabil Prev, 2013, 8: 163-173

[3] Ades PA, Pashkow F, Nestor J. Cost-effectiveness of cardiac rehabilitation after myocardial infarction. J Cardiopulm Rehabil, 2007, 7: 222-231

[4] Lee AJ, Shepard DS. Costs of cardiac rehabilitation and enhanced lifestyle modification programs. J Cardiopulm Rehabil Prev, 2014, 9: 348-357

[5] Suaya JA, Shepard DS, Normand SLT, et al. Use of cardiac rehabilitation by Medicare beneficiaries after myocardial infarction or coronary bypass surgery. Circulation, 2007, 116: 1653-1662

[6] Ades PA, Waldmann ML, McCann W, et al. Predictors of cardiac rehabilitation participation in older coronary patients. Arch Intern Med, 2002, 152: 1033-1035

[7] 中华医学会心血管病学分会介入心脏病学组, 中华心血管病杂志编辑委员会. 中国经皮冠状动脉介入治疗指南 2016. 中华心血管病杂志, 2016, 40: 271-277

[8] Gurewich D, Prottas J, Bhalotra S, et al. System-level factors and use of cardiac rehabilitation. J Cardiopulm Rehabil Prev, 2013, 28: 380-385

[9] Ades PA, Savage PD, Brawner CA, et al. Aerobiccapacity in patients entering cardiac rehabilitation. Circulation, 2011, 113: 2706-2712

[10] Ades PA, Savage PD, Tischler MD, et al. Determinants of disability in older coronary patients. Am Heart J, 2012, 143: 151-156

[11] Sanderson B, Bittner V. Practical interpretation of 6-minute walk data using healthy adult reference equations. J Cardiopulm Rehabil, 2013, 26: 167-171

[12] Ades PA, Maloney AE, Savage P, et al. Determinants of physical function in coronary patients: response to

cardiac rehabilitation. Arch Inter Med, 2012, 159: 2357-2360

[13] 丁荣晶. 心脏康复五大处方之心理处方. 中华内科学杂志, 2014, 53(10): 819-820

[14] 耿庆山, 郭继鸿, 胡大一, 等. 心理应激导致稳定性冠心病患者心肌缺血的诊断与治疗专家共识. 中华心血管病杂志, 2016, 44(1): 12-18

[15] 中国康复学会心血管病专业委员会, 中国老年学学会心脑血管病专业委员会. 在心血管科就诊患者的心理处方中国专家共识. 中华心血管病杂志, 2014, 42(1): 6-13

[16] Milani RV, Lavie CJ. Impact of cardiac rehabilitation on depression and its associated mortality. Am J Med, 2007, 120: 799-806

[17] 中华医学会心血管病学分会, 中国康复医学会心血管病专业委员会, 中围老年学学会心脑血管病专业委员会. 冠心病康复与二级预防中国专家共识. 中华心血管病杂志, 2013, 41: 267-275

[18] Fernandes-Silva MM, Shah AM, Claggett B, et al. Adiposity, body composition and ventricular-arterial stiffness in the elderly: the Atherosclerosis Risk in Communities Study. Eur J Heart Fail, 2018, 20(8): 1191-1201

[19] Shikany JM, Safford MM, Bryan J, et al. Dietary patterns and Mediterranean diet score and hazard of recurrent coronary heart disease events and all-cause mortality in the REGARDS study[J]. J Am Heart Assoc, 2018, 7(14). e008078

[20] Becerra-Tomás N, Blanco Mejía S, Viguiliouk E, et al. Mediterranean diet, cardiovascular disease and mortality in diabetes: a systematic review and meta-analysis of prospective cohort studies and randomized clinical trials. Crit Rev Food Sci Nutr, 2020, 60(7): 1207-1227

[21] 鲁敏, 秦兴雷, 孙琳, 等. 老年慢性心力衰竭患者营养不良与心功能的关系. 中华老年心脑血管病杂志, 2014, 16(11): 1157-1160

第十三章	糖尿病合并冠心病患者心脏康复

糖尿病（diabetes mellitus，DM）和冠心病（coronary heart disease，CHD）是临床常见病和多发病，两者常常合并存在，且显著增加了心血管死亡和全因死亡率，严重危害我国人民的身体健康，因此加强 DM 合并 CHD 患者的康复具有重要临床意义。

目前，饮食和运动治疗作为糖尿病的基本治疗方法已得到公认。国内相关学会发布了相应的《中国糖尿病运动治疗指南》《中国糖尿病医学营养治疗指南》，有关冠心病康复的指南国内也已颁布，但至今未见有关 DM 合并 CHD 患者心脏康复的指南。本指南在参考国内外众多指南和文献基础上，结合中国 DM 合并 CHD 的特点，重点阐述 DM 合并 CHD 的康复评定、个体化饮食治疗和运动治疗策略，以及心理指导和健康教育等，为临床医师规范化开展 DM 合并 CHD 患者的康复治疗提供指导。

第一节 概　述

一、诊断

DM 合并 CHD 的诊断需同时符合两种疾病的临床诊断标准。本节主要讲述 DM 相关诊断内容，鉴于国内 DM 患者以 2 型 DM 为主（老年患者占 95% 以上），少数为 1 型和其他类型糖尿病。本章仅讨论 2 型 DM 相关康复内容，有关 CHD 诊断请参见本书相关章节。

DM 主要临床表现为多尿、烦渴多饮、多食、体重下降及高血糖。其基本病理生理机制为胰腺 β 细胞分泌胰岛素相对或绝对不足导致机体糖代谢紊乱。目前各国指南均推荐 1999 年 WHO 糖尿病诊断标准，即空腹血糖 ≥ 7.0mmol/L，或糖负荷后 2 小时血糖 ≥ 11.1mmol/L，或有典型高血糖症状且随机血糖 ≥ 11.1mmol/L。近年来美国糖尿病协会（ADA）推荐糖化血红蛋白 HbA1c ≥ 6.5% 作为糖尿病诊断标准之一，WHO 推荐有条件的国家和地区采用该指标，我国目前尚未采用。

此外，为更好预防和控制糖尿病，促进治疗窗口前移，提出糖尿病前期概念，包括空腹血糖受损（impaired fasting glucose，IFG）和糖耐量减低（impaired glucose tolerance，IGT）。IFG 诊断标准为空腹血糖 5.6~6.9mmol/L，餐后血糖正常；IGT 诊断标准为空腹血糖正常，糖负荷后 2 小时血糖 7.8~11.0mmol/L。研究表明 IFG 和 / 或 IGT 患者已有代谢紊乱，可以出现糖尿病并发症，进展为糖尿病的概率明显增加，也是心血管疾病危险因素之一。在糖尿病前期给予饮食和运动治疗为主的生活方式干预能逆转至正常，预防发展为 DM 及减少并发症的发生。

二、发病机制

本节主要阐述 DM 的发病机制，CHD 发病机制参见冠心病康复相关章节。

DM 病因和发病机制目前亦不明确,常见的危险因素包括遗传易感性、能量摄入过多、缺乏体力活动、超重或肥胖、婴幼儿期营养不良、高龄、吸烟及长期高应激状态等。其早期以骨骼肌、脂肪组织和肝脏组织等主要靶器官胰岛素抵抗为主伴胰岛素相对分泌不足,患者常合并有腹型肥胖或中心性肥胖;后期则为胰岛 β 细胞数量和功能明显下降,导致胰岛素绝对分泌不足,此时常需胰岛素治疗。DM 疾病转归主要与并发症及免疫力下降密切相关。早期常常无明显临床症状,至症状期出现多尿、多饮、多食及体重下降等。中晚期时由于大血管及微血管发生病变,常合并心脑血管疾病、糖尿病肾病、眼底病变及周围神经病变等并发症。严重时可并发酮症酸中毒、高渗性昏迷或乳酸性酸中毒等危及生命。DM 患者常抵抗力低下,易合并各种感染、肺结核等。此外,DM 加速 CHD 冠状动脉粥样硬化发生及进展,还可导致心脏微小血管病变、心脏自主神经功能紊乱,以及影响心肌代谢和血液流变学等,DM 合并 CHD 患者冠状动脉病变受累程度常较单纯 CHD 严重,往往合并三支和弥漫性病变,部分合并心肌病变和心脏自主神经病变等。

三、心脏康复的益处

DM 合并 CHD 心脏康复是一种生活方式干预和药物治疗相结合的综合康复模式,较单纯药物治疗更能全面改善患者症状和生活质量,治疗主要益处包括:提高肌力、心肺功能、体适能及总运动能力;增加胰岛素敏感性;改善血糖、血脂、血压等心血管高危因素;促进冠脉侧支循环和提高心肌缺血阈值,减少心绞痛发作症状;减轻和维持理想体重;延缓病情进展和减少心血管意外事件发生,最终改善长期预后。其他一些重要获益还包括调节机体免疫、降低肿瘤发生率和改善负性情绪等。

第二节　糖尿病合并冠心病康复评定

DM 合并 CHD 康复评定内容主要分为两个方面:一方面为 DM 及其并发症导致全身靶器官功能损害状况和功能障碍程度;另一方面为 CHD 心肌缺血所致运动受限的程度及心血管事件危险程度的评估,具体内容参见冠心病康复相关章节内容。主要内容如下:

一、糖尿病及其并发症功能损害程度评定

(一)病史询问

主要包括现病史、既往史、个人史和家族史等,其中重点询问糖尿病患病史、心血管疾病病史、肌肉骨骼系统病史,以及吸烟与饮酒史、用药史、饮食习惯、日常活动情况及运动习惯,家族史等。

(二)代谢生化指标检测

主要有空腹血糖和胰岛素、餐后 2 小时血糖和胰岛素、随机血糖、糖化血红蛋白、血乳酸、血脂、肝肾功能等。

(三)体成分评估

包括体重指数、腰臀比、上臂肱三头肌部和肩胛下角部皮褶厚度,有条件的可行身体成分分析仪检测体重、脂肪重量、体脂百分比、去脂体重、内脏脂肪面积和含量等,尤其超重及肥胖患者。

(四)靶器官损害程度评定

1. **心血管病变** 了解冠脉缺血程度,尤其是无症状性心肌缺血,有无恶性心律失常、左心室收缩功能不全等,常用检查方法包括心电图、动态心电图、心脏彩超及运动负荷试验,必要时行冠脉造影检查等。

2. **肾脏** 了解有无糖尿病肾病及肾功能情况,常用检查方法包括尿常规、尿沉渣分析、24小时微量尿白蛋白、内生肌酐清除率、血肌酐和尿素氮等。

3. **周围神经** 了解有无周围神经病变,常用检查方法包括四肢皮肤的温觉、痛觉、触觉和振动觉检查,以及肌电图检查测定神经传导速度和痛觉阈值等。

4. **眼** 了解有无眼底病变,常用检查方法包括:视力、眼底镜检查、彩色眼底照相等,必要时可考虑完善眼底荧光素血管造影等。

5. **足** 了解有无糖尿病足及外周血管病变等,常用检查方法包括:检查足部皮肤有无破溃、溃疡及感染、足背动脉及胫后动脉搏动情况、踝动脉-肱动脉血压比值,必要时进一步查下肢彩色超声多普勒或下肢动脉造影等。

二、运动能力评定

运动能力评定内容主要包括心肺功能、肌力肌耐力、柔韧性及平衡功能评定等,评估方式有仪器评定及徒手评定等,具体方法如下:

(一)心肺功能评定

运动心肺功能测试(cardiopulmonary exercise test,CPET)是患者进行运动康复前重要的检查方法,峰值摄氧量是目前评估有氧运动能力和心肺功能的"金指标"。一般采用症状限制性或亚极量运动试验进行检查,运动测试中除常规观察患者有无心绞痛症状、心电图缺血改变、恶性心律失常、缺血阈值及记录运动能力等相关指标,如最大摄氧量(VO_2max)或峰值摄氧量(VO_2peak)、无氧阈(AT)、氧脉搏(VO_2/HR)、最大代谢当量(METmax)等以外,应注意鉴别DM患者由于感觉障碍所致无痛性心肌缺血,以及自主神经功能紊乱引起的心率、血压骤升或骤降等。也可用其他器械评估方法如运动负荷心电图、运动超声等进行评估。当患者病情不能耐受器械评估或缺少设备,可酌情用徒手心肺功能评定方法进行评估,常用方法包括:6分钟步行试验、2分钟踏步试验及200m快速步行试验。

(二)肌力肌耐力评定

等速肌力测试方法可准确评定患者各肌群一次最大负荷量(one repetition maximum,1RM),由于1RM测试具有一定的风险,临床上常采用多重复次数测试(xRM)推算患者1RM值。也可采用徒手评估方法进行评定,常用方法包括:30秒椅子站立试验、30秒前臂屈曲、原地坐下站立试验、握力计测试等。

(三)柔韧性评定

目前仅有徒手评估方法,常用方法包括:抓背试验、改良转体试验以及坐椅前伸试验等。

(四)平衡功能评定

通常采用平衡测试仪对患者平衡能力进行精确评估。也可采用徒手评估方法替代,常用方法包括:功能性前伸、单腿直立平衡试验和2.4m起身行走试验等。

三、心理状况评定

DM合并CHD常合并各种心理障碍,主要表现为焦虑症、强迫症、恐惧症和抑郁症等。

常用各种量表进行评定,如汉密尔顿(Hamilton)焦虑量表、Hamilton 抑郁量表、焦虑自评量表、抑郁自评量表和症状自评量表等。

四、日常生活活动评定及社会参与能力评定

常用下列量表进行生活质量评定及社会参与能力评定:①通用生活质量评定量表,SF-36 量表、改良巴氏指数、功能独立性评定量表、国际体力活动问卷;②糖尿病特异性生存质量量表,糖尿病生活质量量表(diabetes QoL scale, DQLS);③冠心病相关量表,西雅图心绞痛量表(Seattle angina questionaire, SAQ)等。

第三节　糖尿病合并冠心病心脏康复治疗

一、心脏康复治疗目标

康复治疗目标分为近期和远期,近期目标主要包括:增加胰岛素敏感性,调节血糖避免加重糖尿病的并发症;提高心肌缺血阈水平,缓解心绞痛发作症状;控制常见合并症及高血压、高血脂、肥胖等高危因素;提高运动能力,改善生活质量。远期目标主要包括:进一步改善并维持血糖、血压、血脂水平达控制目标;减轻体重或维持理想体重,预防或延缓糖尿病并发症;进一步提升或保持运动能力,预防心血管意外事件发生;进一步提高生活质量和改善远期预后。

高血压、高血脂和高血糖是 DM 合并 CHD 疾病进展的主要危险因素,也是康复治疗的重点,其控制目标较单纯糖脂代谢紊乱或高血压病更为严格。目前有关 DM 合并 CHD 血糖控制目标尚无定论,建议对患者进行个体化评估和调整,以获得最佳疗效及减少低血糖风险乃至死亡风险。早在 2002 年亚太地区 2 型糖尿病政策组推荐:空腹血糖理想水平 4.4~6.1mmol/L,良好水平 ≤ 7mmol/L,非空腹血糖理想水平 4.4~8.0mmol/L,良好水平 ≤ 10mmol/L,HbA1c 理想水平 < 6.5%,良好水平 6.5%~7.5%。2011 年《中国成人 2 型糖尿病 HbA1c 控制目标的专家共识》推荐:已患 CVD 或处于 CVD 极高危,其低血糖风险较高,推荐 HbA1c 控制目标 ≤ 7.5%。2019 年 ADA 糖尿病诊疗标准推荐:非妊娠成人 HbA1c 合理控制目标为 7%;而对于有严重低血糖病史、预期寿命有限、有晚期微血管或大血管病并发症等 DM 患者,则建议较宽松 HbA1c 目标(如 < 8%)。关于血脂控制目标:一般 DM 合并 CHD 患者血脂水平建议控制低密度脂蛋白胆固醇(LDL-C)靶目标 < 70mg/dl(< 1.8mmol/L),或 LDL-C 降幅至少较基线下降 50%;关于血压控制目标:不同于非糖尿病高血压患者(≤ 140/90mmHg),DM 人群的血压控制目标 ≤ 130/80mmHg。

二、心脏康复治疗内容

DM 合并 CHD 心脏康复应同时兼顾两种疾病的治疗,主要包括糖尿病"五驾马车"内容,即健康教育、饮食治疗、运动治疗、药物治疗和自我血糖监测,以及冠心病康复等相关内容,如"ABCDE 原则",由多学科共同参与实施。本节重点阐述饮食和运动治疗,具体如下:

(一)饮食治疗

合理的饮食是预防和治疗 DM 及 CHD 的基石。饮食治疗可改善血糖、血脂水平和其他

心血管危险因素,减轻和维持理想体重,显著降低冠心病死亡风险和全因死亡率。因此,国内外许多指南均将膳食干预作为 DM 和 CHD 一级、二级预防和康复的主要内容之一。DM 合并 CHD 患者饮食治疗需同时兼顾 DM 饮食原则和心血管疾病饮食原则,在控制总能量摄入基础上摄入全面均衡营养素,包括碳水化合物、蛋白质、脂肪及维生素、膳食纤维、微量元素等。各类营养素摄入总的原则如下:

1. 碳水化合物 通常应占总热量的 45%~60%,尽量选择低血糖指数(glycemic index, GI)和低血糖负荷(glycemic load, GL)的食物,有助于改善血糖(尤其是餐后血糖)、HbA1c、血脂和 BMI。其中 GI 代表食物中碳水化合物升糖能力分为三个等级,即低 GI 食物(GI < 55%)、中 GI 食物(GI=55%~70%)和高 GI 食物(GI > 70%),低 GI 食物在胃肠道中停留和吸收时间相对较长,葡萄糖进入血液后峰值较低,引起餐后血糖反应较小。单纯靠 GI 选择食物具有一定局限性,GI 只是相对值,不能对不同重量的食物血糖反应进行定量,也无法反映膳食总能量及平衡膳食的需求,建议结合 GL 选择食物。GL 是指摄入全部碳水化合物对血糖和胰岛素的影响,即 GL= 食物 GI × 该食物糖类含量。同样 GL 也可分为三个等级,即低 GL 食物(GL ≤ 10)、中 GL 食物(10 < GL < 20)和高 GL 食物(GL ≥ 20)。部分食物的 GI 和 GL 值见表 13-3-1。降低食物 GI 和 GL 的方法主要包括:尽量避免含精糖多的食物;控制食物碾磨的精细程度,保持食物完整性;多吃膳食纤维,适量增加主食中的蛋白质占比、减少食物糊化程度等。

表 13-3-1 部分食物的血糖指数和血糖负荷

食物名称	GI	GL/ 份	食物名称	GI	GL/ 份
蔬菜类			豆乳类		
胡萝卜	71.0	6.3	牛奶	27.6	0.9
山药	51.0	5.9	酸奶(加糖)	48.0	4.5
四季豆	27.0	1.5	绿豆	27.2	15.1
洋葱	12.9	1.0	豆腐干	23.7	2.5
水果类			谷薯类		
葡萄干	64	52.4	熟米饭	70	29.0
西瓜	72	4.0	熟糙米	50	16.0
菠萝	66	6.3	玉米	48	14.0
苹果	36	4.4	麦片	55	13.0
柚子	25	2.3	白面包	75	11.0
樱桃	22	2.0	全麦面包	69	9.0
糖类			马铃薯	62	10.2
麦芽糖	105	86.1			
蜂蜜	73	55.2			
巧克力	49	25.4			

膳食纤维可降低食物在胃肠道中消化和吸收的速度,从而降低 GI。可溶性膳食纤维不仅可以控制餐后血糖的升高,改善葡萄糖耐量,还可以降低血胆固醇,减少心血管疾病事件风险。常见膳食纤维含量丰富的食物有全谷物和杂豆类等粗粮、海带、魔芋以及新鲜蔬菜、水果等,推荐膳食纤维摄入量 25~30g/d 为宜。

2. 脂肪 脂类食物摄入除影响血糖外,还引起高脂血症。因此,建议膳食脂肪摄入严格限制在总热量的 20%~25%,同时选择具有心血管保护作用的脂类食物并合理搭配(常见动物性食物胆固醇含量可参考表 13-3-2),具体如下:

保证一定量的多不饱和脂肪酸(6%~10% 总能量)和单不饱和脂肪酸(10% 总能量)的摄入;每日食用油控制在 20g 左右。研究证明,用单不饱和脂肪酸(主要存在于茶油、橄榄油、菜籽油和坚果)和 ω-6 多不饱和脂肪酸(葵花籽油、玉米油和豆油中含量丰富)代替饱和脂肪酸,可以降低血 TC 和 LDL-C 水平,其中多不饱和脂肪酸比单不饱和脂肪酸降脂效果更好。另外,ω-3 多不饱和脂肪酸[主要来自鱼及鱼油中的二十碳五烯酸(EPA)和二十二碳六烯酸(DHA)]对血脂和脂蛋白、血压、心脏功能等具有良好保护作用,并有抗血小板聚集和抗炎作用。

饱和脂肪酸、胆固醇和反式脂肪酸的摄入过多可升高血 TG、TC 和 LDL-C 水平,应严格限制。饱和脂肪酸主要存在于畜肉(特别是肥肉)、禽肉、棕榈油和奶制品中,建议饱和脂肪酸摄入量控制在 10% 总热量以内,避免食用棕榈油。胆固醇摄入量建议小于 200mg/d,限制富含胆固醇的动物性食物,如:肥肉、动物内脏、皮、脑、奶油、鱼籽、鱿鱼、墨鱼、蛋黄等。反式脂肪酸主要存在于起酥油、人造奶油、酥皮糕点、油炸油煎食品、高温精炼或反复煎炸的植物油中,应避免摄入此类加工食品。

表 13-3-2 常见动物性食物胆固醇含量 单位:mg/100g 可食部

食物名称	含量	食物名称	含量	食物名称	含量
猪肉(肥瘦)	80	牛脑	2 447	鸭蛋	565
猪肉(肥)	109	猪肾	354	咸鸭蛋	647
猪肉(瘦)	81	鸡	106	鲤鱼	84
牛肉(肥瘦)	84	鸭	94	青鱼	108
牛肉(瘦)	58	鹅	74	海鳗	71
羊肉(肥瘦)	92	鸡肝	356	带鱼	76
羊肉(瘦)	60	鸭肝	341	对虾	193
猪肝	288	鹅肝	285	海蟹	125
牛肝	297	鸡蛋	585	赤贝	144
猪脑	2 571	鸡蛋黄	1 510	乌贼	268

3. 蛋白质 蛋白质占每日供能比 15%~20%,其中动物优质蛋白应占 1/3 以确保必需氨基酸供给;膳食中建议增加乳清蛋白摄入,有助于促进胰岛素分泌,改善糖代谢,并在短期内减轻体重。

4. 钠和钾 限制食盐不超过 6g/d(钠 < 2g/d);若合并高血压,盐摄入 < 5g/d;对于慢性心衰患者,给予 < 3g/d 盐的限钠膳食,含盐较多食物包括味精、防腐剂、酱菜、调味品等。

若无肾功能不全,建议适当增加钾的摄入,多食用含钾丰富的紫菜、香菇、香蕉和橙子等蔬菜和水果类食物,有助于降低血压和减少心血管疾病风险等。

5. 蔬菜和水果类　蔬菜和水果中富含丰富的 B 族维生素、维生素 C、维生素 E 等,对血管均有保护作用,建议摄入足量新鲜蔬菜(400~500g/d)和水果(200~400g/d)。

此外,超重肥胖 DM 患者可考虑采用限制能量平衡膳食(calorie restrict diet, CRD)进行减肥饮食治疗,推荐在目标摄入量基础上按一定比例递减(减少 30%~50%);或每日减少 500kcal,1kcal=4.19kJ)左右;或每日供能 1 000~1 500kcal,严格控制用油和脂肪摄入,适量控制精米、精面和肉类,保证蔬菜水果和牛奶的摄入充足。通常每周减体重 0.5~1kg 为宜,6~12 个月降低体重 5%~10% 或减轻 15kg 左右,以控制血糖和减少心血管事件风险。

DM 合并 CHD 患者饮食处方制定需符合上述原则,具体方法常用计算法和食物交换份法。计算法相对较精确,但限于食物种类及所含营养物质繁多,制订食谱时需从食物成分表查找各种食物营养素含量再分别计算累加,制订过程相对烦琐复杂,临床应用受限。而食物交换份法相对简单,患者易于掌握,比较实用。**本节介绍食物交换份法,具体步骤如下:**

第一步:确定每日总热量

计算公式为:每日总热量 = 标准体重 × 每日每千克体重所需热量。首先按患者性别、年龄和身高分别计算标准体重和肥胖度,其中标准体重(kg)= 实际身高(cm)−105,肥胖度 =(实际体重 − 标准体重)/ 标准体重 ×100%,肥胖度在 −10%~+10% 为正常,+11%~+19% 为偏胖,> +20% 为肥胖,−19%~−11% 为偏瘦,< −20% 为消瘦。再根据体重、肥胖度和劳动强度,参考不同人群每日每千克体重所需热量数(表 13-3-3),按公式计算每日总热量。

表 13-3-3　不同人群每日每千克体重所需热量　　单位:kcal/(kg·d)

体型	卧床	轻体力	中体力	重体力
肥胖 / 超重	15	20~25	30	35
正常	15~20	25~30	35	40
消瘦	20~25	35	40	45~50

第二步:营养素热量分配

食物交换份是将食物按照来源、性质分成大类,同类食物在一定重量内所含蛋白质、脂肪、碳水化合物和热量相似,不同类但同样份数食物所提供的热量大致相同。将食物按照来源、性质常分成四大组、八小类:谷薯组、菜果组(蔬菜类、水果类)、肉蛋组(肉蛋类、奶类、大豆类)、油脂组(油脂类、坚果类)。其中谷薯组和菜果组主要提供碳水化合物、蛋白质、膳食纤维和 B 族维生素等;肉蛋组主要提供蛋白质、脂肪、维生素 A 和 B 族维生素;油脂组主要提供脂肪,植物油还提供维生素 E 和必需脂肪酸等。每 1 个食物交换份大约可提供 90kcal 热量,同类食物可交换,如:25g 米可以与 25g 面条交换;而不同类食物结构不同,不能互相交换,如:25g 面包不能与 10ml 植物油交换(各类常见食物交换代量见表 13-3-4)。具体分配方法为:先根据每日总热量确定每日所需的食物交换份数,总食物交换份数 = 总热量 /90,再根据三大类营养素热能分配比例计算份数(蛋白质 15%~20%,碳水化合物 45%~60%,脂类 20%~25%),最后结合前述各类营养素摄入原则及个人饮食习惯确定各类食物份数。

表 13-3-4　各类常见食物交换代量表

食物种类	常见食物 /g	约提供能量数 /kcal
谷薯类	大米 50	180
	面粉 50	180
	马铃薯（可食部）250	180
	面包 75	180
	挂面 50	180
菜果类	白菜（可食部）500~750	80
	南瓜（可食部）500~750	80
	茄子（可食部）500~750	80
	胡萝卜 200	80
	李子 200~250	80
	葡萄 200~250	80
	香蕉 200~250	80
	苹果 200~250	80
肉蛋类	瘦猪肉 25	90
	瘦羊肉 50	90
	瘦牛肉 50	90
	禽 50	90
	肥瘦牛肉 25	90
	肥瘦羊肉 25	90
	鱼 75	90
	鸡蛋 60	90
	虾 75	90
豆类	豆浆 125	45
	南豆腐 70	45
	豆腐干 25	45
油脂类	菜籽油 5	45
	茶籽油 5	45
	花生油 5	45
	猪油 5	45

注：1kcal=4.19kJ

第三步：制订食谱

提倡少食多餐，定时定量进餐，进餐应与药物作用、运动时间保持一致，可减轻胰腺负担，减少血糖波动。建议：早餐 1/5、午餐 2/5、晚餐 2/5 热量或者早、午、晚餐各占 1/3 热量，除了 3 餐正餐，每日也可有 1~3 餐加餐，其主要目的为缓解饥饿及预防低血糖发生，尤其是用胰岛素治疗患者。建议将水果、脱脂牛奶、无糖酸奶作为加餐并计入总热量。注意：一日三餐分配需均衡，避免一餐摄入过多，另一餐摄入过少，导致血糖异常升高或者发生低血糖。

举例：男性 50 岁，身高 170cm，体重 80kg，职业会计，糖尿病史 2 年，冠心病史 1 年，采用食物交换份法制订膳食步骤如下：

第一步：判断患者肥胖度及劳动强度，确定总热量

（1）计算标准体重：170-105=65（kg）。

（2）判断患者肥胖度：实际体重80kg，肥胖度 =（80-65）/65×100%=+23%，属肥胖。

（3）判断体力劳动类型：会计为轻体力劳动，按照成人糖尿病热量供给标准表，肥胖轻体力患者所需热量为 20~25kcal/（kg·d），全天所需总热量：6×（20~25）=1 300~1 625kcal，计算食品交换份份数：（1 300~1 625）/90=14.4~18.1 份，本例取 16 份。

第二步：按三大营养素供能比分配不同种类食物份数

根据三大营养素供能比计算各类食物份数，其中碳水化合物 6.4~9.6 份 [16 份 ×（40%~60%）]、蛋白质 2.4~3.2 份 [16 份 ×（15%~20%）]、脂类 3.2~4.0 份 [16 份 ×（20%~25%）]。此外，考虑满足人体对微量元素及膳食纤维需求等，每日分配食物种类时一般安排蔬菜类和水果类各 1 份。另外，油脂类一般限制为 2 份。因此，按上述要求拟分配给患者的各类食物交换份数为：谷薯类 6 份，蔬菜类 1 份，水果类 1 份，大豆 / 牛奶类 2 份，瘦肉 / 鱼 / 蛋类 4 份，油脂类 2 份。

第三步：制订食谱

根据医学营养治疗要求和个人爱好习惯选择具体食物，并分配到一日三餐。按早餐 1/5、午餐 2/5、晚餐 2/5 分配热量，早餐：鸡蛋 1 个、麦片 25g、豆浆 125ml；中餐：杂粮饭 125g、土豆 60g、南瓜 250g、牛肉 50g、南豆腐 70g、植物油 10g；晚餐：杂豆粥 100g、玉米 100g、白菜 250g、虾 75g、鱼 75g、植物油 10g；加餐：苹果 200g。食盐摄入量控制在 6g/d 以内。

注意事项：

（1）食物交换份法是粗略估算的配餐方法，每日总热量随各类具体食物变化有所波动，实际应用中可考虑结合计算法和血糖水平进行调整，最终确定适合患者的食谱。

（2）饮食处方制定前应进行饮食习惯营养调查，不宜单纯应用理论计算数据而不考虑个体差异，应结合患者饮食习惯、营养吸收情况和体力活动等制订个体化食谱，尤其应结合疾病本身进行适当调整。

（3）饮食处方应循序渐进，在目标摄入量基础上按一定比例逐渐调整，尤其肥胖或超重患者。注意根据患者耐受程度、有无低血糖发生及体力下降、体重变化等及时调整处方以获得最佳疗效。

（二）运动治疗

运动治疗是 DM 合并 CHD 的公认方法之一。由于两者的合并存在，增加了运动处方制定的难度，必须更加仔细地进行运动前的评估和危险分层，并严格掌握适应证和禁忌证。

1. 适应证和禁忌证

（1）适应证

1）无显著高血糖和高血压及严重 DM 并发症的患者。

2）轻度糖尿病并发症且血糖控制良好：合并微量白蛋白尿、无眼底出血的单纯性视网膜病、无明显自主神经功能障碍及外周神经病变等。

3）稳定性 CHD：慢性稳定型劳力性心绞痛、急性冠脉综合征后稳定期、无症状缺血性心脏病及痉挛性心绞痛和微血管病性心绞痛。

（2）禁忌证

1）血糖控制不佳，空腹血糖（FPG）＞16.7mmol/L。

2）合并严重糖尿病并发症，糖尿病肾病晚期 [肌酐（Cr）＞1.768mmol/L]、严重增殖性视网膜病、眼底出血、酮症酸中毒和高渗状态等。

3）合并严重心血管疾病，包括不稳定型心绞痛、严重心衰、恶性心律失常、严重肺动脉高压（平均肺动脉压＞55mmHg）、重度主动脉狭窄、急性心肌炎与心内膜炎、控制不良的高血压（＞180/110mmHg）、主动脉夹层分离、马方综合征。

4）其他：急性感染、新近发生血栓和近期手术治疗史等。

2. 运动前的评估和危险分层　参与运动训练的患者应进行运动前的评估和危险分层，包括了解患者目前的用药情况、体力活动限制情况，以及与糖尿病并发症及冠心病相关的症状；同时进行运动心肺功能测试或心电图负荷试验以评估患者运动能力、心肌缺血程度、有无心律失常及异常的心率和血压反应。综合评估结果结合患者临床情况进行危险分层，制定安全有效的个体化运动方案。

对于低危的患者，建议在医生指导下采用社区或家庭运动康复模式；对于中高危患者建议先在医院心脏康复中心的医学监护下进行运动治疗，待病情好转及熟练掌握运动处方后可考虑转为家庭运动康复模式。

3. 运动处方制定　在遵循运动处方制定的基本原则基础上，同时充分认识两种疾病合并存在的特点与运动治疗的风险。具体如下：

（1）运动方式：以有氧运动为主，抗阻运动是重要补充，其他运动方式还包括柔韧性训练及平衡训练等。运动方式的选择应根据患者的病情、病程和合并症等特点，同时兼顾患者的习惯和爱好进行选择，尽量选择一些趣味性和娱乐性更强的方式和项目，以便于提高患者的依从性。

已有 DM 并发症的特殊人群需要根据疾病特点选择适宜的运动方式，如 DM 周围神经病变患者应避免负重运动和下肢长时间负重训练，可选择游泳、骑车、低阻力功率车或上肢运动等；糖尿病足患者建议穿合适的鞋和袜，酌情使用硅胶或空气夹层鞋垫等预防足部溃疡，并选择无负重的运动或上肢运动；增殖性视网膜病变或严重的非增殖性和增殖性糖尿病视网膜病变因为存在玻璃体积血和视网膜脱落的风险，禁忌做大强度有氧运动或抗阻训练；糖尿病肾病患者推荐低中等强度的运动，同时密切观察运动后尿蛋白的变化，禁止高强度运动以免加重肾病。

（2）运动强度：适宜的运动强度是确保运动治疗安全性和有效性的保障。

常用确定运动强度的方法有：无氧阈法、心率储备法或耗氧量储备法、代谢当量法、目标心率法、自我感知劳累程度分级法等。其中前三种方法需通过运动负荷试验（运动负荷心电图、运动心肺功能测试）获得相关参数；具体方法选择应根据患者病情、评估结果和治疗目标综合考虑。

有氧运动强度可设定为最大运动能力的 40%~80%，高、中危患者初始强度选择40%~50%，低危患者初始强度可选择 60%，随着体能、病情改善，应逐步增加运动强度。对于病情较轻的患者，为了获取更多心血管益处，运动强度可高达最大运动能力的 80%。有明显并发症的患者或者病情较重的患者应采用低强度运动或者间歇运动方式。

　　DM 合并 CHD 患者常常病情复杂，应慎重选择运动强度，有条件的患者建议行运动心肺功能测试以获得无氧阈值和缺血阈值。若患者缺血阈高于无氧阈水平，提示患者运动能力较强且运动风险低，可考虑采用中等强度（无氧阈水平）乃至高强度水平运动；若患者缺血阈低于无氧阈水平，提示心肌缺血较严重且心血管事件风险较高，目标心率应低于缺血阈值心率的 10 次以下；若患者病情较重或受医疗条件限制不能进行运动负荷试验检查时，可行徒手心肺功能评定，如 6 分钟步行试验，依据结果确定运动强度、选择低强度运动水平的运动或目标心率在静息心率基础上增加不超过 20~30 次 /min。此外，应注重自我感知劳累分级法（Borg 评分法），高度重视患者的主观感觉，通常采用 Borg 评分法（6~20 分），建议在 12~16 分范围内运动。强烈推荐联合应用上述方法综合判断，尤其是主观和客观方法相结合，如无氧阈水平结合 Borg 劳累程度评分（12~16 分）等。运动量调整原则为：建议先增加有氧运动持续时间 1~5 分钟直到达到预期目标；再增加运动强度，每次可增加 5%~10% 强度。

　　抗阻训练初始强度一般为上肢 30%~40% 1RM，下肢为 50%~60% 1RM，结合主观劳累程度评分法，训练强度为 Borg 评分 11~14 分之间。最终训练强度上肢不超过 60% 1RM，下肢不超过 80% 1RM。抗阻训练调整原则为：先增加重复次数，再增加阻力。当患者能轻松完成预定目标次数 2 次以上，可增加上次训练量 5%~10% 负荷量。

　　（3）运动频率：有氧运动频率 3~7 次 / 周，两次运动之间可间隔 1~2 天，但不超过 3 天；抗阻训练每周 2~3 次，隔天 1 次或上下肢轮流交替进行；柔韧性运动在有氧运动或抗阻运动之后进行，尤其是抗阻训练后需要进行相应肌群的拉伸训练；平衡训练每周 2~3 次。

　　（4）运动时间：每次有氧运动时间为 20~60 分钟，初始可从 10 分钟开始，逐渐增加时间，建议每周运动时间达到 150 分钟。体弱或病情较重者可分次完成，建议每次达到靶心率持续时间应 > 10 分钟，每日累计至少到 20~30 分钟；抗阻训练每个动作重复 8~16 次，每个肌群进行 2~3 组，每次 8~10 个主要大肌群进行运动训练。

　　（5）注意事项

　　1）与其他疾病运动治疗一样，DM 合并 CHD 每次运动治疗过程包括 3 个部分：热身运动、运动训练和整理运动。建议采用低强度有氧运动进行热身和整理运动，如慢步走、低强度的有氧体操等，并适当延长热身和整理活动的时间，建议起始运动治疗时每部分时间不少于 10~15 分钟，随着运动能力的增加，均可酌情缩短至 5~10 分钟。运动训练中除常规心电和血压监护外，应特别观察运动中的心率和血压反应，若存在异常反应，不宜用心率监测运动强度，同时应预防直立性低血压风险；运动前后可考虑常规检测血糖，必要时加测运动中的血糖，一方面观察运动治疗的效果，另一方面帮助早期识别运动诱发的低血糖反应；此外，应密切观察患者运动过程中的不适症状，若出现胸闷胸痛、气短、呼吸困难、头晕、恶心、呕吐、心悸、骨骼肌肉和关节疼痛等应立即中止运动治疗，必要时转诊专科处理。

　　2）注意运动性低血糖预防及处理：低血糖是运动治疗中的常见严重不良反应之一，必须认真预防、早期识别和及时处理。

　　运动后血糖降低是运动的治疗作用，同时也是运动治疗的风险。一般而言，在正常进食及没有使用胰岛素及刺激胰腺分泌药物（如磺酰脲类降糖药）的情况下，不会发生低血糖反应。因此，运动前询问当天用药史和进食情况不可忽视，应避免空腹时及胰岛素作用高峰期进行运动，运动时间选择餐后 1~3 小时之间进行；尽量避免晚上运动，以免增加夜间低血糖发生的危险；使用胰岛素控制血糖患者，其注射部位应避开主要运动肌群，以免运动加快胰岛素吸收诱发低血糖；拟当天进行较大量的运动时，建议酌情运动前减少胰岛素及降糖药物的剂量，必要时增加进食量或运动中适当补充能量；运动中注意识别患者的低血糖表现，及时监测血糖，一旦发生，应及时补糖，如口服葡萄糖粉，必要时进一步处理。注意一些药物可以掩盖低血糖反应，如β受体阻滞剂，应警惕。此外，运动的降糖作用可以持续 24 小时，引起迟发性低血糖反应，需特别注意识别，并及时处理。

3）严格遵守循序渐进原则：一般从低水平运动量开始，逐渐增加运动时间，再增加运动强度，逐步达到靶运动量，对于已有糖尿病并发症的患者及运动风险高危的患者尤为重要。

（三）药物治疗

CHD 一旦确诊须终身服药，药物治疗也是 DM 治疗方法之一，因此药物治疗对于 DM 合并 CHD 也是重要的手段之一，需要强调的是两者的药物治疗必须建立在饮食治疗和运动治疗基础上。具体选择药物的原则是：CHD 药物应选择对胰岛有保护作用或至少不加重糖尿病进程的药物，具体治疗方案参见 CHD 康复相关章节内容；降糖药物应兼顾安全降糖和增加心血管获益，最大限度降低心血管死亡风险和改善患者预后；目前降糖药物种类主要包括磺酰脲类、格列奈类、双胍类、噻唑烷二酮类、α- 糖苷酶抑制剂、各种类型注射胰岛素和新型口服降糖药物等，后者主要指二肽基肽酶 -4 抑制剂（DPP- Ⅳ）、胰高血糖素样肽 1 受体激动剂（GLP-1RA）和钠 - 葡萄糖协同转运蛋白 2 抑制剂（SGLT2i）。降糖治疗一般原则为首选二甲双胍联合生活方式干预（包括饮食疗法、体重控制和运动治疗等）；如血糖和 HbA1c 未达标或不理想，推荐具有心血管获益的 SGLT2i 或 GLP-1RA，如仍未达标，建议加用心血管安全性较好药物，包括 DPP- Ⅳ（不合用 SGLT2i）、基础胰岛素和磺酰脲类药物等。

（四）健康教育

健康教育的目的是教会患者自我管理，其作为治疗成败的关键之一应贯穿康复始终。成功的健康教育可以让患者掌握 DM 合并 CHD 相关知识，改变各种不良生活习惯，更好地进行自我管理及配合治疗，增加康复依从性，控制血糖及其他冠心病危险因素和防治各种并发症发生，提高患者生活质量和预期寿命。教育内容通常包括：糖尿病和冠心病的知识、合理饮食、科学运动、糖尿病和冠心病药物治疗注意事项、低血糖识别和处理、血糖自我监测和胰岛素注射技术、冠心病心绞痛症状的识别与自救、心理疏导以及随身自备短效口服硝酸甘油和口服葡萄糖粉等相关内容。尤其是教会患者识别低血糖症状及处理不容忽视。低血糖的常见早期症状主要有：饥饿感、出汗、乏力、脸色苍白及四肢麻木感等；后期出现脑功能障碍表现，如思维语言反应迟钝、头晕嗜睡，严重者出现昏迷乃至死亡。对于已用胰岛素或磺酰脲类等可诱发低血糖药物的患者，更应该强化教育与指导，尤其是新增活动量时，低血糖发生概率增大。一旦出现上述早期低血糖表现，不论是白天还是夜间，立即自测血糖并及时补充葡萄糖粉。健康教育方式有很多，可根据需要采取一对一、小组或集体授课方式进行。注意教育内容和方式应简单易行，方便患者接受和掌握，增加实践部分内容有助于患者理解和掌握相关知识，值得探索。

（五）血糖监测

血糖监测是糖尿病康复重要组成部分，其结果有助于了解患者糖代谢紊乱水平，制定合理降糖方案，以及评估疗效和调整治疗策略。目前常用的血糖监测方法有：静脉血浆或毛细血管血糖监测、糖化血红蛋白（HbA1c）监测和动态血糖监测（CGM）等。其中静脉血浆葡萄糖水平可以通过医院实验室生化仪进行检测，结果准确可靠，用于临床诊断和治疗效果评估。毛细血管血糖常采用快速血糖仪进行检测，方便快捷，实时出结果，可根据检测需要随时进行,患者在家庭或医院床旁均可完成,是血糖监测的基本形式。毛细血管血糖结果反映实时血糖水平,可用于评估饮食、运动、药物及其他应激等对血糖的影响,有利于患者及医务人员制定和及时调整、优化康复方案。HbA1c 能够反映患者 2~3 个月平均血糖水平,血糖控制良好患者可每半年检测 1 次,是长期血糖控制水平达标的"金标准"。动态血糖监测是采用葡萄糖感应器监测皮下组织间液葡萄糖浓度而间接反映血浆葡萄糖水平,可提供连续、全面血糖波动趋势,有助于发现不典型的隐匿性高血糖和低血糖。三种血糖监测方法各具特点,相互补充,为血糖监测提供了有力的支撑。康复工作者教会患者做好血糖监测并且长期坚持,是康复治疗中不可或缺的环节。

（六）心理治疗

DM 合并 CHD 由于病程长、症状多、疗效欠佳等常常严重影响患者生活质量,多数患者合并多种心理问题,影响治疗依从性,加速疾病进程。因此,应常规给予心理评估,包括睡眠评估,在此基础之上给予相应的心理治疗。首先应该帮助患者正确认识和接受自身疾病,以积极的心态面对疾病,增强战胜疾病的信心,配合医生治疗;对于睡眠障碍和 / 或心理障碍者,除运动治疗外,应酌情辅以药物治疗。若治疗效果不佳,尤其是重度心理障碍者应及时转至心理医生处治疗。

（刘遂心）

参 考 文 献

[1] 中华医学会糖尿病学分会.中国糖尿病运动指南.北京:中华医学电子音像出版社,2012

[2] 中华医学会糖尿病学分会,中国医师协会营养医师专业员会.中国糖尿病医学营养治疗指南(2013).中华糖尿病杂志,2015,7(2):73-88

[3] 中华医学会心血管病学分会,中国康复医学会心血管病专业委员会,中国老年学学会心脑血管病专业委员会.冠心病康复与二级预防中国专家共识.中华心血管病杂志,2013,41(4):267-275

[4] 邱玲,刘遂心.徒手评定方法及其在心肺康复中的应用.中华物理医学与康复杂志,2016,38(6):468-472

[5] Williams MA, Haskell WL, Ades PA, et al. Resistance exercise in individuals with and without cardiovascular disease: 2007 update: a scientific statement from the American Heart Association Council on Clinical Cardiology and Council on Nutrition, Physical Activity, and Metabolism. Circulation, 2007, 116(5): 572-584

[6] 樊萌语,吕筠,何平平.国际体力活动问卷中体力活动水平的计算方法.中华流行病学杂志,2014,35(8):961-964

[7] 中华医学会内分泌学分会.中国成人 2 型糖尿病 HbA1C 控制目标的专家共识.中华内分泌代谢杂志,2011,27(5):371-374

[8] American Diabetes Association. Standards of Medical Care in Diabetes-2019. Diabetes Care, 2019, 42(Suppl 1): S1-S193

[9] Dyson PA, Twenefour D, Breen C, et al. Diabetes UK evidence-based nutrition guidelines for the prevention and management of diabetes. Diabet Med, 2018, 35(5): 541-547

[10] 中国康复医学会心血管病专业委员会.中国心脏康复与二级预防指南 2018 精要.中华内科杂志,2018,57(11):802-810

[11] 中国康复医学会心血管病专业委员会,中国营养学会临床营养分会,中华预防医学会慢性病预防与控

制分会, 等. 心血管疾病营养处方专家共识. 中国循环杂志, 2014, 29 (2): 124-130

[12] Dyson PA, Twenefour D, Breen C, et al. Diabetes UK evidence-based nutrition guidelines for the prevention and management of diabetes. Diabet Med, 2018, 35 (5): 541-547

[13] 中华医学会老年医学分会, 75 岁及以上稳定性冠心病患者运动康复中国专家共识写作组. 75 岁及以上稳定性冠心病患者运动康复中国专家共识. 中华老年医学杂志, 2017, 36 (6): 599-607

[14] Squires RW, Kaminsky LA, Porcari JP, et al. Progression of exercise training in early outpatient cardiac rehabilitation: an official statement from the American Association of Cardiovascular and Pulmonary Rehabilitation. J Cardiopulm Rehabil Prev, 2018, 38 (3): 139-146

[15] 中华医学会糖尿病学分会. 中国血糖监测临床应用指南 (2015 年版). 糖尿病临床, 2016, 10 (5): 205-218

第十四章

高血压患者心脏康复

第一节　心脏康复在高血压治疗中的价值

近些年来，随着人们生活便捷性的提高，久坐少动、体力活动下降已经成为我们日常生活中一种司空见惯的现象，同时人们对饮食的要求也越来越高，然而在这"舒适"的背后，隐藏着许多致病的"杀手"，如肥胖、高血压等，长此以往，有可能引发一系列的心血管疾病。

《中国高血压防治指南（2010年修订版）》指出，中国人群高血压患病率仍呈增长态势，每5个成人中就有1人患高血压；估计目前全国高血压患者至少2亿；在我国高血压人群中，绝大多数是轻、中度高血压（占90%），轻度高血压占60%以上。然而，我国正常血压人群（<120/80mmHg）所占比例不到总人口的50%。血压正常高值人群占总成年人群的比例不断增长，尤其是中青年，从1991年的29%增加到2002年的34%，是我国高血压患病率持续升高和患病人数剧增的主要来源。估计我国每年新增高血压患者约1 000万人。据调查，60%以上的卒中由高血压引起。有研究表明，采取健康生活方式，可减少55%的高血压发病率。对高血压进行早期和规律治疗，可使高血压的严重并发症减少50%，也就是说75%的高血压及其并发症是可以预防和控制的。

目前我国治疗高血压仍以药物治疗为主，但药物的不良反应及其费用也给高血压患者带来了沉重的负担，并降低其生活质量。高血压的治疗应该是综合性的，药物治疗可对症降低血压，但不能预防高血压的发生，也无法完全控制高血压并发症的出现。

因此，高血压需要采用多种协同的、有目的的干预措施，包括康复评估、运动训练、指导饮食、指导生活习惯、规律服药、定期监测各项指标和接受健康教育等，使患者降低血压的同时，改善生活质量，回归正常社会生活，并预防心血管事件的发生。

一、定义

心脑血管病包括卒中、冠心病、外周动脉疾病等，其中高血压是心脑血管病最主要的危险因素，是卒中、心肌梗死、心力衰竭及慢性肾脏病等发病及死亡的主要原因，致残、致死率高。高血压是以体循环动脉压增高为主要表现的临床综合征，是最常见的慢性病，分为原发性高血压（又称高血压病，95%）和继发性高血压（5%）。血压水平分类和定义见表14-1-1。

二、康复获益机制

久坐不动的生活方式是诱发高血压的主要因素之一，高血压患者如果坚持参加规律的有氧运动，如快步走（每周多数天中至少每天30分钟），其大致收缩压的降低范围是4~9mmHg，有数据表明，血压每降低2mmHg，可以降低心血管疾病风险10%。

表 14-1-1　血压水平分类和定义

分类	收缩压 /mmHg	舒张压 /mmHg
正常血压	< 120	< 80
血压高值	120~139	80~89
高血压	≥ 140	≥ 90
1 级高血压（轻度）	140~159	90~99
2 级高血压（中度）	160~179	100~109
3 级高血压（重度）	≥ 180	≥ 110

注：当收缩压和舒张压分属于不同级别时，以较高的分级为准

锻炼缓解高血压的机制主要包括：降低体重，减少内脏脂肪；改善胰岛素抵抗、降低胰岛素水平、减少脂毒性、降低全身炎症水平；缓解精神压力；改善血管内皮功能，改善外周血管弹性；增加侧支循环；提高组织耐缺氧能力。

第二节　高血压心脏康复治疗前的全面评估

在心脏康复治疗前，全面的评估非常重要，这关系到患者是否能够在安全、科学、有效的前提下进行可持续的康复治疗。

具体而言，评估内容包括临床医学检查、体质测试评估、运动心肺功能测试（cardiopulmonary exercise test, CPET）等，通过评估进而了解患者的锻炼习惯、身体情况、膳食偏好，帮助其纠正不良的生活方式，缓解病情，提高自身的健康水平。

一、临床医学检查

1. 通过问诊，了解患者的心血管疾病病史和其他脏器病史；是否规范使用降压药物；是否服用其他脏器疾病治疗药物，了解服药依从性和药物不良反应，了解未坚持服药的具体原因。

2. 通过测量患者的血压、心率以及血糖、血脂、肝功能、肾功能等生化指标，了解患者是否治疗达标及药物的不良反应；注意对高血压靶器官损害的筛查：超声心动图了解左心室肥大、心脏功能；眼底检查了解视网膜病变；肾功能和尿蛋白检测了解肾脏状态；颈动脉超声了解颈动脉内中膜厚度斑块负荷等。

3. 通过量表评估患者的日常生活活动和生活质量，可选用 SF-36、EQ-5D、西雅图心绞痛问卷等。

4. 通过问诊了解日常运动习惯，检查患者是否有限制运动的因素，如肌肉骨骼系统疾病，检测有无贫血、电解质紊乱以及血糖水平等限制运动能力的因素。

二、体质测试评估

体质检测不是为人们检查和诊断疾病。体质检测能够判断患者的生活方式是否已经对患者的身体造成了影响。不论是健康人体的防病，还是亚健康人体的康复、患病个体促进

疾病的控制,体质检测都非常重要。这种检测也是目前临床常用的体检不能代替的。医院体检有助于早期发现已经出现问题的身体,而在很多疾病发生之前,身体的体质已经发生了很大变化。生活方式病是不良生活方式对身体的不良影响,逐渐累积,直到损伤人体的健康,造成发病,是一种在成年以后发病而实际上开始于青少年时期的疾病。不良生活方式对身体健康的侵蚀,就像"温水煮青蛙",缓慢但渐进,后果严重。

根据体质检测结果,我们可以判断出威胁患者健康的生活因素如不良饮食情况、缺乏体力活动等,并提供个性化的科学健身原则和方法。通过体质检测可以了解患者体能的强项、弱项,使得安排锻炼更有针对性。

1. 体重指数　体重指数(BMI)是身体体重千克数除以身高米数的平方。BMI 最好介于 18.5~24 之间。BMI 小于 18.5 说明体重过轻,而 BMI 大于 24 说明体重超重。BMI 在 28 以上说明身体肥胖。BMI 超标提示肥胖相关疾病的发病危险性增加。BMI 无法区分多出来的体重是肌肉还是脂肪,因此,BMI 超标不一定是脂肪过多。比如运动员或者经常做力量锻炼的健美爱好者,由于肌肉发达,他们的 BMI 很高,但并不肥胖。因此,BMI 要结合皮褶厚度、腰围或者体脂百分比来判断是否肥胖。

2. 体脂百分比　体脂百分比即身体中脂肪成分占体重的百分比,与多种代谢性疾病风险增加相关。测量方法比较常用的有:

(1)皮褶测量法:用皮褶钳测量肱三头肌、肩胛下、腹部等处的皮褶厚度,通过公式推算全身脂肪含量。

(2)使用阻抗式人体成分分析仪进行检测:由于体内脂肪的导电率低,而蛋白质和水分结合在一起导电率高,因此可以根据导电情况了解人体的肌肉含量(蛋白质和水分结合在一起)、身体脂肪重量及其占体重的百分比(体脂率,体脂百分比)。体内脂肪、肌肉的绝对值没有标准,因为人的身高等不同,绝对值没有比较的意义。经常锻炼可以增加肌肉、骨骼的重量,有效降低体内脂肪的含量及体脂百分比。体脂百分比反映身体内脂肪的含量占体重的比例。有些人虽然体重大,比如运动员,但肌肉发达、骨骼健壮,因此单纯体重大不能说明问题,需要参考脂肪比例来判断健康。一般来说,男性体脂百分比不要超过 25%,女性不要超过 28%。一般体脂百分比健康男性在 15% 左右,女性 20% 左右。

3. 腰围及腹部脂肪比率　类似腰臀比,即腰围与臀围的比例。推荐男性控制腰围在 90cm 以下,女性腰围控制在 80cm 以下。超过这个值即为健康警告。如果男性腰围大于 90cm,女性大于 85cm,则确认为腹型肥胖。腹部脂肪比率主要是说明身体内脂肪存储的部位。对身体不利的脂肪主要是堆积在腹部的脂肪,称之为内脏脂肪。这些脂肪的形成主要与胰岛素抵抗有关,更容易引起脂毒性。亚洲人肥胖往往先腰变粗,即腹型肥胖,因为亚洲人碳水化合物摄入比例大。腹部脂肪比率男子应该在 0.85 以内,女子应该在 0.80 以内。利用腹部脂肪比率和 BMI 这两个指标,可以更好地判断个体是否肥胖,以及肥胖的程度。

4. 力量指标　包括握力、屈肘力、伸膝力三项。力量素质测试能反映肌肉发达程度、参加体力活动的状况。握力测试时,要摆正位置使用最大力量来完成测试。屈肘力测量肱二头肌肌肉力量,伸膝力测量股四头肌肌肉力量。锻炼不足会导致肌肉力量下降。人老腿先老,随着年龄的增加,体能下降也先从腿部开始。肌肉力量下降以伸膝力下降更为明显。伸膝力是控制膝关节的主要力量。伸膝力不足往往膝关节不稳,容易造成膝关节疼痛。力量锻炼可以提高自我生活能力,提高自信心,有助于维持身体平衡,防止跌倒。

5. 柔韧性　测量肩关节和髋关节的柔韧性。柔韧性对于防止肌肉拉伤等都很重要。

6. 平衡能力测试　平衡能力测量站立在平衡器上的时候，身体前后、左右晃动的频率和幅度，也就是个体控制身体平衡的能力。反映平衡能力的主要指标是速度动量值。速度动量值越小，说明平衡能力越好。一个人在 30 秒之内保持身体重心的稳定要靠多达数百块肌肉及其他感觉器官的协调工作才能完成。因此平衡能力反映的是前庭功能、各种感觉器官的功能、腿部肌肉力量及其协调能力。对中、老年人来说，平衡能力不足，会增加跌倒的危险，应提高警惕。

7. 骨密度测试　一般使用临床超声波骨密度仪进行测试。测试内容是跟骨骨密度。骨密度全称为骨骼矿物质密度，以 g/cm^2 来表示。骨密度是一个绝对值，不同年龄、性别绝对值不同。为了便于和同性别、同年龄的人进行比较，通常用 T 值来判断骨密度是否在同性别、同年龄中属于正常。正常骨密度 T 值应该在 −1 以上。当 T 值低于 −2.5 时为骨质疏松。

三、运动心肺功能测试

运动心肺功能测试（cardiopulmonary exercise test，CPET）是指伴有代谢测定 [摄氧量（VO$_2$）、二氧化碳排出量（VCO$_2$）等气体交换指标] 的运动心肺功能测试；它不同于一般单纯观察 ST-T 的变化或心率变化的运动试验，也不同于静态肺功能。CPET 通过综合心与肺监测指标，观察在一定功率负荷下 VO$_2$ 及 VCO$_2$ 等代谢指标、通气指标以及心电图变化。同时也可以观察运动中的血压和心脏功能的变化，由此更加安全有效地指导患者康复。

四、心理评估

高血压的发病和控制与精神心理状态密切相关。通过问诊了解患者的一般情绪反应，如是否情绪低落、急躁、紧张、失眠等，进一步使用心理筛查自评量表，推荐采用躯体化症状自评量表、患者健康问卷 9 项（PHQ-9）、广泛焦虑问卷 7 项（GAD-7）、综合医院焦虑抑郁量表（HADS），这 4 个自评量表在心血管科经过效度和信度检测，有较好的阴性预测值，同时条目少，简单方便。自律神经测定仪和心理量表软件可以作为补充工具。评估结果提示为重度焦虑抑郁的患者，需请精神专科会诊，评估结果为轻度或中度的患者，可以给予对症治疗，包括正确的疾病认识教育和对症药物治疗。

五、营养状态评估

膳食营养与高血压的关系密切，减少每日钠的摄入，不超过 2.4g 钠或 6g 氯化钠，可以降低血压 2~8mmHg。多摄入水果、蔬菜以及不饱和脂肪酸和总脂肪含量少的低脂奶产品，可以降低血压 8~14mmHg。

膳食日记和膳食习惯分析是评价患者营养状态的"金标准"，但耗费时间，不建议常规使用。目前没有统一的营养膳食结构测评量表，可以使用食物频率问卷，也可以通过问诊，了解患者一日蔬菜、水果、肉类、蛋白、油、盐的用量、饮酒量以及家庭饮食习惯、外出就餐次数。

六、睡眠状态评估

睡眠呼吸暂停与高血压的发病和控制差均密切相关。通过问诊了解患者自己对睡眠质量的评价，通过他人了解患者的睡眠状态，是否存在睡眠呼吸暂停；采用匹兹堡睡眠质量评定量表客观评价患者的睡眠质量；对高度怀疑有睡眠呼吸暂停的患者采用多导睡眠监测仪或便携式睡眠呼吸暂停测定仪了解患者夜间缺氧程度、睡眠呼吸暂停时间及次数。中、重度睡眠呼吸暂停的患者需要积极治疗。

通过以上相对全面的评估之后，我们就可以有针对性地、有目的性地指导患者的高血压康复治疗。

第三节 高血压心脏康复治疗

一、康复目标

高血压病心脏康复的目标和内容见表14-3-1。

表14-3-1 高血压病心脏康复的目标和内容

阶段	目标	内容
初级阶段 （第1~3个月）	1. 了解高血压发病原因、治疗方法和监测方法 2. 了解科学锻炼和运动营养的内涵 3. 掌握基本的动作技能 4. 增强体质，预防运动损伤，提高自信心	1. 评估风险，监测血压，调整药物 2. 制定力量、柔韧性、平衡性练习等运动方案，营养处方
中级阶段 （第4~5个月）	1. 进一步掌握科学锻炼和运动营养相关知识 2. 提高身体的综合运动能力，在实践中实现运动营养一体化 3. 能够独自进行康复锻炼，实现院内康复与家庭康复的统一	1. 针对疾病进行重点强化 2. 增强心肺功能的锻炼 （1）增强骨质的锻炼 （2）关节保护性锻炼 （3）肌肉放松的方法 （4）防跌倒锻炼 3. 针对个人爱好进行锻炼指导
高级阶段 （第6个月）	1. 熟练掌握科学锻炼与运动营养在生活中的应用 2. 建立良好的动作模式，增强身体功能能力，实现运动生活化，合理膳食 3. 整体提高自身对疾病的管理能力，全面促进健康，明显纠正不良生活方式	1. 让患者熟练掌握自我管理 2. 了解运动营养在不同锻炼中的应用 3. 熟知生活中的运动方法

二、药物治疗

对于1级高血压低危患者生活方式治疗3~6个月后，血压仍无法得到控制或年龄>50~80岁的高血压患者，或明确诊断心血管疾病、慢性肾病或高血压，或2级高血压患者，应立即开始药物治疗。无论欧美国家还是中国高血压诊断和治疗指南，均推荐首选如下五大类一线降压治疗药物：利尿剂、钙离子拮抗剂、β受体阻滞剂、血管紧张素转化酶抑制剂（ACEI）和血管紧张素Ⅱ受体阻滞剂（ARB）。选择降压药物的原则包括：①治疗药物应该有证据支持可降低发病率/死亡率；②采用每日一次服药可提供24小时血压控制的药物；③与其他药物相比，治疗费用应该是可承受或具有成本效益；④患者对治疗药物应具有良好的耐受性；⑤有证据表明药物在即将使用的人群中显著获益。对于低危 1 级高血压、高龄或体弱高血压患者，起始选择任一种降压药物，其他高血压患者均推荐起始选择两种药物低剂量联合，首选联合药物推荐 ACEI 或 ARB 联合钙离子拮抗剂，在全剂量使用后，如降压效果欠佳，可进一步选择三药联合，首选加用噻嗪类利尿剂，年轻人心率偏快可选择联合使用 β 受体阻滞剂。降压治疗的目标至少为 140/90mmHg。< 65 岁患者，目标血压可以 < 130/80mmHg，但应 > 120/70mmHg。

由于降压药物的不良反应、药物费用无法承担或由于错误的健康认知，很多高血压患者中断药物治疗，降压治疗依从性差与血压控制不良密切相关，并且也是高血压患者预后不良的重要原因，提高治疗依从性措施包括如下方法：①减少服药种类，使用单片复方制剂；②尽可能每日一次用药；③将依从行为与日常习惯联系起来；④向患者提供依从性结果反馈；⑤家庭血压监测；⑥在药物包装上进行提醒；⑦多种渠道提供自我管理咨询；⑧使用依从性电子辅助工具，如手机或短信服务。

三、运动治疗

运动不足、静态生活方式都是心血管疾病的独立危险因素，经常锻炼的个体心血管疾病发病率较不运动个体降低 50%。短期运动不能抵消静态生活方式对身体造成的危害，原来的运动对于今后的生活不是保护因素，因此长期坚持适当体育锻炼才能促进身体健康。

科学的训练方法可以改善患者的身体状况，保持健康的能量代谢平衡，保持骨骼健康和肌肉质量，预防由于不运动产生的继发疾病，而且康复过程中伴随而来的自信心、人际关系的提升可以提高患者的生活质量和生活满意度，这些作用都是药物、膳食代替不了的。但是疾病对健身的种类和强度都有所限制，也并非所有的疾病都能够通过科学健身预防，所以了解健身能够预防疾病的类型、机制以及对应的禁忌证非常必要。

（一）运动注意事项

禁忌证：不稳定型心绞痛或心肌梗死急性期；静息状态心率超过 120 次 /min，收缩压超过 180mmHg，舒张压超过 100mmHg。高血压的患者应注意避免剧烈的静力锻炼、避免饱餐后剧烈运动以及极度疲劳后运动。

运动时发现以下情况要停止锻炼：胸痛、不能耐受的呼吸困难、下肢痉挛、走路摇晃、全身出虚汗、面色苍白或灰白。

（二）有氧运动强度的监控

高血压患者的锻炼不仅仅需要时间达到一定的量，更需要锻炼强度，锻炼没有强度，就缺乏对身体的有效刺激，无法实现有效改善内皮功能、改善脂质代谢、改善血管弹性等目标，只是消耗能量。丹麦一项研究对 5 106 名自行车运动爱好者进行了 18 年的长期观察。对于男性来说，骑得最快的个体活得最长，比平均时间长 5.3 年。骑得普通快的个体比骑得慢的个体寿命长 2.9 年。对于女性来说，这些数字分别是 3.9 年和 2.2 年。作者认为，锻炼的强度而不是锻炼的时间，与全因死亡率以及冠心病死亡率的关系更密切。

在保障安全的情况下，高血压患者锻炼强度越大，对身体健康的益处也越大。其作用机制与缺血预处理防止缺血再灌注损伤的原理有关。缺血预处理是指连续数次短暂的缺血再灌注，以提高组织器官对随后较长时间缺血的耐受性，它不仅存在于心脏，也表现于其他的器官，如肺、脑、骨骼肌、肝、肾、小肠等。人体在剧烈运动中，骨骼肌内血管管径增粗，血管网开放,血液涌入运动的骨骼肌,全身血液再分配,导致内脏,如胃肠道、肾脏等器官缺血。运动强度越大、时间越长,缺血程度越大。经常大强度运动,会产生这种类似缺血预处理的效果,使得身体对缺血有很强的耐受能力,也是增加高血压患者身体健康的机制之一。流行病学调查表明,经常运动可以显著降低冠心病的发病率、死亡率,与大强度运动的缺血预处理作用有关。临床研究也发现,刚开始运动时出现的心绞痛,在重新运动时并没有进一步发展,Jaffe 等对 34 名心绞痛患者进行运动负荷试验时发现,相继两次运动时,第二次比第一次 ST 段抬高的程度明显降低,即第二次心脏缺血状态明显改善。关于运动预处理效应的研究,目前尚没有发现抗阻训练方面的资料。

高血压患者有氧运动不能完全用心率反映锻炼强度。可以用 RPE(主观感觉,见本书第四章表 4-2-7)等来判断运动强度。因为降压药的使用往往抑制心率。伴随有糖尿病时,往往自主神经调节紊乱,出汗、心率都不准。有些高血压患者心脏变时性功能差,也影响心率。

(三)力量练习

目的是保持肌肉力量,提高自信心,提高生活质量,保障有氧运动安全。患者应先开始有氧锻炼,血压得到有效控制后再开始力量练习。高血压患者力量练习时,强调叮嘱患者避免用力时屏气——强调用力时呼气,放松归到原位时再吸气,可以避免屏气时胸腔压力增加对血压的影响。高血压患者的力量练习以小重量、多组数为好,每组 15~20 次。两组力量练习之间,须间隔 2~3 分钟以上,让肌肉充分恢复,然后再进行下一组练习,尤其对于服用 β 受体阻滞剂的高血压患者(心脏收缩力度减小,肌肉血液供应差)。

(四)锻炼时的用药选择

降压药物对于维持高血压患者的正常血压水平常常是必须的。高血压患者如有大运动量的需求,根据病情,起始用药可以考虑首选针对血管紧张素系统的药物或二氢吡啶类钙通道阻滞剂。因为服用 β 受体阻滞剂或非二氢吡啶类钙通道阻滞剂对心脏的变时和变力功能有影响,使锻炼强度不足,影响肌肉恢复;而服用利尿剂会影响体能,造成身体脱水。扩张血管的降压药,如钙通道阻滞剂、α 受体阻滞剂和针对血管紧张素系统的药物,可能导致运动后血压的骤然下降,因此高血压患者运动时避免运动强度过大,如需做间歇高强度运动治疗,需在医务人员监测下进行。通过降压药降低血压,可以使心血管获益,但对于运动来说,是一个限制因素。降低血压后,身体给缺血器官供血的能力会受到严重影响。有些降压药的作用是降低心率、降低心脏泵血能力。而在运动中,需要提高心率、增加心脏泵血能力给运动的肌肉供血。运动初期要加强运动前后的血压监测。

某些降压药含有利尿剂,因此,运动前、中、后要注意补足水分,尤其天热的时候。合并糖尿病的高血压患者,使用利尿药降压导致脱水,高血糖也导致脱水,自身排汗功能紊乱,运动时出汗过多,都可能导致身体脱水。而糖尿病患者对脱水、脱水后体温的升高不敏感,容易造成危险。1 小时以内的运动,补充白开水就足够了。超过 1 小时的运动,需要补充含糖水。最好用含糖量 6%~8% 的运动饮料,因为运动饮料比其他饮料或果汁(一般含糖量在 13%~14%)更容易被吸收。

(五)运动处方

运动处方的建议见表 14-3-2。

表 14-3-2　运动处方的建议

训练要素	建议
频率	1. 有氧运动　一周 5~7 天
	2. 力量练习和柔韧性练习　一周 2~3 次间断练习即可
	3. 神经运动能力（平衡性练习、灵活性练习）　每天进行
强度	1. 有氧运动　至少中等强度（如，快走），达到最大摄氧量的 40%~80%，最大心率的 50%~85%
	2. 力量练习　中等强度，达到最大力量的 50%~70%（1RM）
时间	1. 有氧运动　每天 30~60 分钟不间断运动为最佳；或至少每次运动 10 分钟，每天总运动时间不少于 30 分钟
	2. 力量练习　根据锻炼需要选择对应的负荷量和负荷强度，一般从 8~12 次开始
类型	有氧运动：快走、自行车（如，卧室固定自行车）、椭圆机、游泳、跳绳
计划	根据患者的身体反应阶段性地调整运动方案

注：1RM，1 次最大用力强度

四、心理康复

人类长期进化，一直是群居动物，因此，从进化来讲，人的心理、社会适应能力的健康离不开与人相处的经历。没有足够的与人相处经历，无法形成健康的心理和社会适应能力。任何疾病的恢复都应该是一个相对全面的恢复，高血压病等心血管疾病的康复也不例外，它不仅仅包括身体本身的恢复，也包括心理和社会适应能力方面的提高，这也正是"健康"的内涵所在。

高血压不仅是最常见的心血管疾病，而且是最早被公认为与心理、行为、社会因素相关的心身疾病。大量的临床观察、流行病学调查及实验室研究证实高血压的发生、发展及转归与心理行为因素密切相关，而抑郁是影响高血压的主要心理因素之一。合理科学的康复运动带给人们的不仅仅是强壮的身体，更有健全的心理。

科学的运动促进身体健康已被人们熟知，而科学的运动在促进心理健康、提升社会适应能力方面的显著性作用往往被大家忽视，而越来越多的研究不断证明体育锻炼不仅能改善身体健康，而且在改善心理状态、改善社会适应能力方面一样作用显著。我国著名心血管专家胡大一教授提出了"双心疗法"，即心脏和心理都要重视。这种"双心疗法"的诞生推动了心脏康复，这种疗法开拓了心脏康复的康复范围，更加完善了当今的心脏康复体系。

初步证据表明，心脏康复治疗可能是治疗高血压患者精神、心理问题的有效途径。具体的干预措施包括：

1. 对高血压认知、行为层面进行干预，发现并解决高血压患者的健康信念和对疾病的误解，并注意予以个性化。

2. 将体育活动进行小组设置，积极组织合作和展开竞争性的游戏。

通过一定时间的心脏康复，患者对自己的身体将会重新树立起信心。身体的自信将逐渐对患者起到良好的作用，同时也将影响更多的人。系统的心脏康复终将达到使患者回归正常社会生活的目的，实现真正意义上的健康。

五、营养与降压

体育锻炼是对身体的刺激,是对身体的破坏和重建,身体在应对刺激、修复破坏、适应刺激后,健康水平才得到提升。健康水平的提升并不是在运动中产生,而是在运动后的恢复过程中产生的。因此,体育锻炼促进健康必须重视锻炼后的恢复过程,其中营养是促进恢复的重要手段。

运动讲究强刺激,刺激强度大,才能达到有效锻炼的目的;营养也有类似的效果:减少食物能量的摄入,能够减轻体重、降低血脂等。但是天天控制饮食摄入量效果好呢,还是阶段性断食,其他时间正常饮食效果好呢? 大量研究显示,间断饥饿疗法效果更好。间断饥饿疗法对于降低体重、血糖、血脂、血压、预防心肌梗死等都有显著性作用,比持续减少食物量作用明显。充分饥饿对身体是强刺激,激发了身体的应急能力。

间断饥饿疗法具体步骤:每周正常饮食 5 天,其余 2 天(不能是连续 2 天)减少进食量至 500kcal(1kcal=4.19kJ)以内(普通人每天食物摄入 1 800~2 100kcal)。这里的"正常饮食"指健康饮食,只是不需要刻意减少热量而已,应该是充足的水果、蔬菜、全谷类、豆类、坚果类等,也可以吃些鱼或者鸡肉,但一定要限制红肉(畜肉,如猪、牛、羊肉等)、加工过的肉和含糖饮料。

《2015—2020 年美国居民膳食指南》于 2016 年 1 月 7 日正式公布,该指南在 2010 年的基础上进一步强调了饮食模式而不是个体食物,指南要求人们注意:不同种类的蔬菜;水果;谷类,其中一半以上是全谷物;去脂或低脂的奶制品;蛋白质食物以及植物油和坚果基油。

(一)目前国际推崇的饮食模式

终止高血压膳食模式(DASH)是近年来国际上极为推崇的一种饮食模式,DASH 饮食是唯一被纳入美国最新高血压教育计划手册的一个经科学及临床试验证实能有效降低血压的饮食疗法,与减钠、减重、运动、节制饮酒并列在生活疗法中。依照 DASH 饮食,2 周内血压明显下降,8 周后降压药物可以减量。美国国立卫生研究所(NIH)的心脏、肺和血液学研究所主持的两个大型多中心试验表明 DASH 饮食可明显降低血压。

传统的生活形态与膳食疗法,主要包括减重和减钠(少盐)。一般而言,肥胖型高血压患者若能成功减重,并维持体重,降压的效果很好。减少盐的摄取,一般而言,有中度降低血压的效果。若要达到一个理想的降压状态,以上两种做法对许多人都有一定的难度。

DASH 饮食强调高血压病患者应多吃的食物,而不只是一味强调某个不能吃。DASH 是一种强调增加水果、蔬菜和低脂奶饮食,减少肉类、饱和脂肪酸和含糖饮料摄入的饮食模式。DASH 饮食的原理是使用高钾、高镁、高钙、高膳食纤维、不饱和脂肪酸丰富、饱和脂肪酸节制的饮食,以多种营养素的搭配,全方位地改善健康来达到降低血压的目的。虽也强调清淡饮食,但并不涉及强力减钠(减盐到完全无味道的状况)或减重(体重控制)这两个一般人比较难以做到的项目。当然在执行 DASH 饮食的同时若也能更进一步减钠并减重,降血压的效果会更好。

DASH 饮食包含了七大类食物(蔬菜类、水果类、脱脂 / 低脂奶类、蛋白质含量高的食物类、五谷杂粮类、油脂及核果种子类),强调多吃食物的天然滋味,少放盐。各大类食物的比例和可选择的食材简单说明如下:

1. 提倡多进食蔬菜、水果、高蛋白食物,比一般人再多些。

2. 五谷杂粮建议比一般人的饮食略少些,而且尽量选用含麸皮的全谷类(未加工的谷类)。

3. 奶类的量和一般人相当,但最好是脱脂产品,因为全脂奶中的脂肪含饱和性脂肪酸太多。

4. 蛋白质丰富的食物以豆制品、鱼肉、家禽、海鲜、虾等白肉为主,少吃红肉(家畜类),蛋(或鱼卵/带壳海鲜)要适量。

5. 核果、种子等坚果类食物每天最好进食一小把(约一汤匙)。

6. 烹饪时尽量不使用动物油脂,而是使用植物油,如葵花子油、橄榄油、红花油、玉米油等。用油量要少,高血压患者或高危险人群应多选择烹饪用油少的菜肴,如凉拌、清蒸、水煮、汤涮,油炸食物须少吃或不吃,炒菜一餐一道即可。

(二)明确 DASH 饮食原则

食物的选择和吃法的建议如下:

1. 五谷杂粮类　至少 2/3 以上的全谷类。

(1)每天的主食尽量(三餐中有两餐)选用未经精制的全谷类,如糙米饭、五谷米、麦片粥、全麦土司、全麦馒头、杂粮面包。

(2)豆类和根茎淀粉类食物算作非精致主食,也可搭配使用,如红豆汤、绿豆薏仁粥、黄豆饭、烤地瓜、蒸芋头、烤马铃薯等。

(3)每天可以有一餐的主食少量食用精米精面的食物,米饭、面条、米粉等。

(4)可以在白米中加入 2/3 的全谷米、豆类、根茎类来达到"尽量使用全谷类"目的。

2. 奶类　以低脂或脱脂乳类及乳制品为主,如脱脂奶粉、低脂鲜奶、低脂酸奶、低脂奶酪等。

(1)除了直接喝牛奶外,亦可将低脂鲜乳或脱脂奶粉加入燕麦、麦片煮成牛乳燕麦粥、麦片牛奶粥。

(2)可将三汤匙奶粉加入 100% 蔬菜汁做成蔬菜牛奶汁。

(3)可将低脂奶酪覆盖在蔬菜上做成焗烤蔬菜。

(4)低脂鲜乳也可入汤,如玉米浓汤。

(5)不耐乳糖的患者:建议可选取零乳糖的低脂奶类产品。

3. 蔬菜　每餐 2~3 种蔬菜,要多样化。

(1)每天摄入深绿色的蔬菜。

(2)为避免蔬菜太多,除了叶菜类可以选择各种不同口感的蔬菜,如瓜类、菇蕈类、根茎类、笋类。可将 1~2 种蔬菜与水果打成蔬果汁。将菜入饭,做成菜饭,减少吃很多菜的感觉。

4. 水果　每天 5 份,鲜果、果干搭配使用。

(1)新鲜水果。

(2)一两份果干,如葡萄干。仔细检查标示(最好不加糖)。

5. 油脂类　烹调油选择好的植物油。

(1)色拉油、葵花油、橄榄油、玉米油、花生油,这些常见植物油均可用来烹饪。

(2)奶油、猪油等动物油最好减少使用。

(3)不吃油炸食物。

(4)每餐一道油炒的食物即可,凉拌、清蒸、水煮、汤涮的烹饪方法均可搭配使用。

6. 蛋白质丰富的食物　每天 5~7 份,避免红肉。

（1）以豆制品、不带皮家禽、鱼虾为主,平均分配,多使用植物蛋白更佳。

（2）少吃家畜类红肉。

（3）鱼虾以外的海产、动物内脏、蛋类胆固醇含量高,不建议多食（血胆固醇不高的人,可以弹性选择）。

7. 坚果种子类　每天 1 份（约 10g,不含壳重）,零食、与果汁混合或入饭。

（1）如花生、松果、核桃、杏仁果、开心果、葵花子、腰果,直接吃或洒在色拉、菜肴中。

（2）炒熟的黑、白芝麻洒在米饭、蔬菜或肉类菜肴上。

（3）芝麻粉、花生粉拌入牛奶。

（4）一些核果种子可建议患者装在小盒子内,随身携带,当作点心食用。

（5）选购时避免过咸或含糖的坚果。

DASH 饮食概念还强调多摄取钙、镁、钾,不过高钾饮食不适合肾脏病患者,患者应该先咨询医师与营养师。

（丁荣晶）

参 考 文 献

[1] 中国高血压防治指南修订委员会.中国高血压防治指南 2010.中华心血管病杂志,2011,39（7）:579-616

[2] 武苗,陈晓军.高血压运动疗法的研究进展.实用心脑肺血管病杂志,2013,21（3）:1-3

[3] Thompson. Exercise and Physical Activity in Cardiovascular Disease. Circulation, 2003, 107: 3109-3166

[4] 黄思贤,谭新洪.运动心肺功能测试的临床应用.北京:人民卫生出版社,2007

[5] Powell KE, Thompson PD, Caspersen CJ, et al. Physical activity and the incidence of coronary heart disease. Annu Rev Public Health, 1987, 8: 253-287

[6] 彭峰林.运动预处理的缺血心肌保护作用及机制.心脏杂志,2010,5:788-794

[7] 张郁林,黄烨,周波,等.缺血预处理对肺缺血再灌注损伤保护作用的研究进展.现代医学,2011,4:498-501

[8] Walter R Thompson, Neil F Gordon, Linda S Pescatello. Exercise Prescription for Other Clinical Populations. In: ACSM's guidelines for exercise testing and prescription. 8th ed. Philadelphia(US): Wolters Kluwer Health/Lippincott Williams & Wilkins, 2010

[9] 周建妹,于恩彦,任爱华,等.抑郁与高龄高血压相关因素的关系研究.解放军医学杂志,2011,36（4）:395-396

[10] 王川,傅祖植.DASH 饮食在高血压控制中的作用.国外医学内科学分册,2006,33（1）:7-9

第十五章	肺动脉高压患者心脏康复

第一节　概　述

　　肺动脉高压(PH)是一种肺血管系统疾病导致的肺动脉血管压力升高,引起劳力性呼吸困难和进行性右心衰竭,对患者的生活质量、发病率和死亡率影响深远。在过去十几年中,医学虽然取得了巨大进步,在优化医疗干预的情况下,多数肺动脉高压患者仍然症状明显,运动能力和生活质量无法改善,而疾病仍有进展。在多数情况下,药物不能完全停止或逆转右室功能障碍,也不能使肺血管阻力正常化。因此,对非药物治疗的需求正在迅速增长。

　　运动训练是最重要、最安全和最具有成本效益的治疗方案之一,并且一直都被证明对多种疾病有益,能够改善生活质量,维持健康和肌肉力量。对所有人建议进行适度的身体活动以预防多种心血管疾病。但对于肺动脉高压患者,长期缺乏运动建议。事实上,由于右室功能恶化、右室功能失代偿和心源性猝死风险,对肺动脉高压患者一直不鼓励身体活动。大多数肺动脉高压患者在诊断时已存在右室扩大及功能受损。运动训练引起的高速血流可导致血管壁的剪切力增加,引发肺血管重塑,诱使疾病恶化。随着运动疗效证据的逐渐积累,研究表明稳定状态的 PH 患者,如合并先进药物治疗,并进行密切监督下的运动训练,其症状有所改善。2009 年欧洲心脏病学会/欧洲呼吸学会(ESC/ERS)肺动脉高压指南中,只针对身体失适应的肺动脉高压患者,在一般支持措施下,推荐高度监督下的运动康复(Ⅱa 推荐),强调患者避免剧烈运动和过度的身体活动。2015 年 ESC/ERS 肺动脉高压指南在运动建议方面没有升级推荐,建议肺动脉高压患者在经验丰富的肺动脉高压中心实施优化药物治疗和有监督的康复训练。

第二节　肺动脉高压分类

　　基于肺动脉高压的病理机制、血流动力学特点和临床治疗反应,将 PH 分成 5 类(表 15-2-1):

表 15-2-1　最新肺动脉高压临床分类

血流动力学特点	分类
1. 动脉型肺动脉高压(PAH) （1）平均肺动脉压 ≥ 25mmHg （2）肺动脉楔压 ≤ 15mmHg （3）肺血管阻力 > 3Wood 单位	1. 特发性 2. 遗传性[骨形成蛋白受体 2(BMPR2)或其他突变] 3. 药物/毒素诱导 4. 疾病相关性 　（1）结缔组织疾病 　（2）HIV 感染

血流动力学特点	分类
	（3）门静脉高压
	（4）先天性心脏病
	（5）血吸虫病
1.1 肺静脉闭塞性疾病和 / 或肺毛细血管瘤	1. 特发性
	2. 遗传（*EIF2AK4* 或其他突变）
	3. 药物 / 毒素 / 辐射诱导
	4. 与结缔组织相关疾病或 HIV 感染
1.2 新生儿持续性肺动脉高压	
2. 左心疾病所致 PH	1. 左室收缩功能障碍
	2. 左室舒张功能障碍
	3. 瓣膜病
	4. 先天性 / 获得性左心脏流入 / 流出道阻塞和先天性心肌病
	5. 先天性 / 获得性肺静脉狭窄
3. 肺部疾病和 / 或低氧血症所致 PH	1. 慢性阻塞性肺疾病
	2. 间质性肺病
	3. 其他混合有限制和阻塞性肺病
	4. 睡眠呼吸紊乱
	5. 肺泡通气不足综合征
	6. 长期高海拔地区发育性肺部疾病
4. 慢性血栓栓塞性 PH 和其他的肺动脉阻塞	1. 慢性血栓栓塞性肺动脉高压
	2. 其他肺动脉阻塞
	（1）血管肉瘤
	（2）其他血管内肿瘤
	（3）动脉炎
	（4）先天性肺动脉狭窄
	（5）寄生虫（包虫病）
5. 不明原因和 / 或多因素机制包括不同病理环境下导致的 PH	1. 血液病（慢性溶血性贫血、骨髓增生性疾病、脾切除术）
	2. 系统性疾病（结节病、朗格汉斯细胞组织细胞增生症、淋巴管肌瘤病、神经纤维瘤病）
	3. 代谢紊乱（糖原贮积症、戈谢病、甲状腺疾病）
	4. 其他（肺动脉瘤血栓性微血管病、纤维化纵隔炎、有 / 无透析慢性肾衰竭、节段性肺动脉高压）

第一类：动脉型肺动脉高压（PAH）定义为毛细血管前肺动脉高压（平均肺动脉压力 ≥ 25mmHg，肺动脉楔压 ≤ 15mmHg）和肺血管阻力 > 3Wood 单位，分为 4 个亚组：①特发性 PAH（IPAH）；②遗传性 PAH（HPAH）；③药物 / 毒素诱导性（PAH）；④疾病相关性 PAH（APAH）。

第二类：左心疾病所致 PH（PHOLHD）。

第三类：肺部疾病和 / 或低氧血症所致 PH。

第四类：慢性血栓栓塞性 PH 和其他的肺动脉阻塞。

第五类：不明原因和/或多因素机制，包括不同病理环境下导致的 PH。

本章肺动脉高压的运动康复集中在动脉型肺动脉高压（PAH）和慢性血栓栓塞性肺动脉高压（CTEPH）。

第三节　肺动脉高压患者运动心肺储备功能的评估

肺动脉高压患者心肺储备功能显著下降，为明确功能分级和危险分层，保证运动康复的安全及有效性，评估患者的心肺储备功能十分重要，可通过运动耐力测定来预测心肺储备功能，主要包括 6 分钟步行试验和运动心肺功能测试（cardiopulmonary exercise test, CPET）。

患者个体化的 CPET 参数除作为患者的危险分层、运动处方的制定依据，CPET 对于患者的主要和早期出现的运动受限和呼吸困难的症状可进行病理生理学评价，协助诊断，预测右心导管，近期的众多进展表明 CPET 已成为 PAH 患者最新的危险分层和预后评价工具，并在 PAH 患者靶向治疗的随访有最新贡献。

一、6 分钟步行试验

6 分钟步行试验（6MWT）为亚极量运动试验，对于不能耐受最大运动的患者能初步评定患者的心肺储备功能，预测患者的死亡率和对治疗的反应，是安全、简便的试验方法。美国较早进行这项试验的专家将患者步行的距离划为 4 个等级：1 级少于 300m，2 级为 300~374.9m，3 级为 375~449.5m，4 级超过 450m，级别越低心肺功能越差。因年龄、身高、体重和性别均能影响 6 分钟步行距离（6 minute walking distance, 6MWD）的结果，故目前多推荐使用 6MWD 绝对值变化比较，而不是每次的结果与正常值的比较。

6MWT 至今仍是美国食品药品管理局和欧洲药品评价机构评估治疗效果唯一接受的 PH 的运动终点。虽多个实验已经证明 6MWT 的行走距离变化与生存或临床事件无关，但 OUDIZ 教授团队通过对患者校正体重后，显示 6MWT 和 CPET 的数据相关性有所增加。特别是年轻的严重 PAH 和右室（RV）功能障碍的患者，其 6MWT 步行距离超过 500m。给这些患者进行 CPET 额外的测试，可获得更可靠的心肺功能状态评估和 RV 功能。

二、运动心肺功能测试

与 6MWT 仅提供非常有限的临床信息相反，近来的实验室证据表明，运动心肺功能测试（cardiopulmonary exercise test, CPET）不仅对 PAH 患者揭示疾病过程的潜在病理生理机制，包括病因不明的呼吸困难患者的诊断，并对患者危险分层、预后评估、靶向药物治疗效果均有较高临床价值。因此美国胸科学会（ATS）建议 6MWT 应视为对 CPET 的补充，而不是 CPET 的替代。

当患者的症状、体征、病史和超声心动图检查结果提示 PAH，应建议患者完成 CPET 以确定其是否存在运动期间 PAH 的典型心脏和通气模式，PAH 患者的 CPET 常见参数变化见表 15-3-1。在诊断过程中，CPET 适用于建立 PAH 的治疗管理，并且最近已有证据证明血流动力学的发现具有预测价值。

表 15-3-1　肺动脉高压患者的常见运动心肺功能测试结果

降低的参数	升高的参数
1. 直接数据 （1）峰值 VO_2 （2）功率（WR） （3）静息状态的 $PetCO_2$ （4）无氧阈状态下的 $PetCO_2$ （5）运动中的氧饱和度（没有 $PaCO_2$ 的升高但存 　　在氧饱和度下降＞3%） 2. 延伸数据 （1）氧脉搏（O_2-pulse） （2）VO_2/WR	1. 运动中生理无效腔/潮气量（VD/VT）＞30% 2. 运动中肺泡-动脉血氧分压差（$P_{A-a}O_2$）达到或超 　　过 45mmHg

CPET 参数会随着肺动脉压力的升高和 PAH 患者病情的严重进行性恶化。孙兴国教授在对 53 名不同程度的 PAH 患者的回顾性分析中，描述了不同程度的 PAH 患者运动病理生理改变，其典型特征是峰值 VO_2 和功率（WR）中度至重度的降低，同时伴有心、呼吸系统和肺血管的损伤，并且患者的氧脉搏、AT 和 VO_2/WR 均显著下降，通气/二氧化碳排出量（VE/VCO_2）斜率和 VD/VT 的比率显著增加。为校正 VD/VT，运动期间应进行动脉血气分析，结合氧饱和度。因为使用 $PetCO_2$ 对 $PaCO_2$（VD/VT）进行无创估计，发现 Jones 等人的方程式对 PAH 患者无效，因此，运动时的实际血气测量值是计算 VD/VT 的必要条件。运动期间 VD/VT 增加＞30% 表示存在肺血管的限制并且肺泡-动脉血氧分压差增加（达到 45mmHg 或更高），这主要是由肺泡-毛细血管气体弥散功能下降造成通气/灌注不匹配。

峰值 VO_2 使用其绝对值或 % 预测值可评估受心脏影响患者运动限制的严重程度。在 PAH 患者中峰值 VO_2 与 NYHA 分级相关性很好。无负荷运动期间 VO_2 的动力学增加受损，表现在平均响应时间（MRT）的延长，表明氧输送和氧摄取的耦合效率较低。单独的低峰值 VO_2 不足以帮助 PAH 的诊断；VE/VCO_2 斜率的增加与 $PetCO_2$ 减少相结合可提高诊断的准确性，确定患者肺血管病变的可能性。

Yasunobo 等描述了 52 名 PAH 患者中 $PetCO_2$ 动力学，静息时 $PetCO_2$ 降低，任何给定运动阶段 $PetCO_2$ 都降低，直到运动峰值，$PetCO_2$ 更低。无氧阈值下的 $PetCO_2$ 和 VE/VCO_2 斜率可以协助 PAH 的诊断，分为不太可能、可疑、可能或非常可能，并能够指导医生进一步评估以确认诊断。如果 $PetCO_2$ 在 AT ＜ 30mmHg，PAH 应被视为可能的诊断；但是如果＜ 20mmHg，那么 PAH 的可能性更高，因为这些值在其他临床条件下不常见。通过将 VE/VCO_2 斜率和 AT 结合超声心动图评估，可以提高 PAH 的诊断特异性。PAH 受试者显示较低的峰值 VO_2 和预期的 VO_2-AT，较高的 VE/VCO_2 斜率和较低的 $PetCO_2$ 值，而且高 VE/VCO_2 斜率和低 AT 在诊断 PAH 的特异性为 95%，灵敏度为 92.6%。

除了这些参数外，PAH 患者运动中还会出现氧饱和度的下降，在没有 $PaCO_2$ 升高的情况下，峰值运动氧饱和度降低＞3% 是肺血管运动受限的主要标准。这种运动中出现的模式常见于中度、重度和非常严重的 PAH 患者，这种运动氧饱和度降低与疾病的严重程度呈正比，与运动引起右向左的分流有关。PAH 患者存在右向左分流时，$PetCO_2$ 在静息状态极低。值得注意的是，当运动过程中观察到 $PetCO_2$ 突然减少，而静息呼气末氧分压（$PetO_2$）、

VE/VO$_2$ 和呼吸交换率突然增加,随后是氧饱和度的降低,须怀疑可能由于卵圆孔开放导致右向左分流的开始。

PAH 患者表现出较低的摄氧效率(oxygen uptake efficiency, OUE)平台(计算为 VO$_2$/VE 最高点连续测量 90 秒平均值,约在 AT 附近)和 OUE 斜率(VO$_2$=a×log$_{10}$VE+b),表明运动时通气功效低下。Tan 等人和 Zhao 等人的研究均显示,伴有 PAH 的患者 OUE 斜率和 OUE 平台均降低,同时观察到典型的 CPET 模式。

值得注意的是,尽管过去 20 年的治疗进展改善了 PAH 患者症状和生存状态,但 PAH 预后仍然较差,个体化的危险分层仍然非常重要。将 CPET 纳入"严重性评估变量"指南清单,2015 ESC 的 PAH 指南指出的预后的决定因素,只提到峰值 VO$_2$ 和 VE/VCO$_2$,其临界值基于专家意见(表 15-3-2)。

表 15-3-2　运动心肺功能测试(CPET)风险评估判断 PAH 预后的决定因素

CPET 参数	低风险(< 5%)	中级风险(5%~10%)	高风险(> 10%)
VO$_2$peak/[ml/(min·kg)]	> 15	11~15	< 11
VO$_2$peak/% 预期	> 65	35~65	< 35
VE/VCO$_2$ slope	< 36	36~45	> 45

近来,结合氧脉搏和超声心动图确定的 RV 收缩功能的风险预测模型较传统模型包括临床,通过侵袭性血流动力学和 6MWT 变量判断预后更强;低 RV 分数面积变化和低氧脉可以识别极高风险患者的临床恶化。

6MWT 是预测 PAH 患者生存率最常用的测试,以评估是否 CPET 为来自 6MWT 的信息增加了预后价值,研究已经证明 CPET 参数预测 PAH 患者的生存率,并将信息添加到 6MWT 的预后值。在多变量 Cox 回归后,运动期间动脉血氧饱和度(SaO$_2$)的降低显著改善了单变量 6MWT 预测模型。Schwaiblmair 等测定 PAH 和慢性血栓栓塞性 PH 患者的通气效率,以评估 24 个月内死亡率,结果表明幸存者和非幸存者之间的氧通气当量(42.1±2.1, 56.9±2.6;p < 0.005)和二氧化碳通气当量(47.5±2.2, 64.4±2.3;p < 0.005)存在显著差异。峰值 VO$_2$ < 10.4ml/(min·kg)的患者在接下来的 24 个月中,死亡风险增加 1.5 倍,VE/VCO$_2$-AT < 55 死亡风险高 7.8 倍,肺泡 - 动脉血氧分压差 > 55mmHg 死亡风险高 2.9 倍,VE/VCO$_2$ 斜率 > 60 死亡风险达 5.8 倍。

PAH 治疗前后其 CPET 参数的变化有助于预后的判断。Groepenhoff 等研究表明幸存者的峰值 VO$_2$ 变化明显大于非存活者,这种有氧能力的变化与右心室射血分数(RVEF)的变化显著相关。而且治疗后 VO$_2$ 和氧脉搏的相关变化可预测生存率,而治疗前后的 VE/VCO$_2$ 斜率变化无法预测生存率。

此外,峰值 VO$_2$ 和肺血管阻力(PVR)的组合使用提供了准确的风险分层,强调了运动心肺功能测试和静息状态下侵入性血流动力学数据,这些不同的方法可能相互补充,对 PAH 患者的风险分层和运动血流动力学数据与峰值 VO$_2$ 相关。这表明运动心脏指数与峰值 VO$_2$ 相关,并且峰值 VO$_2$ 是多变量逐步线性回归分析中唯一的独立预测因子。此外,峰值 VO$_2$ 是该分析中存活的最强预测因子。

无论血流动力学和所有其他运动措施,包括峰值 VO$_2$ 和 OUE 斜率,运动引起的右向左分流进展还是持续存在,强烈预测 PAH 的死亡或移植。此外,即使运动中没有出现右向左分流,但较差的 OUE 斜率与患者的不良结果相关。因此,运动引起的右向左分流和通气效率低下可高度预测 PAH 患者的预后不良。

另一种与预后相关的 CPET 衍生变量是运动后 HR 恢复延迟(1 分钟)。据报道,PH 患者的反应低于对照组,有预后意义的 1 分钟 HR 恢复的最佳截点是 18 次 /min。1 分钟 HR 恢复 > 18 有更好的 NYHA 分级、静息血流动力学和 6MWT 距离。在多个回归分析中,只考虑 CPET 独立变量,HR 恢复(1 分钟)> 18 可预测死亡率。

第四节　肺动脉高压患者功能分级和危险分层

一、WHO 功能分级

世界卫生组织功能分级(WHO-FC)是最常用的评估工具(表 15-4-1),纽约心脏病协会(NYHA)功能分级类似 WHO 分级,是评估 PAH 患者的重要组分,可预测其死亡风险,决定治疗策略。

表 15-4-1　PAH 患者 WHO 功能分级

分级	体力活动	症状(呼吸困难、疲劳、胸痛、晕厥)
Ⅰ级	不受限	日常体力活动时无症状
Ⅱ级	轻度受限	日常体力活动时有症状
Ⅲ级	显著受限	低于日常体力活动时出现症状
Ⅳ级	严重受限	任何体力活动或静止时出现症状;右心衰表现出现

世界卫生组织功能分级(WHO-FC)存在患者间的变异,但仍然是最强大的生存预测因子,不仅仅用于诊断,而且在随访期间更有意义。一旦 PAH 患者功能分级恶化提示患者疾病进展的指标,应该进一步研究患者的诊断和治疗,以确定临床恶化的原因。

二、危险分层

PH 患者的危险分层至关重要,2015 年 ESC/ERS 指南推荐 PH 患者分为低、中、高危组(表 15-4-2)。高危患者推荐强效的联合治疗,而低危患者则以口服药物作为起始治疗。

表 15-4-2　PH 危险评估

预后因素(预计 1 年死亡率)	低危(< 5%)	中危(5%~10%)	高危(> 10%)
右心衰竭	无	无	有
症状进展	无	慢	快
晕厥	无	偶尔	反复
WHO 功能分级	Ⅰ, Ⅱ	Ⅲ	Ⅳ
6MWD	> 440m	165~440m	< 165m

预后因素（预计1年死亡率）		低危（＜5%）	中危（5%~10%）	高危（＞10%）
CPET	VO$_2$peak	＞15ml/（min·kg）	11~15ml/（min·kg）	＜11ml/（min·kg）
	VO$_2$peak%pred	＞65%	35%~65%	＜35%
	VE/VCO$_2$斜率	＜36	36~44.9	≥45
血清标志物	NT-proBNP	＜300ng/L	300~1 400ng/L	＞1 400ng/L
	BNP	＜50ng/L	50~300ng/L	＞300ng/L
影像（心脏超声、MRI）	右房面积	＜18cm^2	18~26cm^2	＞26cm^2
	心包积液	无	无/少量	有
血流动力学	右房压力	＜8mmHg	8~14mmHg	＞14mmHg
	心脏指数	≥2.5L/（min·m^2）	2.0~2.4L/（min·m^2）	＜2.0L/（min·m^2）
	混合静脉氧饱和度	＞65%	60%~65%	＜60%

三、治疗有效标准

目前 PAH 治疗目标已从短期功能性改善转变为长期病情的改善，PAH 的多项研究表明综合性治疗比采用任何单一治疗更能改善预后。2009 年 ACCF/AHA 专家共识会议提出 PAH 的治疗最佳目标为：NYHA 分级 Ⅰ 或 Ⅱ 级；心脏超声或心脏核磁共振显示正常/接近正常的右室大小和功能；血流动力学参数显示右心室功能正常；6 分钟步行距离（6MWD）＞380~440m；心肺功能测试氧耗量峰值＞15ml/（min·kg）、二氧化碳当量（EqCO$_2$）＜45L/min，以及脑钠肽（BNP）达到正常水平。

第五节　肺动脉高压患者的运动康复计划

只有处于临床状态稳定的 PH 患者才可以开始运动训练计划，没有适用于所有 PH 患者的标准运动计划。运动指导需要满足不同的需求，这些患者和运动训练必须基于对患者彻底的初步评估，然后进行个体化的运动训练。

一、参与者和运动训练地点的选择

目前公布的数据支持成人 1 组 PH 和 CTEPH 可以安全地在病房和门诊进行受监督的运动训练，并在 PH 特定程序或现有程序内设置心肺运动计划（表 15-5-1）。患者必须在适当的 PH 治疗中具有临床稳定性，至少 3 个月没有晕厥，2 个月内没有 PH 特异性药物的治疗改变。住院患者可以携带氧气参加有监督的运动训练。

根据 PH 患者个人情况还应进行以下的额外考虑：

1. 年龄　18~80 岁是治疗最广泛研究的范围。

2. 药物治疗　运动疗法可以提高单药、联合用药和三联药物治疗患者的运动能力和生活质量。与治疗变化相关运动疗法的最佳时机尚不清楚，需要进一步研究。

表 15-5-1 PH 参与者和培训地点的选择

参与者选择
1. 参与者通常为功能分级（FC）Ⅱ 或 Ⅲ。FC Ⅳ 患者应该仔细挑选，并且应该在专业中心的监督下进行运动训练
2. 在开始运动计划之前，在 PH 治疗中保持稳定至少 3 个月的家庭氧疗患者可以参加有监督的训练，运动中可适当补充氧气
3. 患者患有合并症，特别是上呼吸道感染或下呼吸道感染时应避免运动训练。最近有晕厥史和右心衰的患者禁止运动训练
4. 在开始运动训练之前，需要对患有冠心病等相关合并症的患者进行单独评估
5. 选择运动训练的地点
6. 患者开始的运动训练最好在医院或专科 PH 门诊计划监督下进行训练，如果无法做到，可在心脏康复或肺康复门诊中心进行
7. 完成监督训练计划后，才可进行家庭训练
8. 考虑进行社区和家庭康复的 PAH 患者应病情稳定，已完成医院康复治疗，疾病较轻，锻炼时不需要补充氧气
9. 不建议在社区或家中开展无人监督的训练

3. 确定改进的可能性 在心脏康复中，患者的变时反应受损，提示心脏康复后的结果较差。在慢性阻塞性肺疾病中，那些对康复有积极反应的人有较高的症状负担、较低的住院频率和较差的基线运动表现。Grünig 等发现 PAH 康复后 6MWD 改善 < 15% 的患者与 PH 反复呼吸道感染、骨科问题、显著 / 未治疗的抑郁焦虑、基线 6MWD > 550m 以及最近刚完成训练计划有关。

由于 PH 是一种罕见疾病，患者必须处于稳定状态才能参加运动训练计划，PH 专家中心的强烈参与，尤其在患者选择、监督和运动训练的传导似乎是可取的。因此，提高 PH 专家中心的认识，加强转诊，让患者获得治疗。

二、基于循证证据的康复训练计划的结构和持续时间

已公布的监督下住院和门诊运动训练方案的结构和持续时间见表 15-5-2。

表 15-5-2 训练计划的结构和持续时间的实践要点

1. 最初 3 周住院期间的运动训练，然后是 12 周的家庭训练计划，并进行电话随访
2. 受监督的门诊康复训练，包括每周进行 2~3 次 45~60 分钟的运动，进行 10~15 周
3. 完成训练计划后，在家庭或社区康复方面的简化训练计划可能是适当的，包括每周步行 2 次，每周 3 次使用运动自行车，每周 3 天使用轻量级单次肌肉群的训练
4. 如果怀疑健康状况不佳，可考虑患者重复原来的训练计划

三、训练方式

有效的运动训练包括有氧和抗阻运动的结合，以发展患者的耐力和力量（表 15-5-3）。运动训练方式包括有氧训练（踏车、跑步机、行走）、抗阻训练、呼吸肌训练，同时可进行间歇强度运动训练。训练时最高心率对应峰值运动心率的 60%~80%，或以保持心率低于

120 次 /min 和 SpO₂ > 85%，以及监测劳累症状。力量训练集中在单个肌肉群可使用 0.5~1kg 哑铃。呼吸肌训练包括伸展运动、呼吸技巧、瑜伽和加强呼吸肌的锻炼。教育包括 PH 患者的营养、肌肉放松，以及心理咨询。

表 15-5-3 训练方式的实践要点

1. 训练包括耐力和力量训练，还应包括教育
2. 门诊训练应包括多种方式
   （1）运动可能包括 15~45 分钟的跑步机行走，目标是心率为最大心率的 60%~80% 或心率储备的 70%~80%（根据基线最大测试计算），根据需要调整速度
   （2）患者可以安全地使用踏车 10~30 分钟，包括在低工作负荷（10~60W）下进行间歇训练，高强度时可以类似的最大心率为高限
   （3）哑铃训练，单个肌肉群的重量围为 0.5~1kg
3. 呼吸肌训练在运动项目中的作用尚不清楚

四、训练强度

所有目前发表的研究都使用 CPET 对 PH 患者进行基线评估，获得安全状态下的最大运动心率以设定每项运动训练强度和工作量的目标范围。如果 CPET 不可用，基线最大心率可源自 6MWT，其本身可代表许多患者的运动最大值。管理运动的指导强度见表 15-5-4。

表 15-5-4 训练强度的实践操作点

1. 如果 CPET 可用，则从峰值 VO_2 测得的最大心率计算运动的目标心率
2. 6MWT 如果代表患者最大运动测试，可依据获得的最大 HR 计算目标强度
3. 患者应运动至最大心率的 60%~80%，或 70%~80% 的心率储备
4. 除了心率，持续的症状和感知努力的监测应始终用于安全评估和指导训练强度
5. 心率监测对患有变时性功能不全的患者可能是一个不准确的运动强度指标，患者应该在运动期间以 Borg RPE 12~14（"有点难"）为准
6. 通常运动强度维持在 HR < 120 次 /min，SpO₂ > 85%
7. 如果基于症状的监测较为完善，在有经验的监督下，患者可以锻炼达到 140 次 /min 的心率。运动训练期间可根据需要补充氧气（表 15-5-5）

注：心率储备 =0.7 或 0.8×（峰值 HR– 休息 HR）+ 休息 HR

表 15-5-5 监督和安全监测的实践要点

1. 经验丰富的物理治疗师或运动生理学家应监督初步训练计划
2. 参与者应持续进行 HR 和 SpO₂ 监测
3. 训练强度通常应根据训练情况调整，以保持峰值 HR 低于 120 次 /min，保持氧饱和度高于 85% 并根据持续症状监测
4. 如果运动过程中 SpO₂ 低于 90%，患者应补充氧气
5. 应在运动前、运动中和运动后，以及临床需要关注时评估血压和 Borg RPE/ 呼吸困难评分
6. 为了安全起见，症状监测是必不可少的，特别是为了避免发生活动停止后的晕厥、胸痛或心悸。对于患有晚期疾病和变时性功能不全的患者，只进行单独的心率监测可能是不充分的

7. 如果患者出现胸痛、头晕、心悸、低血压或晕厥前兆／晕厥,应暂停训练计划

8. 抗阻运动需要指导,以便患者遵守正确的呼吸模式以避免 Valsalva 动作

9. 完成监督训练后,选定的稳定患者可能适合继续无人监督的家庭计划。FC Ⅳ 患者应该只在经验丰富的监督下训练

患有变时性功能不全的患者单独使用目标心率可能不是特别可靠,因此同时使用症状监测指导运动强度是必要的。设置和监测训练强度可使用 Borg RPE 量表 6~20 和呼吸困难评分(改良 Borg 量表 1~10)。运动强度在 Borg 评分在 12~14 已被证明用于慢性心力衰竭患者的运动训练是有效的。

即使没有基线 CPET,门诊肺动脉高压运动训练可以使用 RPE、脉搏血氧仪和症状监测指导强度,这已在澳大利亚 PH 中心的报告中被证明有效。但上述方法是否科学,还需要进一步的对照研究来评估。

五、运动康复安全性的监督和监控

PH 运动期间安全性的监督和监控见表 15-5-5。

第六节　肺动脉高压患者康复的依从性和团队支持

PH 康复的依从性范围为 58%~100%,运动康复的获益呈剂量依赖性。目前没有专门的研究探讨影响或改善 PH 依从性的因素。依从性降低的常见因素是环境(工作承诺、旅行、日常生活特殊事件、成本负担);医疗(目前吸烟者,基线功能状态较低,较高体重指数);患者和医生的信仰(病得太厉害或病情不够严重,患者角色的信念、安全,文化等原因)。

制订个性化治疗计划、心理支持、定期电话或电子邮件,所有人都表示上述支持技巧并让家人或朋友参与锻炼可提高依从性。此外,疾病运动病理生理学和活动对身体的影响的教育,可能有助于提高患者的积极性和良好的行为。

患者参加康复的动机和教育直接影响依从性,经过验证的康复策略可以增强患者参加康复训练的动机。根据美国胸科协会(ATS)/ERS 关于肺部疾病康复的声明,可通过全面的教育、目标和动机设定等自我效能支持加强患者的自我管理。

虽然 2015 年 ESC/ERS 指南建议对稳定的 PH 患者进行监督和监控环境下的运动训练,但许多欧洲国家还没有专门的 PH 康复计划。ATS/ERS 政策声明建议患者获得康复治疗,例如通过评估结果和进行科学试验加强计划程序,质量控制评估的表现,通过引进康复设施提供这些专门训练。此外,未来试验中的成本效益分析和运动训练有益效果可能有助于说服医疗保险的提供和支付。

PH 患者康复治疗的官方机构信息很少。尽管如此,10 个欧洲国家的专业 PAH/PH 转诊中心开始与康复合作,为慢性 PH 提供锻炼和康复计划的设施。涉及的康复单位拥有用于慢性 PH 的设施和设备(有氧,肌肉,心理,步态和呼吸)、多学科(心理学专家和／或心脏病专家和／或肺病专家)和多专业(运动生理学家和／或物理治疗师和／或护士队)人员。所有单位都在健身房或附近配备应急设备,并有经训练的急救人员在现场。

大多数参与到 PH 康复的中心包括运动中的有氧、肌肉和呼吸训练，以及心理评估。PH 康复团队需包括物理治疗师和护士（被认为是 PH 康复的必要条件）、心脏病专家、肺病专家和 / 或生理学家。紧急设备和训练有素的人员适用于所有康复中心。

总之，PH 患者进行康复训练需建立专门的康复计划，尤其是治疗稳定的 PAH 和 CTEPH 患者，特别是 FC Ⅱ 和 FC Ⅲ，有监督的适当运动训练安全有效，能够改善运动耐力和生活质量。多专业和多学科的医疗环境有利于对患者进行康复训练的质量控制。虽然运动训练似乎有效，并具有成本效益和安全性，但医疗保健机构几乎没有足够和可持续的报销和支持系统，需大力提高医疗保健机构的意识和支持。

（车　琳）

参 考 文 献

[1] Galie N, Humbert M, Vachiery JL, et al. 2015 ESC/ERS Guidelines for the diagnosis and treatment of pulmonary hypertension. Eur Heart J, 2016, 37: 67-119

[2] Hoeper MM, Huscher D, Ghofrani HA, et al. Elderly patients diagnosed with idiopathic pulmonary arterial hypertension: results from the COMPERA registry. Int J Cardiol, 2013, 168: 871-880

[3] Garber CE, Blissmer B, Deschenes MR, et al. American College of Sports Medicine position stand. Quantity and quality of exercise for developing and maintaining cardiorespiratory, musculoskeletal, and neuromotor fitness in apparently healthy adults: guidance for prescribing exercise. Med Sci Sports Exerc, 2011, 43: 1334-1359

[4] Piepoli MF, Hoes AW, Agewall S, et al. 2016 European Guidelines on cardiovascular disease prevention in clinical practice: The Sixth Joint Task Force of the European Society of Cardiology and Other Societies on Cardiovascular Disease Prevention in Clinical Practice(constituted by representatives of 10 societies and by invited experts). Developed with the special contribution of the European Association for Cardiovascular Prevention & Rehabilitation(EACPR). Eur Heart J, 2016, 37: 2315-2381

[5] Mereles D, Ehlken N, Kreuscher S, et al. Exercise and respiratory training improve exercise capacity and quality of life in patients with severe chronic pulmonary hypertension. Circulation, 2006,(14): 1482-1489

[6] Grunig E, Lichtblau M, Ehlken N, et al. Safety and efficacy of exercise training in various forms of pulmonary hypertension. Eur Respir J, 2012, 40(1): 84-92

[7] Galie N, Hoeper MM, Humbert M, et al. ESC Committee for Practice Guidelines(CPG). Guidelines for the diagnosis and treatment of pulmonary hypertension: the Task Force for the Diagnosis and Treatment of Pulmonary Hypertension of the European Society of Cardiology(ESC) and the European Respiratory Society (ERS), endorsed by the International Society of Heart and Lung Transplantation(ISHLT). Eur Heart J, 2009, (20): 2493-2537

[8] Gabor K, Daniel D, Andreas B, et al. Definition, clinical classification and initial diagnosis of pulmonary hypertension Updated recommendations from the Cologne Consensus Conference. Int J Cardiol, 2018,(272S): 11-19

[9] Grünig E, Eichstaedt C, Barberà JA, et al. ERS statement on exercise training and rehabilitation in patients with severe chronic pulmonary hypertension. Eur Respir J, 2019, 53: 1800332

[10] Miyamoto S, Nagaya N, Satoh T, et al. Clinical correlates and prognostic significance of six-minute walk test in patients with primary pulmonary hypertension. Comparison with cardiopulmonary exercise testing. Am J Respir

Crit Care Med, 2000, 161: 487-492

[11] Benza RL, Miller DP, Gomberg-Maitland M, et al. Predicting survival in pulmonary arterial hypertension: insights from the Registry to Evaluate Early and Long-Term Pulmonary Arterial Hypertension Disease Management(REVEAL). Circulation, 2010, 122: 164-172

[12] Savarese G, Paolillo S, Costanzo P, et al. Do changes of 6-minute walk distance predict clinical events in patients with pulmonary arterial hypertension? A meta-analysis of 22 randomized trials. J Am Coll Cardiol, 2012, 60: 1192-1201

[13] Oudiz RJ, Barst RJ, Hansen JE, et al. Cardiopulmonary exercise testing and six-minute walk correlations in pulmonary arterial hypertension. Am J Cardiol, 2006, 97: 123-126

[14] ATS Committee on Proficiency Standards for Clinical Pulmonary Function Laboratories. ATS statement: guidelines for the six-minute walk test. Am J Respir Crit Care Med, 2002, 166: 111-117

[15] McLaughlin VV, Archer SL, Badesch DB, et al. ACCF/AHA 2009 expert consensus document on pulmonary hypertension. Circulation, 2009, 119: 2250-2294

[16] Correale M, Tricarico L, Ferraretti A, et al. Cardiopulmonary exercise test predicts right heart catheterization. Eur J Clin Invest, 2017, 47: e12851

[17] Sun XG, Hansen JE, Oudiz RJ, et al. Exercise pathophysiology in patients with primary pulmonary hypertension. Circulation, 2001, 104: 429-435

[18] Guazzi M, Marenzi G, Assanelli E, et al. Evaluation of the dead space/tidal volume ratio in patients with chronic congestive heart failure. J Card Fail, 1995, 1: 401-408

[19] Yasunobu Y, Oudiz RJ, Sun XG, et al. End-tidal PCO_2 abnormality and exercise limitation in patients with primary pulmonary hypertension. Chest, 2005, 127: 1637-1646

[20] Zhao QH, Wang L, Pudasaini B, et al. Cardiopulmonary exercise testing improves diagnostic specificity in patients with echocardiography-suspected pulmonary hypertension. Clin Cardiol, 2017, 40: 95-101

[21] Sun XG, Hansen JE, Oudiz RJ, et al. Gas exchange detection of exercise-induced right-to-left shunt in patients with primary pulmonary hypertension. Circulation, 2002, 105: 54-60

[22] Sun XG, Hansen JE, Stringer WW. Oxygen uptake efficiency plateau: physiology and reference values. Eur J Appl Physiol, 2012, 112: 919-928

[23] Tan X, Yang W, Guo J, et al. Usefulness of decrease in oxygen uptake efficiency to identify gas exchange abnormality in patients with idiopathic pulmonary arterial hypertension. PloS One, 2014, 9: e98889

[24] Badagliacca R, Papa S, Valli G, et al. Echocardiography combined with cardiopulmonary exercise testing for the prediction of outcome in idiopathic pulmonary arterial hypertension. Chest, 2016, 150: 1313-1322

[25] Schwaiblmair M, Faul C, von Scheidt W, et al. Ventilatory efficiency testing as prognostic value in patients with pulmonary hypertension. BMC Pulm Med, 2012, 12: 23

[26] Groepenhoff H, Vonk-Noordegraaf A, van de Veerdonk MC, et al. Prognostic relevance of changes in exercise test variables in pulmonary arterial hypertension. PloS One, 2013, 8: e72013

[27] Wensel R, Francis DP, Meyer FJ, et al. Incremental prognostic value of cardiopulmonary exercise testing and resting haemodynamics in pulmonary arterial hypertension. Int J Cardiol, 2013, 167: 1193-1198

[28] Blumberg FC, Arzt M, Lange T, et al. Impact of right ventricular reserve on exercise capacity and survival in patients with pulmonary hypertension. Eur J Heart Fail, 2013, 15: 771-775

[29] Oudiz RJ, Midde R, Hovenesyan A, et al. Usefulness of right-to-left shunting and poor exercise gas exchange

for predicting prognosis in patients with pulmonary arterial hypertension. Am J Cardiol, 2010, 105: 1186-1191

[30] Ramos RP, Arakaki JS, Barbosa P, et al. Heart rate recovery in pulmonary arterial hypertension: relationship with exercise capacity and prognosis. Am Heart J, 2012, 163: 580-588

[31] Barst RJ, Chung L, Zamanian RT, et al. Functional class improvement and 3-year survival outcomes in patients with pulmonary arterial hypertension in the REVEAL Registry. Chest, 2013, 144: 160-168

[32] Grünig E, Lichtblau M, Ehlken N, et al. Safety and efficacy of exercise training in various forms of pulmonary hypertension. Eur Respir J, 2012, 40: 84-92

[33] Schmid JP, Zurek M, Saner H. Chronotropic incompetence predicts impaired response to exercise training in heart failure patients with sinus rhythm. Eur J Prev Cardiol, 2013, 20: 585-592

[34] Spruit MA, Augustin IM, Vanfleteren LE, et al. Differential response to pulmonary rehabilitation in COPD: multidimensional profiling. Eur Respir J, 2015, 46: 1625-1635

[35] Babu AS, Padmakumar R, Maiya AG, et al. Effects of exercise training on exercise capacity in pulmonary arterial hypertension: a systematic review of clinical trials. Heart Lung Circ, 2016, 25(4): 333-341

[36] Myers J. Principles of exercise prescription for patients with chronic heart failure. Heart Fail Rev, 2008, 13(1): 61-68

[37] D VC L, Winship P, Granato V, et al. Pulmonary hypertension society of Australia and New Zealand 2016 scientific abstracts. Pulm Circ, 2017, 7(1): 268-274

[38] González-Saiz L, Fiuza-Luces C, Sanchis-Gomar F, et al. Benefits of skeletal-muscle exercise training in pulmonary arterial hypertension: The WHOLEi+12 trial. Int J Cardiol, 2017, 231: 277-283

[39] Ades PA, Keteyian SJ, Wright JS, et al. Increasing cardiac rehabilitation participation from 20% to 70%: a road map from the Million Hearts Cardiac Rehabilitation Collaborative. Mayo Clin Proc, 2017, 92: 234-242

[40] Cox NS, Oliveira CC, Lahham A, et al. Pulmonary rehabilitation referral and participation are commonly influenced by environment, knowledge, and beliefs about consequences: a systematic review using the Theoretical Domains Framework. J Physiother, 2017, 63: 84-93

[41] Spruit MA, Singh SJ, Garvey C, et al. An Official American Thoracic Society/European Respiratory Societystatement: key concepts and advances in pulmonary rehabilitation. Am J Respir Crit Care Med, 2013, 188: e13-e64

[42] Rochester CL, Vogiatzis I, Holland AE, et al. An official American Thoracic Society/European Respiratory Society policy statement: enhancing implementation, use, and delivery of pulmonary rehabilitation. Am J Respir Crit Care Med, 2015, 192: 1373-1386

第十六章

主动脉夹层术后患者心脏康复

第一节 概 述

一、定义

主动脉夹层(aortic dissection,AD)是由于各种原因导致的主动脉内膜、中膜撕裂,主动脉内膜与中膜分离,血液流入,致使主动脉腔被分隔为真腔和假腔,真、假腔可以相通或不通。血液可以在真、假腔之间流动或形成血栓。主动脉夹层的主要危险因素为高血压,以及导致主动脉壁结构异常的因素,如动脉粥样硬化、遗传性结缔组织病(马方综合征和动脉炎)等。临床上主要表现为剧烈的胸部、背部或腹部疼痛,可伴有心脏的并发症如急性主动脉瓣关闭不全、急性心肌梗死、急性心包积液或心包压塞,以及急性心力衰竭甚至心源性休克。夹层如果累及分支动脉可以出现相应脏器灌注不足的表现,如脑缺血、脊髓缺血、肾损害、胃肠缺血和下肢缺血等,临床表现凶险和复杂,是一种严重危及生命的危重心血管疾病。

主动脉夹层可根据夹层累及的范围进行分型,常用的为 DeBakey 和 Stanford 分型。凡是夹层累及升主动脉者为 Stanford A 型,相当于 DeBakey Ⅰ型和Ⅱ型;夹层仅累及胸降主动脉及其远端为 Stanford B 型,相当于 DeBakey Ⅲ型。分型的目的在于指导临床治疗和评估预后。另外还根据发病的时间分期,发病时间 ≤ 14 天为急性期,发病时间 15~90 天为亚急性期,发病时间 > 90 天为慢性期。

二、手术治疗

主动脉夹层初步治疗的原则是有效镇痛、控制心率和血压,减轻主动脉剪应力,降低主动脉破裂的风险。然后根据主动脉夹层的类型、合并症、疾病进展等因素综合考虑,选择进一步的治疗方案。

Stanford A 型主动脉夹层一经确诊原则上均应积极外科手术治疗。Stanford B 型主动脉夹层基本治疗方式是药物治疗。一般而言,Stanford B 型主动脉夹层患者急性期药物保守治疗的病死率较低,部分患者可获得长期良好的预后。但是复杂和进展的 Stanford B 型主动脉夹层也需要手术治疗,其方法主要有胸主动脉腔内修复术(TEVAR)、开放性手术和 Hybrid 手术治疗等。

根据 2014 年 ESC 指南,Stanford A 型主动脉夹层主要采用手术治疗,B 型主动脉夹层主要推荐腔内治疗。

三、术后患者的并发症

国内 Stanford A 型主动脉夹层的手术死亡占 3.1%~15.5%,术后早期并发症主要有呼吸系统并发症、急性肾衰竭、神经系统并发症(包括脊髓损伤和卒中)、出血、脏器功能不全、感染等，急性期手术死亡和并发症发生率更高。既往脑血管病史、脏器灌注不良、体外循环时间长等是住院死亡的危险因素。

1. **急性呼吸功能不全**　是 Stanford A 型主动脉夹层术后最为常见的并发症，发生率为 5%~15%。与患者长期吸烟或合并慢性肺疾病、肥胖、年龄、体外循环时间过长、输注大量库存血、术前血肌酐浓度增高等有关。另外，此类患者也是呼吸道医院感染的高危患者，需要做好防范措施。

2. **脑部并发症**　主要有一过性脑功能损害、卒中、脑出血等。高龄和既往脑血管病史是患者术后发生脑部并发症的主要独立危险因素。

3. **脊髓损伤**　由于胸段脊髓动脉发自肋间动脉，而肋间动脉直接发自胸主动脉，因此主动脉夹层患者在术前即可因为肋间动脉供血受影响而出现脊髓缺血。术后因为再灌注损伤或炎症的原因也可出现脊髓缺血。据国内学者报道，进行全胸腹主动脉置换术后脊髓缺血发生率为 22.6%，患者多表现为不完全性截瘫。术后出现截瘫后应提高组织灌注压，并尽早行脑脊液穿刺引流，将脑脊液压力控制在 10mmHg 以下，有助于改善预后。

4. **肾衰竭**　Stanford A 型主动脉夹层术后肾衰竭的发生率为 5%~12%。术前肾功能不全、围手术期大量输血、体外循环时间长、术后急性呼吸功能不全等是患者术后发生急性肾衰竭的主要危险因素。

5. **出血**　术中及术后大量出血或输血可直接危及患者生命。术后应注意观察患者。

6. **感染**　感染是主动脉外科手术后院内死亡的危险因素之一。Stanford A 型主动脉夹层术后医院感染的发生率约为 12%，以呼吸道感染为主。

四、术后患者的功能问题

主动脉夹层术后的患者面临较高的并发症风险及多种功能下降的问题。包括：

1. **呼吸功能问题**　可表现为呼吸困难、肺容量降低、气体交换障碍、气流受限、呼吸肌功能障碍、呼吸模式异常以及气道廓清障碍。导致呼吸功能问题出现的主要机制为术后肺和胸廓的顺应性下降、肺部感染、黏液分泌增加和性质改变、纤毛功能下降、肺不张、咳嗽反射异常、气道阻力增加、呼吸肌疲劳、术后代谢率增加、可能存在的低氧血症和高碳酸血症、心排血量降低、贫血、卧床、镇静药物或本身脑部并发症导致中枢驱动不足等均可能单独或共同导致呼吸功能出现诸多方面的问题。术后早期的呼吸训练、体位改变、早期活动等康复治疗措施，有助于改善患者的呼吸功能。

2. **心血管功能问题**　术后早期可表现为呼吸困难、运动耐量显著降低以及外周血管灌注不良等。主动脉夹层术后患者长期的运动耐量下降问题更值得关注。目前因为对该疾病的诊断和手术水平的提高，Stanford A 型主动脉夹层术后患者一年和三年的存活率，国外报道分别为 96%±2% 和 91%±4%，但是这些患者仍存在新发夹层、动脉缺血、动脉瘤形成和破裂等风险，据报道 10 年内需要再次手术干预的发生率为 20%。同时部分患者出现主动脉夹层是由体力活动诱发。因此患者存在对运动的恐惧和不安，使得患者本人不能主动参与运动和体力活动。如此时缺乏专业人员的鼓励和指导，患者的体力活动水平在术后将会明显降低。长期的低体力活动使得心血管的危险因素如高血压、高血糖和脂代谢异常得不到很好的控制，本身不利于主动脉夹层的二级预防，也可能促进动脉粥样硬化病变的发展，使得患者心血管疾病再发的风险增加。同时低体力活动使得患者机体出现体能下降，表现为运动耐量的降低。另外，如患者长期处于低体力活动水平状态，一旦患者参加较剧烈的体力活动和运动,或者情绪激动时,机体的心血管反应较剧烈,使得患者出现心血管急症的风险增加。因此,尽早开始、合理进行的心脏康复,指导患者进行适宜的体力活动和运动,对心血管危险因素的控制、运动耐量的增加以及降低患者在进行突然的剧烈活动或情绪应激时的心血管反应均有益处。

3. 肢体活动功能降低　部分术后的患者在术前可能就存在脑和脊髓的缺血相关症状,术后也可能出现脑和脊髓的并发症。两者均可导致肢体活动障碍,临床表现为偏瘫和截瘫。康复干预对这些患者肢体功能的恢复有效。除此之外,长期的卧床、术后的应激状态、代谢率增加、能量摄入不足等原因,均可能使患者在即使没有神经损害的情况下,也出现肌肉量的丢失,肌力和肌耐力下降,肢体的活动能力下降。此时针对肌肉本身进行的康复训练,可以促进肌纤维生成,增加或维持肌肉体积,提升肌力和肌耐力。

4. 患者还可能出现疼痛、认知功能下降、抑郁、焦虑、恐慌和孤立等心理异常,此时也需要相应的康复干预。

五、术后患者心脏康复的循证医学依据

一项针对主动脉夹层患者生活方式改变的调查研究结果显示,主动脉夹层发生后的患者体力活动减少,中高强度的活动尤其是举起重物的活动减少明显,部分患者因此不能重返之前的工作。患者运动减少的主要原因为对运动的害怕心理,担心运动诱发主动脉夹层再次发作。保持运动的患者基本是进行步行这类低强度的有氧运动。但是即使如此,运动对患者的益处依然存在,体现在血压控制较好以及新发抑郁减少。每周参加两次以上有氧运动的患者,收缩压为126.67mmHg ± 10.30mmHg,而无运动的患者,收缩压为141.10mmHg ± 11.87mmHg。在保持体力活动的患者中,有24% 出现新发抑郁,而从不运动的患者,则有50% 出现新发抑郁。

因此,以运动为基础的心脏康复对主动脉夹层术后患者的长期血压控制、活动能力、心理状态、工作状态和生活质量都可能有益。但是目前缺乏足够的临床研究数据来支撑主动脉夹层术后患者心脏康复指南性文件的制定。

目前关于主动脉夹层术后患者进行以运动为基础的心脏康复的安全性和有效性的临床研究较少。瑞典的一项研究中,A 型主动脉夹层术后 6~12 周的患者进行症状限制性运动试验,并与主动脉瓣狭窄术后患者的运动试验结果比较,主动脉夹层患者运动血压由运动前 143mmHg ± 16mmHg 升高至 200mmHg ± 32mmHg,主动脉瓣狭窄的患者血压运动前为 150mmHg ± 16mmHg,运动高峰期为 213mmHg ± 27mmHg,两者的运动血压反应相似,心率的反应也相似。表明主动脉夹层术后患者运动血流动力学改变和其他心血管疾病患者的反应相似。患者在检测后进行以运动为基础的心脏康复方案 12 周。内容包括每周 3 次,每次 1 小时的运动训练,以及药物治疗、健康教育和心理社会支持方案。具体的运动方案为有氧运动、力量练习和牵伸,根据个体的具体情况由物理治疗师进行调整。主动脉夹层术后患者经过运动训练后,峰值摄氧量由运动前 23.5ml/(min·kg) ± 7.9ml/(min·kg)增加至 28.6ml/(min·kg) ± 8.4ml/(min·kg),最大工作负荷由 143W ± 80W 提高至 178W ± 97W。测试后进行运动组的生存质量评分无论在躯体维度还是心理维度,均高于无运动测试直接进行运动训练组以及无运动训练的对照组。

第二节　主动脉夹层术后患者的康复评估

一、术后早期评估

术后早期评估的目的在于排除早期活动禁忌证后能够让患者尽早活动以避免卧床导致的并发症，并且可以早期发现患者存在的功能问题予以康复治疗干预。

1. 现病史和麻醉手术史评估　了解主动脉夹层分型分期及手术方法如 Bental 手术、David 手术、孙氏手术、杂交手术、全腔内修复手术，了解手术时间、出血量、体外循环时间、麻醉苏醒时间、动脉插管部位等，有助于评估术后并发症和病情严重程度以便安全开始早期康复干预。

2. 排除早期活动禁忌证　心率小于 40 次 /min 或大于 130 次 /min；平均动脉压（MAP）小于 60mmHg 或大于 110mmHg；血氧饱和度 ≤ 90%；通气指标：吸入气氧浓度（FiO_2）≥ 0.6，呼气末正压（PEEP）≥ 10cmH$_2$O；呼吸频率大于 40 次 /min；意识水平：RASS 评分 4 分；体温 ≥ 38.5℃或 ≤ 36℃；血管活性药物使用情况：多巴胺 ≥ 10μg/（kg·min）去甲肾上腺素 / 肾上腺素 ≥ 0.1μg/（kg·min）。如有以上并发症则推迟早期活动。

3. 主要症状评估　包括呼吸困难、咳嗽、咳痰、咯血、喘息、水肿、疲劳等的评估，进行呼吸困难严重程度、痰液评估、呼吸模式、胸廓活动度和呼吸道廓清能力的评估。

4. 特别需要评估胸部疼痛情况　包括伤口疼痛以及是否有心绞痛表现，还需评估头颈部、肩部、背部、腹部疼痛。如有疼痛，采用视觉模拟评分法（visual analogue scale，VAS）评分记录。

5. 评估并发症　包括脑和脊髓损伤缺血、下肢缺血、呼吸道感染、出血、肾功能损伤等。

6. 并发的疾病如冠心病、糖尿病、骨质疏松、肿瘤、神经系统等的评估。

7. 使用的药物情况，尤其是降压药物、β 受体兴奋剂、激素、抗生素等药物的使用情况。

8. 评估患者的四肢肌力、呼吸肌力以及关节活动度等。

9. 评估目前对疾病的认识及心理。

二、出院前评估

出院前评估的目的在于为患者制订出院计划，安排随诊，了解患者运动耐力情况，指导出院后的体力活动。内容包括：

1. 出院前完成主动脉计算机体层血管成像（CTA）或磁共振血管成像（MRA）、经胸心脏多普勒超声、胸部 X 线检查和心电图。

2. 评估 β 受体阻滞剂使用情况及血压。

3. 运动耐量评估　可进行 6 分钟步行试验。

三、出院后长期康复期评估

出院后随诊期按规定时限进行评估的目的在于了解术后主动脉的变化情况，疾病危险因素的控制情况，尤其是血压是否达到目标值。除此之外，进行运动耐量的评估以更好地指导患者运动和活动，同时还需要关注患者的工作和心理情况。内容包括：

1. 出院后第 3,6,12 个月复查主动脉 CTA 或 MRA、经胸心脏多普勒超声、胸部 X 线检查和心电图。

2. 评估 β 受体阻滞剂使用情况,评估血压是否达到目标血压值 120/80mmHg。

3. 评估体力活动时血压变化情况,可行 24 小时动态血压检查。检查期间保持日常体力活动水平。

4. 评估患者体力活动情况,包括日常生活活动、职业活动和休闲活动。评估连续久坐时间和睡眠情况。

5. 运动心肺功能测试和运动心电图评估　建议无禁忌证的患者在进行运动训练前均应进行运动心肺功能及运动心电图检测,并且应定期复测以了解患者的变化情况。研究表明,主动脉夹层术后 6 周患者可安全进行极量或症状限制性运动心肺功能测试,患者的血流动力学反应与主动脉瓣术后患者的运动反应相似。并且经过运动测试后,患者对自身运动情况有了解,可帮助患者恢复正常生活的信心。测试可提供患者的最大运动耐量、最大摄氧量、无氧阈、运动血压改变、最高血压、运动心率、最大心率、运动诱发症状的阈值、是否有心肌缺血、是否有运动心律失常等诸多指标,有利于制定个体化运动处方及运动方案的安全实施。

6. 6 分钟步行试验　如患者无条件进行运动心肺功能检测,推荐进行 6 分钟步行试验。

7. 个体化评估方案　由于术后主动脉夹层患者年龄、性别、伴发的疾病、术前的体力活动水平、参与休闲运动和锻炼的爱好、职业对体力活动的要求、进行康复的目的均有差异,为帮助患者恢复正常生活和职业状态,提高术后的生活质量,同时确保运动训练的安全性,对有高强度体力活动包括职业活动以及休闲活动需求的患者,有必要针对患者的具体情况设定个体化的评估方法。

8. 心理评估　由于主动脉夹层术后患者普遍存在抑郁和焦虑状态,有必要进行相应的评估以识别。

9. 生活质量评估　推荐进行普适生活质量量表 SF36 评估。

第三节　主动脉夹层术后患者的心脏康复

一、术后患者 I 期(住院期)康复

(一)康复目的

为避免绝对卧床导致的并发症,通过活动促进全身氧合,改善机体氧的运输和利用,维持机体的有氧能力以及促进患者自我照护能力的恢复。

(二)康复的主要内容

早期活动、步行为主的有氧运动、上下楼梯、呼吸训练、日常生活活动。

(三)康复方案的具体实施

术后 48 小时内经评估如无早期运动禁忌证,可开始坐、站立、四肢的关节活动度活动以及某些自理活动如进食和洗漱,3~4 次 /d。之后可开始室内短距离步行 50~500 步 /d,可在他人协助下逐渐过渡到独立步行。其活动训练进展速度取决于患者病史、临床情况、症状以及起病前的功能状态。住院期间的运动处方参考表 16-3-1。

表 16-3-1　主动脉夹层术后早期活动和运动处方

频率	1. 术后 2~5 天, 2~4 次 /d 2. 术后第 6 天开始, 2 次 /d, 并延长活动时间
强度	综合考虑以下强度标准: 1. 无症状时尽量坚持 2. 自觉疲劳程度评分 ≤ 13 3. 以基础心率 +30 次为运动强度上限
持续时间	耐受的范围内间歇运动, 每组持续 3~5 分钟, 间歇时间略少于运动时间, 或以运动 / 休息时间比 2∶1 进行。总的运动时间 10~15 分钟
运动方式	1. 步行为主 2. 辅以呼吸肌训练, 术后早期使用激励式肺量计进行深吸气训练以预防肺不张, 后期可采用抗阻呼吸训练器进行呼吸肌力训练 3. 如患者已可较轻松完成室内独立步行, 可进行上下阶梯训练, 训练强度同上 4. 只允许进行针对下肢肌群的低阻力的抗阻训练, 不能进行上肢肌群的抗阻训练。训练全程不能出现屏气用力动作, 避免出现伤口区疼痛和渗血, 需全程监控血压, SBP 不能超过 140mmHg

（四）康复训练注意事项

住院期康复训练患者需全程在心电和血压监护下完成, 治疗师需密切关注患者的症状和体征, 并注意监护指标的变化。如运动训练过程中出现以下情况（表 16-3-2）, 立即终止训练, 评估患者病情, 如需要则马上启动心血管事件紧急处理流程。

表 16-3-2　Ⅰ期康复训练需要立即终止活动的情况

症状	心绞痛; 明显的呼吸困难; 显著乏力; 头晕; 出汗过多; 皮肤苍白; 意识不清
监护参数	呼吸 > 40 次 /min; 心率下降 > 10 次 /min; 血压下降 > 10mmHg; 平均肺动脉压增加 > 10mmHg; 血氧饱和度 SPO_2 < 90%; SBP 上升 > 180mmHg
心电图	心肌缺血; 明显的室性和房性心律失常; 二度或三度传导阻滞

另外活动和运动时需注意伤口情况, 避免上肢过度的活动以免牵拉胸壁伤口影响愈合。如出现渗血、渗液情况需立即告知主管医生。避免出现上肢肌肉等长收缩的运动, 特别是用力抓握的动作, 因为可能会引起血压突然升高。

（五）康复健康教育

主动脉夹层术后患者住院期间的健康教育是让患者了解疾病且能长期参与疾病的管理和康复的关键措施, 因此需对患者及家庭进行健康教育, 包括以下内容:

1. 主动脉夹层发生的危险因素主要为高血压。明确长期药物控制血压和心率的目标值和必要性。

2. 日常生活中应避免出现主动脉夹层发生的诱因, 如剧烈的体力活动和运动、屏气用力的动作包括用力排便、急剧的体位改变尤其是下蹲起立和弯腰伸腰动作以及情绪应激等。

3. 重建健康生活方式的重要性。需要患者了解生活方式的改变是疾病预防的基础, 健康生活方式的内容包括坚持低盐低脂饮食、进行适量的体力活动、避免久坐行为、保持合理的体重、保证充足的睡眠、保持良好乐观的心态,戒除吸烟和饮酒。

4. 心血管急症症状的识别以及紧急处理,主要为胸痛、气促、晕厥、心悸等。

5. 长期终身随访的必要性。

二、II期康复(出院 6 周以内)

(一)康复目的

II 期心脏康复运动实施的目的为促进并维持患者起病前的体能状态;减轻患者运动的焦虑和顾虑;通过运动提高体力活动水平;促进健康生活方式形成。

(二)康复的主要内容

日常生活活动的恢复、以步行为主的有氧运动训练、重建健康生活方式。

(三)康复方案的具体实施

1. 运动实施应遵循以下步骤　运动前评估→运动处方制定→运动方案实施→运动效果评价→调整运动处方→运动训练进展。

2. 制定主动脉夹层术后患者的个体化运动处方时需根据评估结果进行。其安全性考量因素主要为患者进行体力活动和运动时的血压情况。应确保患者血压已经达到目标值即 120/80mmHg 以下,心率目标值在 60~80 次 /min。强烈建议患者进行运动心电图和动态血压监测以了解患者日常生活活动时的血压和心率情况,6 周后可安全进行运动心电图和运动心肺功能检测,对制定个体化运动处方很有必要,且可增强患者对参与活动和运动的信心。

3. 如果患者在出院前未进行运动心电图和运动血压评估,可按照表 16-3-3 的方法制定出院早期运动处方。

表 16-3-3　主动脉夹层术后患者出院早期运动处方

频率	2~3 次 /d
强度	1. 活动心率达到静息心率 +20 次 /min
	2. 主观劳累程度(6~20 分)评分 11 分或至个人耐受程度
	3. 按照症状限制活动强度程度,包括气短、心绞痛和劳累,活动强度应控制在出现以上症状之下
运动时间	5~20 分钟:每次活动 5 分钟以内,接着休息,总共的活动时间达到 20 分钟
运动方式	坐、站立位功能活动、关节活动度活动以及步行

4. 健康教育的内容同 I 期康复期,重点在于通过生活方式调整和药物达到良好血压的控制、戒除烟酒、了解运动和体力活动对血压的影响、避免导致血压急剧升高的活动。

三、III期康复(出院 6 周以后至长期)

(一)康复目的

逐渐提高患者的体能水平;帮助控制心血管危险因素包括降低血压、控制血糖、调节血脂和减重;通过运动提高体力活动水平;维持健康生活方式;恢复正常生活和工作;预防疾病再次发生。

(二)康复的主要内容

正常的日常体力活动、以有氧运动为主的运动训练、心理和职业康复。

（三）运动和体力活动的血压反应

Ⅲ期康复时期，患者的日常活动能力逐渐恢复，对疾病有了一定的了解，但是仍可能对参加有一定强度的运动没有信心。如果患者未经评估和指导，进行不恰当的运动或活动导致主动脉内的压力上升，对于已经扩张的发生过夹层的动脉来说，其血管壁受到的切应力上升，可能导致夹层再次发生从而需要再次手术干预的风险。因此这个时期选择正确的运动方式尤为重要。

因此在指导主动脉夹层术后患者进行运动和体力活动之前，有必要了解做某项运动或体力活动时血压的改变情况。

1. 有氧运动　有氧运动中血压升高的程度与运动的强度有关，如以代谢当量（metabolic equivalent, MET）作为运动强度的衡量标准，运动强度每增加 1MET，收缩压升高 8~12mmHg，而舒张压基本维持不变。如进行速度为 4.8km/h 的轻快步行运动，代谢当量为 3.3MET，SBP 在运动中可能升高 18~28mmHg，如患者运动前 SBP 为 120mmHg，则运动中 SBP 为 138~148mmHg，这种血压水平是患者可承受的。

2. 抓握运动　日常生活中很多活动需要抓握这个动作，如拿起重物、拉行李箱、抱孩子、抓住某样物品等。抓握需要前臂的肌群进行等长收缩。进行抓握运动时，如全力抓握1 分钟，SBP 上升达 50mmHg，DBP 可上升达 30mmHg。如以 30% 最大抓握力进行抓握时，SBP 上升 20~30mmHg，DBP 上升 10~20mmHg。因此在日常生活中，如抓握很重的物品需要患者耗费较大的力量时，血压的上升是非常显著的。对于主动脉夹层术后的患者而言，尽可能不去进行耗费很大的力量抓握提起重物的活动，需要非常谨慎控制抓握重物的重量及用力的程度及时间。

3. 举起重物　举重时的血压反应主要取决于举起重物时的费力程度，越费力，血压上升程度越高。当举起重物时出现闭气用力的瓦氏动作时，血压升高尤为显著。当需要举起的重量超过 80% 一次重复的重量时，瓦氏动作是不可避免的。因此主动脉夹层术后的患者应避免举起过重的物品。通常推荐是不要超过自身重量的 50% 并且应该在举起重物时避免瓦氏动作的发生。另外，重复举起某一轻至中等重的重物直至力竭时，血压也可逐渐升高，甚至超过单次举起一个比较重的物品时的血压。因此主动脉夹层术后的患者应该避免重复举起某物的动作。

4. 负重下蹲　负重下蹲时血压升高显著，研究测得健康正常人进行该运动时测得的最高值可达到 320/250mmHg，远超过上肢屈肘运动时测得的最高值 255/190mmHg。因此主动脉夹层术后的患者应避免进行负重下蹲的运动。

5. 性生活　研究结果表明，健康成年人进行性生活时心率可达 125 次 /min，血压上升至 150~160mmHg。如与平板运动试验测得的心率血压改变比较，男性进行性生活时最大心率和最高收缩压为分别为运动试验测得的最高值的 72% 和 80%，相当于 Bruce 方案 2 级运动时的血压心率。女性进行性生活时最大心率和最高收缩压为分别为运动试验测得的最高值的 64% 和 75%，相当于 Bruce 方案 1 级运动时的血压心率。但是未治疗的高血压病患者进行性生活时血压可达到 237/138mmHg。由于研究数据有限，通常认为应该鼓励主动脉夹层术后患者恢复性生活，在进行性生活时避免紧张和费力则应该是安全的。

（四）β 受体阻滞剂和运动

主动脉夹层术后的患者，如无禁忌证则必须应用 β 受体阻滞剂控制血压和心率。如使用最大耐受剂量，血压仍未达到 120/80mmHg，则需要加用其他降压药来控制血压。由于

β受体阻滞剂具有降低运动心率血压反应,减少心室和主动脉壁张力的作用,因此,应用了β受体阻滞剂的患者与未使用的患者比较,在同一运动强度时,其血压心率双乘积较低,患者的心血管负荷也较低,对该强度运动的耐受力也较强。因此,在设定运动方案时,需根据患者是否使用β受体阻滞剂对运动强度进行调整。理想的方法应在患者服用了药物之后进行运动心电图测试,根据运动中的血压心率反应以及最大运动心率和运动耐量来设定个体化的运动方案。

(五)康复运动和活动建议

由于临床研究数据尚且不足,因此关于主动脉夹层术后患者是否进行某项活动或运动的建议,基本是基于专家意见,而不是随机对照的临床研究。

对于马方综合征患者活动与运动,专家给出建议如表16-3-4,指导主动脉夹层术后的患者活动及运动时也可作为参考。在该建议中,心率严格控制在110次/min以下,但已有研究表明,主动脉夹层术后患者进行有氧运动时,心率超过110次/min并没有带来危险。因此,在设定主动脉夹层术后患者的有氧运动时,最好依据运动心电图或运动心肺功能测试,按照50%~60%储备心率或50%~60%最大摄氧量的标准来控制患者的运动强度。

表16-3-4 马方综合征患者的运动和活动建议

1. 可进行非竞争性的、按不剧烈的有氧节奏进行的等张收缩运动,尽可能减少突然停顿、方向的快速改变或与其他运动者、器械或地面进行接触的运动
2. 可进行中等强度的有氧活动(约50%的有氧能力),对于服用β受体阻滞剂的患者,心率控制在100次/min以下,未服用β受体阻滞剂的患者,心率控制在110次/min以下
3. 避免需要肌肉持续进行等张收缩的运动,例如举重、爬较陡的坡、体操和俯卧撑等
4. 避免参加气压急剧改变的运动如深潜、搭乘未增压的飞行器
5. 推荐进行高重复次数、低重量的抗阻运动而不是低重复次数、大重量的抗阻运动,并且应在肌肉疲劳之前就停止运动

由于运动训练过程中可出现血压升高和心率加快,使得主动脉内的血流切应力增加。体力活动或情绪应激导致的收缩压急剧升高,是很多主动脉夹层患者起病的触发因素。甚至急剧的体位改变也可能是主动脉夹层的触发因素。欧洲心血管协会的指南建议术后的患者限制参加竞技运动、等长收缩的大重量举重,以及身体接触的运动,但可参加低强度的休闲活动。美国心脏协会的指南则认为,虽然关于主动脉夹层术后患者何种强度的运动对患者是安全以及有益的数据欠缺,但是由于有氧运动一般不会导致平均动脉压明显升高,且患者很少在进行有氧运动时起病,因此,如果通过药物良好地控制患者的心率和血压后,进行有氧运动最终还是有益的。但是如果患者想参加较剧烈的有氧运动如跑步等,则需要进行症状限制性运动试验以明确患者无运动高血压反应。对于等长运动,由于其升高血压的作用明显,尤其是进行举重时,通常会伴随屏气用力动作,后者可显著提升胸腔内压进而升高主动脉内压力,可触发主动脉夹层的发生,因此应该避免此类运动。

根据目前已有的研究证据,对于主动脉夹层术后的患者,运动的益处要超过可能带来的危险。特别是体力活动有助于长期血压平稳控制方面的益处,应该让患者了解,这也有助于帮助患者克服对体力活动的害怕甚至恐慌心理,以进行长期的正常活动和运动。医生应建议患者恢复体力活动和运动,还应在性生活和排便这些患者关注但一般不会主动询问

的方面给予建议。这些建议包括患者可进行通常水平的体力活动包括举起不超过 50% 体重的重物，所有的生活活动如骑车、园艺活动以及携带杂物等，也应建议患者恢复正常的性活动。

为保持健康，对成年人体力活动的推荐为，在 1 周的大多天数里，每天参加 ≥ 30 分钟中等强度的有氧活动（3~5MET），一周累计 150 分钟即可。并非一定需要参加高强度的运动才能维持身体健康。因此对于绝大多数主动脉夹层术后的患者而言，只要保持与年龄相称的轻至中等强度的有氧运动如快速地步行、轻松地骑车，劳累程度在"较轻松"至"有点累"的水平，是安全、能耐受，并能带来好的健康效益的。至于力量训练，只要是轻至中等的重量，限制每一回合重复次数，不要做到力竭，以及不使用屏气用力动作，对某些有体力工作要求的患者而言是有益的，应该鼓励其进行。

运动既可以是主动脉夹层的触发因素也可以是保护因素，严格地限制主动脉夹层术后患者进行运动不仅无助于疾病的控制，还将严重影响患者的运动耐量、血压控制以及生活质量。但由于主动脉夹层术后患者运动的心血管风险较一般人群高，选择适合的运动，并且应由有经验的医生、运动治疗师和护士进行指导和监测患者运动训练，才能保障运动的安全。

（梁　崎）

参 考 文 献

[1] 中国医师协会心血管外科分会大血管外科专业委员会.主动脉夹层诊断与治疗规范中国专家共识.中华心胸血管外科杂志，2017，11（33）：641-654

[2] Erbel R, Aboyans V, Boileau C, et al. 2014 ESC Guidelines on the diagnosis and treatment of aortic diseases：Document covering acute and chronic aortic diseases of the thoracic and abdominal aorta of the adult. The Task Force for the Diagnosis and Treatment of Aortic Diseases of the European Society of Cardiology（ESC）. Eur Heart J, 2014, 35（41）: 2873-2926

[3] 陈菲，邵涓涓，贾明，等.全胸腹主动脉置换术后脊髓缺血的临床分析.心肺血管病杂志，2015，9（9）：694-696

[4] Ashish Chaddha1, Eva Kline-Rogers, Alan C. Braverman, et al. Survivors of Aortic Dissection：Activity, Mental Health, and Sexual Function. Clin Cardiol, 2015, 38（11）: 652-659

[5] Simon Fuglsanga, Johan Heiberga, Vibeke E Hjortdala, et al. Exercise-based cardiac rehabilitation in surgically treated type-A aortic dissection patients. Scandinavian Cardiovascular Journal, 2017, 51（2）: 99-105

[6] Sparky Bartee, Sanjay Shrestha, Beatriz Ramos, et al. Specificity of testing in a cardiac rehabilitation setting resulting in a patient s return to high-intensity outdoor activity following aortic dissection repair. Proc（Bayl Univ Med Cent）, 2016, 29（2）: 151-153

[7] Ashish Chaddha, Eva Kline-Rogers, Elise M Woznicki, et al. Activity Recommendations for Postaortic Dissection Patients. Circulation, 2014, 130: e140-e142

[8] MacDougall JD, Tuxen D, Sale DG, et al. Arterial blood pressure response to heavy resistance exercise. J Appl Physiol, 1985, 58（3）: 785-790

[9] Palmeri ST1, Kostis JB, Casazza L, et al. Heart rate and blood pressure response in adult men and women during exercise and sexual activity. Am J Cardiol, 2007, 100（12）: 1795-1801

[10] Braverman AC. Exercise and the Marfan syndrome. Med Sci Sports Exerc, 1998, 30(10 suppl): S387-S395

[11] Kabat M, Siniarski A, Grudzień G, et al. Aortic dissection after sudden position change. Kardiol Pol, 2019, 77(2): 235

[12] Hiratzka LF, Bakris GL, Beckman JA, et al. 2010 ACCF/AHA/AATS/ACR/ASA/SCA/SCAI/SIR/STS/SVM guidelines for the diagnosis and management of patients with thoracic aortic disease: executive summary. A report of the American College of Cardiology Foundation/American Heart Association Task Force on Practice Guidelines, American Association for Thoracic Surgery, American College of Radiology, American Stroke Association, Society of Cardiovascular Anesthesiologists, Society for Cardiovascular Angiography and Interventions, Society of Interventional Radiology, Society of Thoracic Surgeons, and Society for Vascular Medicine. Catheter Cardiovasc Interv, 2010, 76(2): 43-86

[13] Spanos K, Tsilimparis N, Kölbel T. Exercise after Aortic Dissection: to Run or Not to Run. Eur J Vasc Endovasc Surg, 2018, : 755-756

[14] American College of Sports Medicine Position Stand. The recommended quantity and quality of exercise for developing and maintaining cardiorespiratory and muscular fitness, and flexibility in healthy adults. Med Sci Sports Exerc, 1998, 30: 975-991

[15] Chaddha A, Eagle KA, Braverman AC, et al. Exercise and Physical Activity for the Post-Aortic Dissection Patient: The Clinician's Conundrum. Clin Cardiol, 2015, 38(11): 647-651

<table>
<tr><td>第十七章</td><td colspan="2"># 心律失常患者心脏康复</td></tr>
</table>

第一节　心脏康复在心律失常治疗中的价值

一、定义、分类及流行病学

（一）定义

心律失常是指心脏起搏和 / 或传导功能紊乱而发生的心脏节律、频率或激动顺序异常，主要表现为心动过速、心动过缓、心律不齐和停搏。心室停搏或颤动是心脏停搏的主要表现形式，是心脏性猝死的重要原因。

（二）分类

根据心律失常的起源部位、发生机制、频率快慢，临床上将心律失常分为不同类型（表 17-1-1）。

表 17-1-1　心律失常的分类

起源部位	过速	过缓	逸搏
窦性心律失常	窦性心动过速 阵发性 非阵发性	窦性心动过缓 窦性停搏 窦房传导阻滞	逸搏及逸搏心律 房性 房室交界性 室性
房性心律失常	房性期前收缩 房性心动过速 心房扑动或颤动		
房室交界性 心律失常	房室交界性期前收缩 房室交界性心动过速 阵发性 非阵发性	房室传导阻滞 （希氏束分叉以上）	逸搏及逸搏心律 房室交界性 室性
室性心律失常	室性期前收缩 室性心动过速 心室扑动或颤动	房室传导阻滞 （希氏束分叉以下） 室内传导阻滞	逸搏及逸搏心律 室性
综合征	预激综合征 Brugada 综合征 长 QT 综合征	病态窦房结综合征	
其他	起搏相关心律失常		

169

（三）流行病学

心律失常包含内容广泛,目前尚无关于心律失常总体的流行病学研究。心房颤动(以下简称房颤)是最常见的心律失常之一,截至 2010 年,全球房颤患者估测约 3 350 万例。其患病率与发病率随年龄增长逐步增加。据估计,北美和欧洲房颤患病率为 1.5%~2%。胡大一等对我国自然人群中 29 079 例 30~85 岁人群的流行病学调查提示,经年龄校正后房颤患病率为 0.65%,随着年龄增长其患病率增加,在＞80 岁人群中高达 7.5%。

目前我国治疗心律失常仍以药物治疗为主,但心律失常不仅可导致患者出现不适症状,诱发其他疾病,还会给患者造成极大的精神心理压力,药物治疗仅能解决患者部分问题。近年来随着对心律失常认识的增加,更提倡心律失常的综合治疗,包括药物治疗、精神心理支持治疗、运动康复、生活方式调整、健康教育以及饮食营养治疗等,以提高患者生活质量,减轻社会及家庭负担。

二、病因、诱因与机制

（一）病因与诱因

多种原因可诱发或导致心律失常,大致可以分为以下几种类型:

1. 生理性改变　健康人即可发生某些心律失常,通常对人体无明显危害。

2. 器质性心脏病　是引发心律失常的最常见病因,如缺血性心肌病、扩张型心肌病等。

3. 心脏原因之外的疾病　慢性阻塞性肺疾病、妊娠期高血压、急性脑血管疾病、甲状腺功能亢进等其他系统的疾患也可引发心律失常。

4. 电解质紊乱和酸碱平衡紊乱　通过影响心肌细胞的自律性、传导性等导致心律失常。

5. 物理(中暑、电击等)、化学(如农药、工业毒物)、生物(如蛇毒)因素都可导致心律失常。

6. 医源性因素　抗心律失常药物本身即存在致心律失常作用,介入操作通过刺激心肌、影响血流灌注等亦可促发心律失常。

（二）机制

主要包括冲动形成异常和冲动传导异常。其中冲动形成异常包括正常节律点自律性异常、异位节律点形成和触发激动,冲动传导异常包括传导途径异常、传导延迟或阻滞和折返激动。

三、临床诊断与治疗

（一）临床诊断

应根据患者的病史、体格检查和必要的心电生理检查做出心律失常的诊断。病史采集应涉及与心律失常相关的症状及发作的特点,并详细了解与心律失常病因或诱因相关的资料。体格检查应在系统检查的基础上对心脏进行重点检查。心电生理检查是诊断心律失常的重要手段,包括常规心电图、动态心电图、食管电生理检查和心腔内电生理检查等。

（二）治疗

1. 治疗原则　①治疗诱因和病因:有利于心律失常的转复和减少心律失常的复发;②控制心率和恢复节律:是心律失常发作期的重要治疗原则;③预防复发。

2. 抗心律失常药物治疗

(1)抗快速性心律失常药物治疗:主要用于心脏期前收缩、心动过速和心脏扑动或颤动的治疗。按改良的 Vanghan Williams 分类,可分为:

1）Ⅰ类：I_{Na}阻滞剂。根据对动作电位的时程和 QT 间期的不同影响分为 3 个亚类。Ⅰa类，代表药物有奎尼丁、丙吡胺和普鲁卡因胺，对室性和室上性心律失常均有一定疗效。Ⅰb类，代表药物有利多卡因、美西律和苯妥英钠，对室性心律失常有较好的疗效，尤其是与心肌缺血相关的室性心律失常疗效显著。Ⅰc类，代表药物有普罗帕酮、氟卡尼、莫雷西嗪，对室性和室上性心律失常均有良好的疗效。

2）Ⅱ类：β受体阻滞剂。主要针对室上性心律失常，最近有研究表明β受体阻滞剂可有效地治疗室性心律失常，长期使用可提高生存率。

3）Ⅲ类：I_k阻滞剂。代表药物有胺碘酮、屈奈达隆、索他洛尔、多非利特、伊布利特和溴苄铵、维那卡兰等。对室性和室上性心律失常均有一定疗效。

4）Ⅳ类：I_{Ca}阻滞剂。代表药物有维拉帕米和地尔硫䓬，主要治疗室上性心律失常，对左室特发性室性心动过速有良好的治疗作用。

5）其他药物：腺苷可快速有效终止室上性心动过速。洋地黄类药物适用于伴有心功能不全的室上性心动过速的治疗。

（2）抗缓慢性心律失常药物：该类药物主要通过增强或兴奋窦房结、房室交界区和心室次级节律点的自律性，改善房室传导功能，以提高心室率而达到治疗缓慢性心律失常的目的。

1）M 胆碱受体阻滞剂：代表药物有阿托品、山莨菪碱等，适用于窦性心动过缓、窦性停搏、窦房传导阻滞以及部分房室传导阻滞的患者。

2）β肾上腺素能受体兴奋剂：代表药物有肾上腺素、异丙肾上腺素、麻黄碱等。对严重窦性缓慢性心律失常、高度或完全性房室传导阻滞有提高心室率的作用，也是心脏停搏复苏的重要药物。

3. 抗凝治疗　房颤患者抗凝治疗建议：

1）Ⅰ类：①对所有房颤患者应用 CHA2DS2-VASc 评分进行血栓栓塞危险因素评估；② CHA2DS2-VASc 评分≥ 2 的男性或≥ 3 的女性房颤患者应长期接受抗凝治疗；③在抗凝药物选择中，如无新型口服抗凝药物非维生素 K 口服抗凝药（non-vitamin K oral anticoagulant，NOAC）的禁忌，可首选 NOAC，也可选用华法林抗凝；④应用华法林抗凝时，应密切监测国际正常化比值（INR），并尽可能使 INR 在 2.0~3.0 之间的治疗范围内的时间（TTR）维持在较高水平；⑤中度以上二尖瓣狭窄及机械瓣置换术后的房颤患者应选用华法林进行抗凝，INR 维持在 2.0~3.0 之间；⑥不同类型房颤的抗凝治疗原则一样；⑦应定期对房颤患者抗凝治疗的必要性进行评估。

2）Ⅱa 类：①对所有行抗凝治疗的房颤患者应进行出血危险因素评估，识别和纠正可逆的出血危险因素；②一般情况下，对于依从性比较好的 CHA2DS2-VASc 评分为 1 的男性和为 2 的女性房颤患者也应接受抗凝治疗。

3）Ⅱb 类：对应用华法林进行抗凝治疗的房颤患者，尽管已加强管理，如果 TTR 不能维持在较高水平，或患者倾向于服用 NOAC，在没有禁忌证的情况下（如机械瓣）可改用 NOAC。

4）Ⅲ类：①抗凝药物与抗血小板药物的联合应用可增加房颤患者的出血风险，如果没有其他应用抗血小板药物的指征，应避免两者联合应用；② CHA2DS2-VASc 评分为 0 的男性和为 1 的女性房颤患者，应避免应用抗凝或抗血小板药物预防卒中；③单独抗血小板药物治疗用于房颤患者血栓栓塞事件的预防；④中度以上二尖瓣狭窄及机械瓣置换术后的房颤患者应用 NOAC 预防血栓栓塞事件。

4. 非药物治疗　心脏起搏、心脏电复律、导管射频消融和外科手术是主要非药物治疗方法,可安全、有效地预防、控制或根治某些心律失常,主要适用于严重的缓慢性和快速性心律失常,是抗心律失常药物的重要补充。

四、心脏康复治疗获益机制

目前心律失常患者的心脏康复主要应用于房颤患者,其他类型心律失常的心脏康复仍缺乏大型临床随机对照试验的证据,因此本文主要介绍房颤患者心脏康复治疗的获益机制。

房颤发生的电生理机制包括触发及维持机制,病理生理学机制包括心房重构和自主神经功能的作用等。心脏康复可以通过减轻体重以减少炎症反应和心房重构,增加峰值摄氧量、改善左室收缩功能、减轻心房僵硬程度、降低交感神经张力。此外,心脏康复还有助于肥胖患者控制体重、血糖等心血管疾病危险因素,并有助于减轻肥胖患者的心脏结构及功能的改变,从而减轻房颤发作的频率及发作时的症状,改善患者的生活质量。

第二节　心律失常心脏康复治疗前评估

为更好地管理各种心律失常患者、保证患者的安全,心脏康复治疗前,对患者进行全面系统的评估至关重要。评估内容主要包括临床医学检查、问卷调查和运动心肺功能测试等。

一、临床医学检查

(一)常规心电图

12 导联常规心电图对诊断各种类型的心律失常、心脏传导阻滞、血清电解质紊乱,观察药物(如洋地黄、抗心律失常药等)对心脏的作用具有重要意义。此外,新近出现的心电图异常与长期持续存在的异常改变,其临床意义也迥然不同。因此应根据不同的临床情况,综合其他资料,分析和判断心电图异常的可能原因和临床意义。QT 间期是心电图检查中的重要内容,指 QRS 波群的起点至 T 波终点的间距,代表心室肌除极和复极全过程所需的时间。其延长或缩短均有重要临床意义。QT 间期延长多由心力衰竭、冠状动脉供血不足、心肌炎、风湿热、电解质紊乱等引起,也可受奎尼丁(Ⅰa 类),以及索他洛尔、胺碘酮(Ⅲ类)等抗心律失常药物的影响。QT 间期延长若同时伴有低钾血症,易引起尖端扭转性室速,甚至发生心室颤动而导致猝死。QT 间期的异常缩短则可能由应用洋地黄制剂、高钙血症以及短QT 综合征等引起。QT 间期长短与心率的快慢密切相关,因此临床上常使用校正的 QT 间期(QTc),目前推荐的 QT 间期延长的标准为:男性 QTc 间期 ≥ 0.45 秒,女性 ≥ 0.46 秒。

(二)动态心电图

又称 Holter,是采用长时间(24~72 小时)连续记录心电图的方法,能获得比常规心电图更多的信息。在心律失常、心肌缺血的诊断及药物疗效评价方面有较大价值。动态心电图可提供以下信息:①心率,包括 24 小时平均心率、最快和最慢心率;②心律失常的类型、发作时间和方式;③心脏停搏的时间、次数;④心电图波形的改变,如 ST 段的上抬和下移;⑤心电图改变发生的时间,患者当时的活动状况及伴随症状。根据动态心电图资料,可了解临床症状(如心悸、头晕、晕厥、胸痛)与心电图改变的关系,有助于分析和寻找这些症状的原因。此外,对心律失常潜在危险性分析、心肌缺血程度的估计,及抗心律失常药物和抗心绞痛药物疗效的评价也具有一定意义。

（三）超声心动图

可以较为直观地显示心脏的结构及运动状态，测量血流速度，评估心脏收缩及舒张功能，有助于寻找心律失常的病因。常用超声心动图包括：M型超声心动图、二维和三维超声心动图、多普勒超声心动图、经食管超声心动图、负荷超声心动图、心脏声学造影和血管内超声成像等。

（四）运动试验

可用于评价与运动有关的心律失常。但应注意，心律失常患者运动中的心电图受药物影响较大，如：地高辛可控制运动时心室率，且放大 ST 段的变化；维拉帕米可掩盖缺血的心电图表现并降低运动时的心室率；地尔硫䓬和维拉帕米可提高运动能力；β 受体阻滞剂可降低血压、峰值心率和运动能力。此外，正常人进行运动试验，亦可发生房性或室性期前收缩。运动试验诊断心律失常的敏感性不如动态心电图，但在评估患者的运动能力、指导患者康复运动方案方面具有重要地位。

（五）心电事件记录仪

对心律失常发作较少且症状严重的患者，使用心电事件记录仪可检测出心房高频事件（atrial high rate event，AHRE）、房颤负荷、无症状性房颤和室性心律失常发作等。

（六）心腔内心电生理检查

心脏电生理检查将几根多电极导管经静脉和 / 或动脉插入，放置在心腔内的不同部位辅以 8~12 通道以上多导生理仪同步记录各部位电活动，包括右心房、右心室、希氏束、冠脉窦（反映左心房、心室电活动）。同时可应用程序电刺激和快速心房、心室起搏，测定心脏不同组织的电生理功能，诱发临床出现过的心动过速；预测和评价不同治疗措施的疗效，并有助于发现患者发生心律失常的电生理机制，及时通过射频消融术治疗心律失常。

（七）电解质评估

诊断工作应包括钾、钠、镁和钙，它们在调节心脏的电和机械作用中起着重要的生理作用。这些离子浓度异常可导致肌肉收缩紊乱和 / 或心律失常。

（八）甲状腺功能

期前收缩、房颤等多种心律失常的发生均与甲状腺功能亢进有关，对新诊断心律失常的患者应进行甲状腺功能检查。因任何急性疾病都会影响甲状腺指标，而且在急性疾病缓解后，大多数异常指标也会恢复正常，因此对急性病患者应延迟进行检测。

（九）新型检测手段

带有心电监测功能的智能手机、手表、血压计等可用来识别无症状性心律失常，同时运用这些新技术或植入式心电事件记录仪、体外循环记录仪与智能手机进行无线网络连接后可对心律失常射频消融术后患者行长程心电监测以评估是否复发。

（十）其他检查

睡眠呼吸暂停是房颤的一个高危因素，对于疑诊患者应行睡眠呼吸监测。

二、运动能力评估

心律失常患者的运动能力与是否合并基础心脏疾病及其严重程度相关，一般而言，房颤患者较同年龄正常人运动耐量下降约 20%，而孤立性房颤患者可以达到和正常人相同的峰值摄氧量。房颤转复为窦性心律后，运动耐量的改善也往往不是立即实现，而是发生在转复成功后至少 1 个月。在进行心脏康复之前，需要对心律失常患者进行运动能力评估，以了解患者的运动习惯、对运动的耐受性、运动中适宜的强度以及运动风险,从而根据患者自身情况制定最佳的运动方案,保证患者在运动中的安全,提高患者运动的依从性。

(一)采用调查问卷形式

了解患者的运动习惯、运动量及基础心血管疾病,尤其是心脏瓣膜病、慢性心力衰竭、冠状动脉疾病等。

(二)运动心肺功能测试

根据运动-心-肺-代谢相偶联机制,通过测定人体静息、热身运动、负荷运动、恢复过程等各个阶段的气体交换、血压、心电图等各项指标,对呼吸、循环、代谢等多个系统的功能状态进行综合评定,为临床医生鉴别疾病、疾病分期及疾病预后判断提供客观依据,常用于运动风险评估、制定运动处方、评价运动康复效果等,其在心脏康复中的作用是任何检查都替代不了的,它可以准确测定患者的无氧阈水平、区分不同疾病患者的运动受限原因、提供个体化的运动处方。心脏康复前应对患者进行运动心肺功能测试,评估患者运动过程中的安全性和运动耐量,指导运动方案的制定。试验过程中应关注心律失常患者有无因心率控制不达标而出现的不适症状。房颤患者运动测试终点为患者自觉疲劳或气短。

三、心理睡眠评估

心律失常的发生和控制与精神心理状态密切相关。通过使用心理筛查自评量表,有助于发现患者存在的精神心理问题,并及时给予心理疏导及相关药物治疗。常用的心理评估量表主要有:综合医院焦虑抑郁量表(HADS)、躯体化症状自评量表、蒙特利尔认知评估量表(MoCA)、广泛焦虑问卷7项(GAD-7)、患者健康问卷9项(PHQ-9)等。

睡眠障碍是睡眠和觉醒正常节律交替紊乱的表现,包括各种原因导致的失眠、过度嗜睡、睡眠呼吸暂停以及睡眠行为异常等。睡眠障碍通过过度激活交感神经、降低心率变异性等机制导致心律失常,睡眠障碍还参与冠心病、高血压、心力衰竭的发生、发展和预后,从而参与心脏结构改变,增加心律失常发生率。目前针对睡眠障碍与心律失常关系的研究主要集中在睡眠呼吸暂停和房颤的关系上,房颤患者中合并睡眠呼吸暂停的比例明显升高。房颤的发生及进展与睡眠呼吸暂停的严重程度呈正相关,房颤合并严重睡眠呼吸暂停患者对抗心律失常药物的治疗反应降低,且此类患者射频消融术后复发风险增加,使用持续正压通气治疗后可降低其射频消融术后复发风险。由于纠正睡眠呼吸暂停对控制房颤发展具有重要意义,因此睡眠呼吸暂停在房颤患者的评估中占有重要地位。心律失常患者睡眠质量评估主要有以下方式:①问诊,通过询问患者本人及一同居住者初步了解患者的睡眠质量;②量表,通过匹兹堡睡眠质量评定量表客观评价患者的睡眠质量;③检查,通过多导睡眠监测仪客观评价患者夜间缺氧情况、睡眠呼吸暂停的时间次数,并进一步评估患者睡眠呼吸暂停的严重程度。

四、吸烟评估

研究表明,吸烟增加心律失常的发病风险。吸烟与心律失常关系的研究目前主要集中于吸烟与房颤的关系,吸烟与房颤风险增加呈正相关,且呈剂量-反应关系。吸烟使房颤患者颅内出血、卒中和死亡风险增加。戒烟可以减轻房颤患者房颤发作的频率、发作时持续时间及症状。其他类型心律失常与吸烟关系的研究较少,且缺乏大型随机对照试验研究,但吸烟与多种心血管疾病密切相关,而这些心血管疾病可导致心律失常发病率增加及原有心律失常恶化。因此,评估患者的吸烟情况在房颤患者中占有重要地位。

吸烟评估的常用方法:

1. 可询问患者本人、家属或建立调查问卷评估患者的吸烟情况。

2. 依据尼古丁依赖量表评估患者对烟草的依赖程度。

五、营养评估

营养状态与心律失常的发生及发展密切相关,因此我们应该重视心律失常患者的营养评估。营养评估主要包括以下方面:①主观评估,了解患者的不适症状并关注患者的既往病史以及家族史,如是否有糖尿病、高血压、高脂血症、卒中、冠心病等;②客观评估,了解患者的实验室检验结果以及体格检查结果;③膳食评估,通过膳食调查了解患者饮食行为及相关的危险因素,如是否饮酒、吸烟、外出就餐、进食咖啡、茶、可乐等。

主要评估指标:

1. 体重指数(body mass index, BMI)　BMI= 体重(kg)/ 身高(m)^2,成人 BMI 的正常范围为 18.5~24.9kg/m^2,BMI 超标与多种疾病发病风险增加有关,超重和肥胖患者的体重干预和风险因素管理显著降低了房颤症状负担、房颤发作频率和持续时间,提高了阵发性房颤患者的生活质量。2018 年澳大利亚房颤指南推荐在超重或肥胖的房颤患者中应严格控制体重,即减少 ≥ 10% 的体重或使体重指数低于 27,同时对相关心血管危险因素进行目标水平的管理。

2. 腰臀比指数(waist-to-hip ratio, WHR)和腰围　为以脐为标志的腰围长度与以髂前上棘为标志的臀部围长之比所得比值。男性 WHR ≥ 0.85、女性 ≥ 0.80 为腹型肥胖。但目前倾向于直接以腰围判断是否存在腹型肥胖。WHO 建议亚太地区将男性腰围 > 90cm、女性 > 80cm 作为肥胖的标准。

3. 体脂百分比　指身体成分中脂肪占体重的百分比,与多种代谢性疾病风险增加有关。测量方法包括:皮褶测量法、使用阻抗式人体成分分析仪测量、双能 X 线吸收法和磁共振显像等。临床上主要使用前两种方法。一般男性体脂百分比不宜超过 25%,女性不超过 28%。

第三节　心律失常心脏康复治疗

一、康复目标

心律失常不仅会使患者产生不适症状、危及患者生命安全,还会使患者承受巨大精神心理压力、影响患者的生活质量。此外,心律失常和其他伴随疾病(如冠心病、高血压等)之间也可产生相互影响。心律失常的治疗应当是全方位的综合治疗。因此,我们不应仅满足于心律失常症状的控制,还应当重视患者的精神心理问题、心律失常的并发症及并存疾病的管理。通过综合的康复治疗,提高患者对自身疾病的认识,减轻患者对疾病的恐惧、焦虑等心理压力,使患者掌握科学的锻炼方式、调整不良生活习惯、提高自身对疾病的监测及管理能力。

二、运动治疗

基于运动的心脏康复治疗,目前主要针对血流动力学稳定、能耐受并配合运动训练的心律失常患者，鉴于房颤发病率、患病率不断提高，而其他类型心律失常或持续时间较短，或发作时不能耐受运动训练，目前心律失常运动治疗的研究主要以房颤患者为主。

房颤的临床分类包括首诊房颤、阵发性房颤、持续性房颤、长期持续性房颤和永久型房颤。对于长期持续性房颤及永久性房颤患者，其康复运动的目标是在休息时将心率控制在60~80次/min，在日常活动时将心率控制在90~115次/min。

目前认为房颤患者进行运动训练是安全的，推荐房颤患者进行适度递增的方案。其禁忌证主要为：①不稳定的慢性心力衰竭；②瓣膜病；③复杂室性心律失常。

关于房颤患者康复的研究采用了不同的训练方案，这表明房颤患者应该进行哪种体育锻炼是不确定的。结合目前的文献资料，推荐以下锻炼方案：①每周3次或以上的中等强度全身有氧运动（如散步、慢跑、骑自行车或划船）；②训练应每次至少60分钟，持续3个月；③体育锻炼也应包括伸展、平衡练习、抗阻训练和柔韧性训练。

另外我们可以在严密监测下参考慢性疾病患者的运动方案，具体方案如下：①每周150分钟中等强度体力活动，如果完成有困难，可以150分钟的低强度体力活动替代。②每周至少2天的柔韧性和肌肉强化活动，这些活动至少包括座椅坐立左右伸展、至少8次连续的坐立锻炼、至少以每只脚为先导的10次踏步，以及至少负重2kg的8次连续手臂弯曲训练，推荐的负重为4kg。③应对有跌倒风险的个人进行跌倒原因评估，并不是所有的跌倒都能通过运动训练来治疗。但如果对跌倒原因的诊断表明，运动训练可以降低跌倒的可能性，那么改善平衡的活动应纳入个人的运动方案中，并应在接受过防跌倒训练的运动治疗师的监督下进行。有氧运动强度、肌肉力量和所需的运动范围越大，发生不良事件的可能性就越大。

给出房颤患者运动处方时应注意以下几个问题：①房颤患者心室率随时都在发生变化，且有些患者为阵发性房颤，因此每次运动前均应重新评估；②房颤患者通常服用控制心室率的药物，而该类药物会影响患者运动过程中的心室率，故根据心率计算的运动强度是不适用的；③房颤患者易出现血栓栓塞事件，需了解患者是否充分抗凝治疗，并注意出血风险；④基础疾病可影响其运动耐量，需了解其基础心血管疾病和合并症情况，如冠心病、骨质疏松症、糖尿病和肥胖等，制定个体化运动处方；⑤对于合并其他通过运动训练可获益疾病的房颤患者，应以控制合并证为康复训练的首要目的；⑥需对院外进行运动康复的患者建立密切随访，以指导患者训练、提高依从性，并及时发现其是否存在基础情况的恶化。

三、心理治疗

心律失常容易导致患者出现恐惧、焦虑等负面情绪，给患者的身体与心理健康带来严重的影响。近年来，心理治疗成为心律失常患者治疗中的一项重要内容，能够减轻患者心理压力，有效降低患者心律失常并发症的发生，提高患者的生活质量。

1. 健康教育及支持性心理治疗　进行相关知识的教育，建立对疾病的正确认识，以积极良好心态面对疾病。与患者进行及时有效的交流沟通，及时了解患者存在的问题，给予疏导和安慰，并解答患者的疑问，缓解患者焦虑、抑郁的情绪，鼓励患者建立战胜疾病的信心。

2. 行为干预　采用自我调节减压法、四肢骨骼肌肉锻炼、呼吸锻炼等进行放松治疗，鼓励患者进行自己感兴趣的活动以转移患者的注意力，对焦虑、抑郁患者有较好的疗效。

3. 定期随访　要定期对患者进行随访，监测患者的各方面情况，及时处理异常情况。

4. 药物治疗　对于评估后有严重精神心理问题的患者及时请精神科医生会诊,必要时可使用相应药物治疗。

四、戒烟戒酒治疗

吸烟与房颤的发病率及颅内出血、卒中和死亡风险增加有关,戒烟可以减轻房颤患者房颤发作的频率、发作时持续时间及症状。目前多项房颤指南推荐房颤患者戒烟。

大量饮酒可导致酒精相关性心律失常,酒精摄入量与房颤发病风险呈正相关,并与房颤患者血栓栓塞事件、导管射频消融术后复发密切相关。

因此,我们应告知心律失常患者需戒烟戒酒,养成良好的生活习惯,以减少心律失常复发,并延缓其进展。对难以戒烟戒酒者可给予合理的心理干预、行为支持或药物干预措施。

五、营养治疗

合理膳食、适量运动、戒烟限酒、心理平衡、充足睡眠是维持机体健康的五大基石,其中膳食营养是影响健康的重要因素之一,在心脏康复治疗中占有不可替代的作用,但目前膳食营养处方主要针对高血压、冠心病、高脂血症、心衰等心血管疾病,尚无心律失常患者的营养处方。由于上述疾病均可导致心律失常,而心律失常患者也常常导致心力衰竭甚至心肌梗死,这说明心律失常与以上心血管疾病关系密切,因此,这里我们可参考上述心血管疾病患者的营养治疗推荐。

除此之外,在心律失常患者的营养处方中应指出的是:既往认为咖啡因(主要存在于咖啡、茶和可乐中)与心律失常的发生密切相关,但目前在人群及动物试验中进行的咖啡因与心律失常关系的研究均存在分歧,咖啡因与心律失常的关系尚不明确。

六、中医药治疗

虽然现代医学在治疗心律失常方面取得了很大进步,但其治疗过程也存在局限性和诸多药物不良反应,随着医学的不断发展,我们更加强调整体医学的概念,也更加注重患者生活质量的提高。而中医学强调的整体观念和辨证论治观点,在心律失常治疗中逐渐突显优势。中医药在治疗心律失常上主要包括中药、运动疗法、针灸等方面。

目前在快速性心律失常治疗过程中以炙甘草汤为主,在缓慢性心律失常治疗中主要使用麻黄细辛附子汤为主,另外还有其他许多中药方剂及中成药用于心律失常的治疗,并取得了一定成效,此外中西医联合用药在心律失常的治疗中也取得了一定临床收益。

中医存在多种运动疗法为中心的康复运动训练方案,如:八段锦、太极、易筋经、六字诀呼吸操等,可以和调脏腑,静心宁神,条达经络,疏通气血,多具有改善体质、益寿延年的疗效。经适当发掘、开发,可以成为心脏康复的一个有机组成部分。

另外,传统中医还有许多特色疗法。其机制虽不能完全阐述,但因其不良反应少、立竿见影的疗效被广大患者所接受。夏元石等在常规药物治疗基础上加用针刺内关、郄门、血海、三阴交等穴位治疗,证实其疗效明显优于单纯的药物治疗。

中医药在心律失常治疗方面前景广阔,但目前尚缺乏长时间、大样本、多中心的随机对照临床试验,亟待开展更多关于中医药学在心律失常方面的研究,以充分发挥中医药在心律失常治疗方面的潜能和优势。

(李廷翠　赵　威)

参 考 文 献

[1] Risom SS, Zwisler AD, Johansen PP, et al. Exercise-based cardiac rehabilitation for adults with atrial fibrillation. Cochrane Database Syst Rev, 2017, 2（2）: CD011197

[2] Zhou Z, Hu D. An Epidemiological Study on the Prevalence of Atrial Fibrillation in the Chinese Population of Mainland China. Journal of Epidemiology, 2008, 18（5）: 209-216

[3] Lei M, Wu L, Terrar DA, et al. Modernized Classification of Cardiac Antiarrhythmic Drugs. Circulation, 2018, 138（17）: 1879-1896

[4] 黄从新，张澍，黄德嘉，等. 心房颤动：目前的认识和治疗的建议 -2018. 中国心脏起搏与心电生理杂志，2018, 32（4）: 315-368

[5] Seccia TM , Calò LA. Is exercise becoming a danger for our health? The complex relationship between exercise and atrial fibrillation. European Journal of Preventive Cardiology, 2018, 25（6）: 621-623

[6] Husser O, Husser D, Stridh M, et al. Exercise testing for non-invasive assessment of atrial electrophysiological properties in patients with persistent atrial fibrillation. Europace, 2007, 9（8）: 627-632

[7] Kato M, Kubo A, Nihei F, et al. Effects of exercise training on exercise capacity, cardiac function, BMI, and quality of life in patients with atrial fibrillation: a meta-analysis of randomized-controlled trials. Int J Rehabil Res, 2017, 40（3）: 193-201

[8] Aune D, Sen A, Schlesinger S, et al. Body mass index, abdominal fatness, fat mass and the risk of atrial fibrillation: a systematic review and dose-response meta-analysis of prospective studies. European Journal of Epidemiology, 2017, 32（3）: 181-192

[9] NHFA CSANZ Atrial Fibrillation Guideline Working Group, Brieger D, Amerena J, et al. National Heart Foundation of Australia and the Cardiac Society of Australia and New Zealand: Australian Clinical Guidelines for the Diagnosis and Management of Atrial Fibrillation 2018. Heart, Lung and Circulation, 2018, 27（10）: 1209-1266

[10] Mohanty S, Santangeli P, Mohanty P, et al. Catheter Ablation of Asymptomatic Longstanding Persistent Atrial Fibrillation: Impact on Quality of Life, Exercise Performance, Arrhythmia Perception, and Arrhythmia-Free Survival. Journal of Cardiovascular Electrophysiology, 2014, 25（10）: 1057-1064

[11] 孙兴国. 心肺运动试验在临床心血管病学中的应用价值和前景. 中华心血管病杂志, 2014, 42（4）: 347-351

[12] 郝璐，孙兴国，谢友红. 新理论体系指导心肺运动试验的正确判读与临床应用. 中国老年保健医学，2018, （4）: 1672-2671

[13] 梅宝菲，孔一慧. 睡眠障碍与心血管疾病研究新进展. 心血管病学进展, 2015, 36（5）: 603-605

[14] 何明，刘金涛，王丽慧，等. 心律失常与睡眠质量的相关性研究. 心电与循环, 2017, （2）: 100-102

[15] Menezes AR, Lavie CJ, De Schutter A, et al. Lifestyle Modification in the Prevention and Treatment of Atrial Fibrillation. Progress in Cardiovascular Diseases, 2015, 58（2）: 117-125

[16] Javaheri S, Shukla R, Wexler L. Association of Smoking, Sleep Apnea, and Plasma Alkalosis With Nocturnal Ventricular Arrhythmias in Men With Systolic Heart Failure. Chest, 2012, 141（6）: 1449-1456

[17] Park J, Lee H J, Kim SK , et al. Smoking aggravates ventricular arrhythmic events in non-ischemic dilated cardiomyopathy associated with a late gadolinium enhancement in cardiac MRI. Scientific Reports, 2018, 8（1）: 15609-15618

[18] 毕红军，慈书平，戴煌. 吸烟与心律失常关系的临床研究. 实用心电学杂志, 2009, 18（3）: 200-201

[19] Gorenek B, Pelliccia A, Benjamin EJ, et al. European Heart Rhythm Association（EHRA）/European Association of Cardiovascular Prevention and Rehabilitation（EACPR）position paper on how to prevent atrial fibrillation endorsed by the Heart Rhythm Society（HRS）and Asia Pacific Heart Rhythm Society（APHRS）. Europace: European pacing, arrhythmias, and cardiac electrophysiology: journal of the working groups on cardiac pacing, arrhythmias, and cardiac cellular electrophysiology of the European Society of Cardiology, 2017, 24（1）: 4-40

[20] Staerk L, Sherer JA, Ko D, et al. Atrial Fibrillation: Epidemiology, Pathophysiology, and Clinical Outcomes. Circulation Research, 2017, 120（9）: 1501-1517

[21] 刘遂心, 张文亮. 心脏康复五大处方之运动处方. 中华内科杂志, 2014, 53（10）: 820-821

[22] Abed HS, Wittert GA, Leong DP, et al. Effect of weight reduction and cardiometabolic risk factor management on symptom burden and severity in patients with atrial fibrillation: a randomized clinical trial. JAMA, 2013, 310（19）: 2050-2060

[23] 刘红彬, 宋春丽, 任巧彦. 抑郁和焦虑与心律失常. 医学与哲学, 2014,（14）: 19-20

[24] 洪惠燕. 冠心病介入术后运动康复的研究进展. 当代护士（下旬刊）, 2017,（11）: 9-11

[25] 曲春艳, 曲秀芬. 焦虑和抑郁与心律失常关系的研究进展. 实用心脑肺血管病杂志, 2017,（4）: 115-118

[26] Ladwig KH, Lederbogen F, Albus C, et al. Position paper on the importance of psychosocial factors in cardiology: Update 2013. Gms German Medical Science, 2014, 12（1）: Doc09

[27] Jobst A, Brakemeier EL, Buchheim A, et al. European Psychiatric Association Guidance on psychotherapy in chronic depression across Europe. European Psychiatry, 2016, 33: 18-36

[28] 吴佳佳, 朱瑞斐, 金敏丽, 等. 综合性康复干预对房颤射频消融术后患者负性情绪和生活质量的影响. 中国现代医生, 2018, 56（25）: 98-104

[29] Parikh SV, Quilty LC, Ravitz P, et al. Canadian Network for Mood and Anxiety Treatments（CANMAT）2016 Clinical Guidelines for the Management of Adults with Major Depressive Disorder: Section 2. Psychological Treatments. Can J Psychiatry, 2016, 61（9）: 524-539

[30] 毕红军, 慈书平, 戴煌. 吸烟与心律失常关系的临床研究. 实用心电学杂志, 2009, 18（3）: 200-201

[31] 杨芳芳, 郭航远. 心脏康复五大处方之戒烟处方. 中华内科杂志, 2014, 53（11）: 903-905

[32] 李慧, 蒙淑红. 咖啡因与心血管系统患病风险关系的研究进展. 中国心血管杂志, 2017, 22（3）: 223

[33] 周丹丹, 洪江. 咖啡因摄入与房颤发生关系的研究进展. 上海交通大学学报（医学版）, 2017, 37（3）: 411-413

[34] Zuchinali P, Ribeiro PAB, Pimentel, et al. Effect of caffeine on ventricular arrhythmia: a systematic review and meta-analysis of experimental and clinical studies. Europace, 2016, 18（2）: 257-266

[35] 吕茜倩, 陆艾阳子, 宋俊生. 数据挖掘《伤寒杂病论》中方剂治疗心律失常的规律研究. 河北中医, 2018, 40（10）: 1569-1574

[36] 黄希, 洪霖, 江岩, 等. "呵"字诀呼吸操治疗心房颤动合并焦虑状态患者 124 例. 海南医学, 2018, 29（21）: 2990-2992

[37] 杜怡雯, 杨德钱, 石立鹏, 等. 中医治疗心房颤动研究进展. 实用中医药杂志, 2017, 33（3）: 339-341

[38] 中国中医药研究促进会中西医结合心血管病预防与康复专业委员会. 中医外治技术在心脏康复中应用的专家建议. 中西医结合心脑血管病杂志, 2017, 15（1）: 53-58

[39] 夏元石, 葛芳, 邱型豪. 针刺治疗阵发性快速房颤 50 例. 中国中医药现代远程教育, 2014, 12（8）: 83

冠心病患者运动治疗中国专家共识

心脑血管疾病是我国居民致残致死的首要病因。2011年中国心血管疾病报告显示,根据中国冠心病政策模型预测,2010—2030年中国35~84岁人群心血管疾病(心绞痛、心肌梗死、冠心病猝死和卒中)事件数增加将大于50%。全球急性冠状动脉事件注册(GRACE)研究数据表明,冠心病患者出院后6个月内死亡、卒中和再住院率高达25%,4年累积病死率高达22.6%,而且死亡患者中有50%死于再发心肌梗死。即使存活,30%的冠心病患者活动受限,30%的患者无法正常工作,45%的患者存在焦虑抑郁。冠心病的本质是生活方式病,大量流行病学研究和干预性研究表明,药物治疗与生活方式治疗相结合是最有效的冠心病二级预防策略。

目前,运动不仅是健身手段,也是防病治病的措施,已获得医学界的肯定。通过有效强度的运动刺激,可改善血管内皮功能,稳定冠状动脉斑块,促进侧支循环建立,改善心功能,降低再住院率和死亡率,提高生活质量。美国心脏协会(AHA)、美国心脏病学会基金会(ACCF)、欧洲心脏病学会(ESC)和欧洲心血管预防和康复协会(EACPR)分别综合大量临床研究和系统评价结果,并运用循证医学方法进行评价,推出了包含运动内容的心血管疾病预防和康复指南,中华医学会心血管病学分会、中国康复医学会心血管病专业委员会和中国老年学学会心脑血管病专业委员会也于2013年发布了冠心病心脏康复与二级预防中国专家共识。

运动强度大小对于心脏、血管功能、体能和预后的改善效果不同,在一定范围内运动强度越大心血管获益越大,但同时伴随运动风险增加。在保证患者安全的前提下,如何为患者提供有效、科学的运动处方,心血管医师需掌握相关知识和技能。因此,中华医学会心血管病学分会流行病学组和中国康复医学会心血管病专业委员会组织相关专家制定冠心病患者运动治疗中国专家共识。本共识的目的是希望临床医师重视运动治疗,向患者介绍运动疗法的获益和风险,并推荐心脏康复专业医师制定个体化运动处方,进一步改善冠心病患者的生活质量和远期预后。

第一节　运动相关定义

一、身体活动与运动

身体活动和运动经常交换使用,但这两个术语并非同义词。身体活动是指在静息基础上身体骨骼肌收缩导致能量消耗增加的任何活动,包括家务活动、职业活动、交通活动和休闲活动。运动是一种有目的、有计划、可重复的多个大肌群参与的旨在促进或增加心肺耐力、肌肉力量、平衡性和柔韧性的身体活动。

二、体适能

体适能指一系列与完成身体活动相关的要素或特征,包括心肺耐量、肌肉力量、肌肉耐力、身体组成成分、灵活性、协调性和柔韧性等。

三、运动耐量

运动耐量是指在不出现病态症状和/或医学体征的前提下,能承受的最大有氧运动能力,代表机体从空气中摄取氧并转运到肌肉细胞用于线粒体供能(ATP酶)的能力。评价心肺耐量的"金标准"是最大摄氧量。

四、有氧运动和无氧运动

有氧运动是指有氧供能为主的运动,通常是大肌肉群参与、持续运动至少几分钟以上。有氧运动通过心肺和代谢系统改善氧的运输和摄入,为工作肌肉提供能量,如步行、游泳、骑车、舞蹈、某些球类等。有氧运动包括高强度(无氧阈)运动、中等强度运动和低强度运动等。高强度有氧运动供能以糖的有氧氧化为主,中等强度有氧运动以糖和脂肪的有氧氧化为主,低强度有氧运动以脂肪的有氧氧化为主。

无氧运动不依靠氧给工作肌肉供能,因此持续运动时间很短,如冲刺和举重。无氧运动通常直接利用三磷酸腺苷、磷酸肌酸和无氧糖酵解供能,运动强度很高,包括最大强度运动及次极量强度运动。大多数运动都包含有氧和无氧两种运动。

五、耐力运动和抗阻运动

耐力运动即有氧运动,主要是改善和提高人体的有氧工作能力,提高心肺功能,包括步行、慢跑、自行车、舞蹈、球类运动和游泳等。

抗阻运动即肌肉力量运动,对抗阻力的重复运动,改善骨骼肌的力量、爆发力、耐力和体积大小。对抗阻力时主要依赖无氧供能,间歇时含有氧供能成分。按肌肉收缩形式分为等张收缩(肌肉收缩时张力不变而长度缩短,如举哑铃和杠铃)、等长收缩(肌肉收缩时长度不变而张力增加,如蹲马步)、离心收缩(肌肉在收缩产生张力的同时被拉长,如下楼梯)和等动收缩(肌肉收缩产生的力量始终与阻力相关,如等动练习器)。通常抗阻运动主要以等张收缩和等长收缩为主。

六、柔韧性运动

柔韧性运动指通过躯体或四肢的伸展、屈曲和旋转活动,锻炼关节的柔韧性和灵活性。此类活动循环、呼吸和肌肉的负荷小,能量消耗低,具有保持和增加关节活动范围,预防运动损伤和跌倒的作用。

七、运动强度

运动强度指单位时间内运动的能耗水平或对人体生理刺激的程度,分为绝对强度和相对强度。

绝对强度又称物理强度,指某种运动的绝对物理负荷量,而不考虑个人生理的承受能力。通常用代谢当量(metabolic equivalents, MET)表示,即相对于安静休息时身体活动的能量代谢水平。1MET 相当于每分钟每千克体重消耗 3.5ml 氧,或相当于每小时每千克体重消耗 4.4kJ 能量。

相对强度又称生理强度,更多考虑个体生理条件对某种运动的反应和耐受能力。通常用最大摄氧量或最大心率百分比、自我感知劳累程度表示。

健康成人的运动强度分级定义见附表 1-1-1。美国运动医学学会认为,每周至少 5 天,每天至少 30 分钟的中等强度有氧运动,有助于促进个体健康。

附表 1-1-1 美国运动医学会健康成人的运动强度分级

强度	相对运动强度					绝对运动强度				
	摄氧量储备 /%	最大摄氧量 /%	心率储备 /%	最大心率 /%	主观用力程度 / 分	年轻 a/ MET	中年 b/ MET	老年 c/ MET	高龄老年 d/ MET	静力性抗阻训练最大负荷量 /%
非常轻	< 20	< 25	< 20	< 35	< 10	< 2.4	< 2.0	< 1.6	< 1.0	< 30
轻	20~39	25~44	20~39	35~54	10~11	2.4~4.7	2.0~3.9	1.6~3.1	1.1~1.9	30~49
中等	40~59	45~59	40~59	55~69	12~13	4.8~7.1	4.0~5.9	3.2~4.7	2.0~2.9	50~69
重	60~84	60~84	60~84	70~89	14~16	7.2~10.1	6.0~8.4	4.8~6.7	3.0~4.2	70~84
非常重	≥ 85	≥ 85	≥ 85	≥ 90	17~19	≥ 10.2	≥ 8.5	≥ 6.8	≥ 4.25	≥ 85
最大	100	100	100	100	20	12	10	8	5	100

注:表格的基础是针对持续 60 分钟的动力性运动;摄氧量储备 = 最大摄氧量 – 安静时的摄氧量;最大摄氧量,运动过程中人体各系统发挥最大功能时氧气的吸收利用量,可经体适能检测的心肺耐力测试获得;心率储备 = 最大心率 – 安静时的心率;最大心率 =220 – 年龄;主观用力程度,采用 Borg 评分表;MET,代谢当量,以每分钟氧的代谢状况进行表示,1MET=3.5ml/(kg·min);a,20~39 岁;b,40~64 岁;c,65~79 岁;d,80 岁以上

第二节 缺乏运动的危害

缺乏运动可造成多种不良后果。随着肌纤维萎缩、肌肉力量下降和肌肉体积减少,肌肉氧化能力随之下降,最终导致运动耐量降低和体能明显下降。Tanaka 等研究发现,年龄每增加 1 岁,摄氧量下降 0.1MET,提示随着年龄增加,体能下降。研究表明,卧床 1 天摄氧量降低 0.2MET,相当于每卧床 1 天,体能衰退 2 岁,提示卧床对心肺功能可产生不利影响。另有研究显示,停止运动训练 4~6 周后,虽有规律的日常活动,最大摄氧量也明显下降,提示日常活动并不能代替运动。此外,冠心病患者缺乏运动的危害还包括心动过速、体位性低血压和血栓栓塞风险增加。老年冠心病患者缺乏运动导致体能(肌肉群和身体功能)进一步下降,如果最大摄氧量下降到不能维持日常活动的阈值以下(如安全穿过街道、爬楼梯、从椅子上或坐便站起来的能力受到影响),老年患者的生活质量将明显下降。

世界卫生组织对"健康"的定义指出,"失能"也是一种残疾,心脏病患者或老年患者即使肢体活动自如,如果失去日常生活能力,同样意味着处于残疾状态。

第三节　心血管系统对身体活动或运动的反应及其健康获益

一、心血管系统对运动的反应

了解运动时心血管系统的反应有助于更好地为患者进行运动风险评估和运动处方制定。

运动时随着运动强度增加，心排血量增加（每搏量和心率增加），外周动静脉血氧分压差增加。循环系统除骨骼肌、脑动脉和冠状动脉以外的血管收缩，总外周阻力下降，收缩压、平均动脉压和脉搏压通常升高，舒张压保持不变或轻度下降，心排血量较基线水平增加4~6倍。在达到最大摄氧量的50%~60%时每搏量不再增加，随后的心排量增加主要依赖心率的增加。

运动强度未达到无氧代谢阈值时，机体通常在运动后3~5分钟达稳态，心率、血压、心排血量和肺通气稳定在一定水平。当运动强度增加超过无氧代谢阈值，交感神经激活，副交感神经活性受到抑制，乳酸堆积，代谢紊乱，电解质酸碱失衡，运动相关猝死风险增加。

下面介绍运动中的摄氧量、心率和血压反应。

（一）摄氧量

最大摄氧量是机体呼吸、循环系统发挥最大功能水平时每分钟实际摄入并供组织细胞氧化利用的氧气量，目前认为是评价心功能和运动耐量的最好指标。最大摄氧量由最大心排血量和最大动静脉氧差决定。患者由于下肢乏力、缺乏运动动机、身体不适、左心室功能不全、心肌缺血等原因，不能达到最大运动水平，通常将运动中获得的最大摄氧量称之为峰值摄氧量。摄氧量在15~30岁达高峰，以后随年龄增加而下降，60岁时摄氧量仅是20岁时的2/3。女性的摄氧量低于男性，与肌肉体积、血红蛋白水平和血容量低于男性有关。

（二）心率反应

心血管系统对运动的即刻反应为心率增加，与副交感神经活性下降和交感神经活性增加有关。没有服用β受体阻滞剂患者的最大心率受年龄影响，常用预测公式为：最大预测心率（次/min）=220-年龄，通常临床上以是否达到最大预测心率值的85%来判定运动试验是否达标。服用β受体阻滞剂的患者，最大预测心率=（220-年龄）×0.62。

心率反应随运动负荷增加而增加，通常每增加1MET，心率增加10次/min。卧床患者、贫血、代谢紊乱、血容量或外周阻力下降以及左心室功能不全时心率反应增强，体能改善和左心功能增强时心率增加低于预期，提示体力和健康状态与运动时的心率反应相关。影响心率变化的因素包括体位、运动类型、体能、健康状态、血容量、窦房结功能、药物治疗和环境等。不适当的心率反应称为变时功能不全，不仅是窦房结功能异常的指标，也是心血管疾病的预测因素。心率恢复指运动停止后心率下降的速率，以运动停止后即刻与运动中心率的差值来表示，通常＞12次/min。在有运动恢复级别的方案中（平板或踏车），最大运动量和恢复1min时心率的差异＞12次/min。

（三）血压反应

动脉血压由心排血量和外周阻力决定，收缩压水平更多取决于心排血量，舒张压水平更多取决于外周阻力。

有氧运动时全身多个器官和骨骼肌参与运动,心排血量随着运动负荷的增加而增加,收缩压随之增加,同时外周阻力下降,血管随着运动的增强而扩张,舒张压保持不变或轻度下降。通常有氧运动强度每增加 1MET,收缩压增加 10mmHg(1mmHg=0.133kPa)。运动后,收缩压随着心排血量的下降而下降,在 6 分钟内达到或低于静息水平。如果运动突然终止,由于血液分布在运动骨骼肌,静脉系统(通常是立位)血流量和外周血管阻力增加延迟,无法适应心排血量的突然下降,收缩压可以出现急剧下降,发生低血压。运动后血流动力学的这种变化,提示运动后整理运动的重要性。

抗阻运动以肌肉收缩为主,主要引起心脏压力负荷增加,提高舒张压。压力负荷的大小取决于抗阻运动的强度和肌肉收缩的时间。心肌灌注主要完成于心脏舒张期,舒张压直接影响冠状动脉灌注压,抗阻运动中舒张压适度升高,有利于增加心肌灌注。

二、身体活动或运动的心血管系统获益机制

(一)有氧运动获益的机制

1. 改善血管内皮功能 运动通过增加动脉壁血流介导的剪切力,改善血管内皮功能,增加一氧化氮合成、释放和活性。通过促进内皮祖细胞和间充质干细胞动员,促进血管新生和内皮修复。

2. 促进抗炎 有氧运动训练可降低血 C 反应蛋白水平。运动可促进还原型烟酰胺腺嘌呤二核苷酸磷酸(NADPH)生成,增加机体抗氧化能力。

3. 延缓动脉硬化 运动可降低老年大鼠血管壁Ⅰ型和Ⅲ型胶原纤维以及转化生长因子 β 的表达。在人体,骨骼肌力量和皮肤糖基化终末产物表达呈显著负相关,糖基化终末产物促进胶原交联和动脉硬化,运动可减少糖基化终末产物生成,延缓动脉硬化。

4. 减少心肌重构 有氧运动可减轻梗死后心肌组织重塑,改善心肌组织的顺应性,改善钙离子调节功能和受损心肌的收缩能力,降低心肌组织的氧化应激水平,改善循环中炎症因子(如白介素 10、白介素 6、C 反应蛋白和肿瘤坏死因子 α 等)的表达。有氧运动能促进心肌梗死大鼠心肌组织中线粒体增生,能增强线粒体呼吸酶链复合体 1(COX-1)活性,增加三磷酸腺苷的生成率。长期运动训练可以降低血羧甲基赖氨酸复合物(CML)的表达,阻止年龄相关的心肌胶原交联,延缓心肌纤维化。

5. 降低血栓栓塞风险 长期规律的有氧运动能够降低冠状动脉易损斑块破裂后血栓栓塞的风险,其抗栓机制包括增加血浆容量,降低血液黏稠度,降低血小板聚集,提高血浆组织纤溶酶原激活剂水平,降低组织纤溶酶原抑制剂水平,降低血浆纤维蛋白原水平和增加纤溶能力。

6. 改善心肌缺血,降低猝死风险 长期规律的有氧运动通过提高体能,降低亚极量运动时的心率、收缩压和心率血压乘积,降低心肌耗氧量,提高冠心病患者运动诱发心肌缺血的阈值。通过改善冠状动脉弹性和内皮依赖的血管舒张功能,增加病变血管的管腔面积,增加心肌毛细血管密度,促进侧支循环生成,达到提高冠状动脉血流量的目的。有氧运动训练使冠心病患者产生缺血预适应,提高心肌对缺氧的耐受力,降低心肌损害和潜在的致命性心律失常风险。还可通过降低交感神经活性,减慢心率,增加副交感神经活性、心率变异性和压力感受器的敏感性降低猝死风险。

(二)抗阻运动获益的机制

与有氧运动比较,抗阻运动使心血管获益的机制研究较少。明确的机制包括:增加心

脏压力负荷,提高左心室舒张压,从而增加心内膜下血流灌注,降低心率血压乘积和心肌耗氧量,实现改善心肌缺血的目的。同时抗阻运动增加骨骼肌质量,提高基础代谢率,增强骨骼肌力量和耐力,提高运动耐力,帮助患者重返日常生活和回归工作。

三、有关身体活动或运动的心血管系统获益的临床和流行病学证据

(一)有氧运动的心血管系统健康获益

1. 增加心肺运动耐量,改善心血管功能　有氧运动训练和规律的身体活动(如家务活动、上楼梯、步行或骑自行车上下班等)对于提高心脏病患者的心肺运动耐量非常重要。研究显示,心脏病患者接受监护下运动康复训练 3~6 个月,可提高峰值摄氧量 11%~36%,体能越差的患者改善越大。心肺运动耐量改善可提高患者的生活质量,增强老年患者独立生活能力。心肺运动耐量改善与预后密切相关,独立于心血管其他危险因素。1991 年的研究发现,运动耐量< 10MET 的患者生存率明显低于运动耐量> 18MET 的患者。2002 年 Myers 等的研究显示,心血管病患者运动耐量< 5MET 患者的生存率明显低于运动耐量> 8MET 的患者。

2. 改善心血管疾病危险因素　有氧运动训练和规律的身体活动可以中等程度降低体重和体脂含量,降低血压,降低血甘油三酯水平,增加高密度脂蛋白胆固醇水平,改善胰岛素敏感性和糖代谢,降低糖耐量异常患者发生 2 型糖尿病的风险。

3. 改善冠状动脉疾病预后　大量研究显示,规律身体活动可降低冠状动脉事件发生率。研究发现,无论健康个体还是心血管疾病患者,其运动耐力(采用运动平板测量 MET)和 6 年病死率呈负相关。Nocon 等对纳入的 33 个队列研究、883 372 例研究对象进行荟萃分析,结果显示身体活动可使心血管死亡率降低 35%,全因死亡率降低 33%。ETICA 研究对接受经皮冠状动脉介入治疗的冠心病患者随机分成 2 组,干预组运动训练 6 个月,随访 33 个月后,与未接受运动训练组患者比较,运动训练组心血管事件率较小(11.9% 比 32.2%,$p < 0.05$),再住院率较低(18.6% 比 46.0%,$p < 0.05$)。Hambrecht 等比较稳定型心绞痛患者接受运动训练和支架治疗对预后的影响,运动训练组接受 12 个月、每天 20 分钟的骑车运动,发现运动训练可提高稳定性冠心病患者无事件生存率(88% 比 70%,$p < 0.05$)。

(二)抗阻运动的心血管系统健康获益

抗阻运动心血管获益的流行病学研究资料较少。1990 年以来,人们逐渐认识到抗阻运动对慢性病和相关危险因素的健康获益。有氧运动和抗阻运动都可改善体适能和健康相关危险因素,但两者产生的获益有很大差异。有氧运动可明显提高最大摄氧量,改善心肺功能各项指标,有效改善心血管病危险因素。抗阻运动可明显提高肌肉力量和耐力,明显改善老年、体弱、心脏病患者的身体功能,促进基础代谢率的维持,有助于减轻体质量,防止老年人跌倒风险,维持老年人的独立生活能力。

(三)运动与其他治疗手段的比较

现代心脏康复概念不仅包括运动,还包括药物治疗、教育咨询、营养指导、危险因素控制和心理辅导,运动在心脏康复中是否必须,是临床关注的问题。2004 年 Taylor 等发表了荟萃分析结果,该研究纳入 48 个随机对照研究,共 8 940 例患者接受< 6 个月的运动康复治疗,发现运动康复和综合心脏康复在降低总病死率上差异无统计学意义(24% 比 16%,$p < 0.05$)。随后的荟萃分析发现,运动可使心血管病死亡率降低 28%,其中 14% 归功于运动降低主要心血管危险因素,14% 与运动本身有关。身体活动或运动训练降低心血管疾病

和冠心病的风险独立于药物和/或营养干预。欧洲和美国的心血管疾病二级预防指南均强调，身体活动或运动的价值，建议临床医师不仅要提供患者药物处方，同时应提供患者运动处方。

第四节　身体活动和运动指导

运动是一种治疗手段，需要一定强度的运动量才能够实现，在保证患者安全的前提下促进机体功能改善的运动强度称为有效运动。为患者提供安全和有效的运动治疗需两部分内容，首先必须对患者进行运动风险评估，根据危险分层方案评价患者运动风险，然后根据危险分层及运动处方原则提供个体化运动处方。

一、运动风险评估

所有冠心病患者在实施运动计划前都需要进行运动风险评估。

评估内容包括：心血管病史及其他器官疾病病史；体格检查，重点检查心肺和肌肉骨骼系统；了解最近的心血管检查结果，包括血生化检查、12 导联心电图、冠状动脉造影、超声心动图、运动负荷试验、血运重建效果和置入起搏器/置入式除颤器功能；目前服用的药物，包括剂量、服用方法和不良反应；心血管病危险因素控制是否达标；日常饮食习惯和运动习惯。

在完成上述评估后，根据运动危险分层进行风险评估，为制定运动处方提供安全保障，其中运动负荷试验和危险分层是运动风险评估中的重点内容，需临床医师掌握相关专业知识。

（一）运动负荷试验

1. 运动负荷试验的价值　运动负荷试验是心脏运动康复计划开始和结束时进行临床评估最重要的部分，可为临床提供以下数据：

（1）心肺功能状态、运动时血流动力学的变化、有无心肌缺血、运动是否诱发或加重心律失常，以及有氧运动时目标心率的计算。

（2）除上述客观参数，运动负荷试验能使患者认识到其心脏事件后的实际心脏功能通常比预计的好，还可为患者及家人提供重要的心理支持，有利于患者生活质量改善。

（3）随访过程中，通过运动试验评价运动康复过程中临床状态的变化，有助于更新运动处方强度，衡量心脏康复获益，以及对预后做出总体评价。

2. 运动负荷试验的禁忌证

（1）绝对禁忌证包括：急性心肌梗死 2 天内；未控制的不稳定型心绞痛；未控制的严重心律失常，且引发症状或血流动力学障碍；急性心内膜炎；有症状的重度主动脉瓣狭窄、失代偿心力衰竭、急性肺栓塞、深静脉血栓、急性心肌炎或心包炎、急性主动脉夹层和身体残疾。

（2）相对禁忌证包括：已知的冠状动脉左主干闭塞；中到重度主动脉瓣狭窄无明确症状；心室率未控制的心动过速；高度或完全房室传导阻滞；梗阻性肥厚型心肌病；近期卒中或短暂脑缺血发作；精神异常不能配合；静息血压＞ 200/110mmHg；尚未校正的临床情况（如严重贫血、电解质紊乱和甲状腺功能亢进）。

3. 运动负荷试验终止的指征

（1）绝对指征包括：在心电图无病理性 Q 波导联 ST 段抬高＞ 1.0mV；随运动负荷增加收缩压下降＞ 10mmHg 并伴有心肌缺血证据；中至重度心绞痛；中枢神经系统症状（如头晕、晕厥前兆和共济失调);灌注不足的症状(发绀或苍白);持续室性心动过速或其他严重心律失常,包括二或三度房室传导阻滞;因技术问题无法监测心电图或收缩压;患者要求停止运动。

(2)相对指征包括:心电图 J 点后 80ms 出现明显 ST 段下移(水平或下斜型下移 > 1mm);随运动负荷增加收缩压下降 > 10mmHg,不伴有心肌缺血证据;胸痛程度加重;疲劳、气短、喘息、腓肠肌痉挛和跛行;出现室上性心动过速和缓慢心律失常,可能或已导致血流动力学不稳定;收缩压和/或舒张压 > 250/115mmHg;新发的束支传导阻滞无法与室性心动过速鉴别。

4. 运动负荷试验类型　包括仪器法运动负荷试验和徒手 6 分钟步行试验。

(1)仪器法运动负荷试验:运动负荷试验一般采用踏车或平板运动形式,包括心电图运动负荷试验和运动心肺功能测试,后者更准确,但对临床医师的操作质量和结果判读能力要求较高。踏车运动方案通常从无负荷开始,随后每 2~3 分钟增加 25~50W 至运动峰值,重症患者可每 2~3 分钟增加 25W。平板运动方案一般采用 Bruce 方案,重症患者可采用 Bruce 改良方案或 Naughton 方案。无论哪一种运动方案,理想的运动时间以 8~12 分钟为宜。临床上,应根据患者的病史、心功能和运动能力选择不同的运动负荷方案,包括低水平、亚极量和症状限制性运动负荷试验。

1)低水平运动试验:适用于急性心肌梗死后 1 周左右的患者,运动时限制最大心率 < 120 次/min,收缩压增加不超过 20~40mmHg。

2)亚极量运动试验:适用于无症状心肌缺血及健康人冠状动脉血供和心功能评定,目标心率达到最大心率的 85%,即运动中最高心率 =195- 年龄。

3)症状限制运动试验:通常应用于急性心肌梗死后 14 天以上的患者。要求患者坚持运动,直到出现运动试验必须终止的症状和体征或心电图 ST 段下降 > 1mm(或在运动前的基础上 ST 段下降 > 1mm),或血压下降或过高。运动中血压下降是最危险信号,常提示左主干或对等病变。如无上述设备条件完成运动负荷试验,可酌情使用 6 分钟步行试验、400m 步行试验等替代方法。

(2)徒手 6 分钟步行试验

1)场地准备:长 20~30m 的走廊,做出一个标记。

2)物品准备:抢救备用物品,包括氧气、硝酸甘油、阿司匹林和除颤仪;操作应用物品,包括秒表(或倒计时计时器)、椅子(轮椅)、硬质夹板、工作记录表、血压计、脉氧仪、心电图机和心率表。

3)患者准备:穿着舒适,穿适于行走的鞋子;携带其日常步行辅助工具(如手杖);患者应继续服用常规药物;清晨或午后测试前可少许进食;试验开始前 2 小时内避免剧烈活动。

4)操作步骤:①患者在试验前 10 分钟到达试验地点,于起点附近放置一把椅子,让患者就座休息。核实患者是否有试验禁忌证,确认患者穿着适宜的衣服和鞋子。测量血压、脉搏和血氧饱和度,填写工作表。②让患者站立,应用 Borg 评分表(见本书第四章表 4-2-7)对其基础状态下的呼吸困难情况做出评分。

5)按如下方式指导患者:①这个检查的目的是在 6 分钟内尽可能走得远一些,您在这条过道上来回走,6 分钟时间走起来很长,您要尽自己的全力,但请不要奔跑或慢跑。②您可能会喘不过气来,或者觉得筋疲力尽,您可放慢行走速度,甚至停下休息,您可在休息时靠在这面墙上,一旦您觉得体力恢复了,应尽快继续往下走。

6)安全注意事项:①将抢救车安放于适当位置,操作者熟练掌握心肺复苏技术,能够对紧急事件迅速反应；②出现以下情况中止试验，胸痛、不能耐受的喘憋、步态不稳、大汗、面色苍白。

7）操作注意事项：①测试前不应进行"热身"运动；②患者日常服用药物不能停用；③测试时，操作者注意力要集中，不要和他人交谈，不能数错患者的折返次数；④为减小不同试验日期间的差异，应在每天的同一时间点进行测试。

5. 运动负荷试验观察指标　运动负荷试验记录参数主要有：最大运动量、从静息到最大运动量以及恢复过程中心率和血压的变化、运动中是否出现心绞痛症状或心电图异常（ST 变化或心律失常）以及运动终止的原因等。在运动心肺功能测试过程中，除上述参数外，还可提供摄氧量、无氧阈值、二氧化碳通气当量、每分通气量等参数。运动负荷试验参数描述如下：

（1）运动耐力：运动耐力的量化根据 MET 计算，以占预计 MET 值的百分比表示。预计 MET 根据以下公式计算：男性预计 MET=14.7–0.11× 年龄；女性预计 MET=14.7–0.13× 年龄。如低于预计值的 80%，运动耐力归类为低于正常。

（2）心率：记录静息、各阶段结束、缺血阈值出现、出现室性或室上性心律失常和血压异常时（例如在最大运动量以及恢复 1，3 及 6 分钟过程中，出现血压下降或过高反应）的心率。

1）在运动过程中心率变异的分类：①达标，未应用 β 受体阻滞剂患者在运动中最大心率达到预测心率（220– 年龄）的 85% 以上，或应用 β 受体阻滞剂者达到 62% 以上；②未达标，低于上述指标。

2）在恢复过程中心率变异的分类：①正常，在有运动恢复级别的方案中（平板或踏车），最大运动量和恢复 1 分钟时心率的差异 ＞ 12 次 /min。如果达最大运动量后立即停止运动，两者之间心率差异 ＞ 18 次 /min。②异常，低于上述指标。

（3）血压：血压变化分类如下。

1）正常：每 1MET，收缩压升高约 10mmHg，并且舒张压无变化或轻微降低。最大运动量时收缩压下降 ＜ 10mmHg 也可接受。

2）血压反应过度：收缩压数值 ＞ 250mmHg 或舒张压 ＞ 120mmHg。

3）血压反应不足：收缩压升高 ＜ 30mmHg。

（4）心肌缺血：按照指南的标准，根据训练或恢复过程中是否存在心绞痛或诱发 ST 段抬高或压低等情况，运动试验结论一般分为阴性、阳性、可疑和无结论。心肌缺血的判断主要根据出现 ST 段变化及变化幅度、恢复过程中 ST 恢复到正常的时间、与限制性心绞痛的联系、血压下降以及心率变时功能不全或室性心律失常。明确心肌缺血阈值时的心率，出于安全考虑，运动过程中训练心率必须较该数值减少 10 次 /min。

（5）判断预后：与患者心血管死亡及事件风险有关的因素包括峰值摄氧量、无氧阈时的摄氧量和二氧化碳通气当量。峰值摄氧量是从运动心肺功能测试中获得的参数，是评价心肺运动耐量的"金标准"，是心血管病患者预后评价的最有效指标。研究证实，在 50%~70% 的峰值摄氧量范围内进行运动训练，不仅安全且获益最大，因此峰值摄氧量也是决定理想运动强度的重要指标。无氧阈值也是从运动心肺功能测试中获得的参数，也可通过运动中监测血乳酸水平获得。它是指一定运动强度时血乳酸浓度突然大幅度增加的临界点，提示有氧代谢进入无氧代谢，正常值 ＞ 40% 的峰值摄氧量，通常在 50%~60% 的峰值摄氧量时达到无氧阈值。超过无氧阈值后，交感神经活性显著增加，血乳酸堆积，体内酸碱失衡，发生心脏停搏风险和肌肉损伤风险明显增加。研究显示，接近无氧阈值的运动是有效安全的运动,且不依赖主观运动意愿,是制定运动处方和评价训练效果的良好指标。二氧化碳通气当量反映通气效率,正常值是20~30,＞40对心血管病预后有预测价值。呼吸交换率即二氧化碳排出量(VCO_2)/摄氧量(VO_2),静息状态一般＜0.85,＞1.00表示存在乳酸酸中毒或高通气状态,＞1.15提示已达到最大运动量。

（6）有氧训练强度:训练心率的计算方法,心率储备的60%~80%,或摄氧量储备的50%~70%,或通气无氧阈值水平时的心率。

（二）危险分层方法

目前使用的运动危险分层由美国医师学会卫生及公共政策专业委员会于1988年颁布,根据病情、是否心肌梗死、运动试验ST段变化、左心室射血分数、肌钙蛋白水平、恶性心律失常、心功能以及有无心理障碍,提出心血管疾病患者的危险分层方法。目前,AHA、美国运动医学会和美国心肺康复学会都采用这种方法制定运动处方,我国2013年发布的冠心病心脏康复与二级预防中国专家共识也做了引用。

冠心病患者运动康复的危险分层:

1. 低危　以下所有项都符合时为低危。

（1）运动或恢复期无症状,包括无心绞痛症状或征象(心电图ST下移)。

（2）无休息或运动导致的复杂性心律失常。

（3）心肌梗死接受冠状动脉旁路移植术或经皮冠状动脉介入治疗血管再通,术后无合并症。

（4）心肌梗死接受溶栓后血管再通。

（5）运动或恢复期血流动力学正常。

（6）无心理障碍(抑郁、焦虑等)。

（7）左心室射血分数＞50%。

（8）心功能储备≥7MET。

（9）血肌钙蛋白正常。

2. 中危　不符合典型高危或低危者为中危。

（1）中等强度运动(5.0~6.9MET)或恢复期出现包括心绞痛的症状或征象。

（2）左心室射血分数40%~49%。

3. 高危　存在以下任何一项为高危。

（1）低强度运动(＜5MET)或恢复期出现包括心绞痛症状或征象。

（2）休息或运动时出现复杂性心律失常。

（3）心肌梗死或心脏手术等合并心源性休克或心力衰竭。

（4）猝死或心脏停搏的幸存者。

（5）运动时血流动力学异常(特别是运动负荷增加时收缩压不升或下降,或出现心率不升)。

（6）心理障碍严重。

（7）左心室射血分数＜40%。

（8）心功能储备＜5MET。

（9）血肌钙蛋白浓度升高。

二、运动处方内容

运动处方根据患者的健康、体力和心血管功能状态,结合学习、工作、生活环境和运动喜好等个体化特点制定,每一运动处方内容遵循 FITT 原则,包括运动频率、强度、形式和时间。

(一)运动频率

有氧运动每周 3~5 天,最好每周 7 天。抗阻运动、柔韧性运动每周 2~3 天,至少间隔 1 天。

(二)运动强度

在一定范围内随运动强度的增加,运动所获得的心血管健康或体能益处也增加。心血管健康 / 体能益处的最大运动强度阈值需通过运动负荷试验获得。

常用的确定运动强度的方法包括心率储备法、无氧阈法、峰值摄氧量百分数、摄氧量储备百分数、目标心率法、峰值心率法和自我感知劳累程度分级法。其中,前 4 种方法需心电图负荷试验或运动心肺功能测试获得相关参数。推荐联合应用上述方法,尤其是应结合自我感知劳累程度分级法。

1. 心率储备法　此法不受药物(β 受体阻滞剂等)的影响,临床上较常用。目标心率 =(最大心率 – 静息心率)× 运动强度 %+ 静息心率。例如,患者运动时达到的最大心率为 160 次 /min,静息心率为 70 次 /min,选择的运动强度为 60%,则目标心率 =(160–70)×60%+70=124 次 /min。

2. 无氧阈法　无氧阈水平相当于最大摄氧量的 60% 左右,此水平的运动是冠心病患者最佳运动强度,此参数需通过运动心肺功能测试或血乳酸阈值获得,需一定设备和熟练的技术人员。

3. 目标心率法　在静息心率的基础上增加 20~30 次 /min,体能差的增加 20 次 /min,体能好的增加 30 次 /min。此方法简单方便,但欠精确。

4. 峰值心率法　目标心率 = 年龄推测的最大心率 × 运动强度 %,其中,年龄推测的最大心率 =(220– 年龄),运动强度为中等至高强度,强度范围为 50%~85%。当无法直接从运动测试中得到更准确的数据时,可用此公式计算运动强度。

5. 自我感知劳累程度分级法　多采用 Borg 评分表(见本书第四章表 4-2-7),通常建议患者的运动强度在 11~16 分范围内运动。这种方法适用于没有条件接收运动负荷测试,或正在使用 β 受体阻滞剂治疗,或置入双腔起搏器和频率应答起搏器的患者。对于运动中有心肌缺血的患者,运动靶心率应设定为诱发心肌缺血的心率减少 10 次 /min。

(三)运动形式

主要包括有氧运动和抗阻运动。有氧运动包括行走、慢跑、游泳和骑自行车等;抗阻运动包括静力训练和负重等。心脏康复中的运动形式虽然以有氧运动为主,但抗阻运动是必不可少的组成部分。

(四)运动时间

心脏病患者的最佳运动时间为 30~60min/d。对于刚发生心血管事件的患者,从 10min/d 开始,逐渐增加运动时间,最终达到 30~60min/d 的运动时间。

三、身体活动或运动的具体实施方案

(一)院内身体活动或运动指导

冠心病常有不可预期风险,很多人误以为冠心病患者需静养,尤其是心肌梗死急性期。Myers 等的荟萃分析调查运动对急性 ST 段抬高心肌梗死患者预后的作用,共纳入 647 例患者,结果显示,病情稳定的心肌梗死患者早期运动有利于减轻心肌梗死的心室重塑过程,改善心功能。此外,卧床静养可加重患者对预后的恐惧和担忧,容易发生体位性低血压、运动耐量减低以及血栓栓塞并发症。病情稳定的患者早期活动有利于增强自信心,避免血栓栓塞并发症,促进患者早日恢复日常活动能力,促进心功能的恢复。

住院患者开始康复指征包括:过去 8 小时内没有新的或再发胸痛;肌钙蛋白水平无进一步升高;没有出现新的心力衰竭失代偿征兆(静息时呼吸困难伴湿啰音);过去 8 小时内没有新的明显的心律失常或心电图动态改变;静息心率 50~100 次 /min;静息血压 90~150/60~100mmHg;血氧饱和度＞ 95%。

住院患者避免或停止运动指征包括:运动时心率增加＞ 20 次 /min;舒张压≥110mmHg;与静息时比较收缩压升高＞ 40mmHg 以上,或收缩压下降＞ 10mmHg;明显的室性和房性心动过速;二或三度房室传导阻滞;心电图有 ST 段动态改变;存在不能耐受运动的症状,如胸痛、明显气短、心悸和呼吸困难等。

住院患者的运动康复和日常活动指导必须在心电、血压监护下进行。通常活动过程从仰卧位到坐位、到站立、再到下地活动。如活动时没有出现不良反应,可循序渐进到患者能耐受水平,如活动时出现不良反应,无论坐位和站位,都需终止运动,重新从低一个级别运动量开始(早期运动康复及日常生活指导计划示例如下)。一般完成 4 步运动康复步骤后基本可以胜任日常生活活动。

住院期 4 步早期运动和日常生活指导计划:

1. 适应证　入院后 8 小时,无胸痛和呼吸困难等不适主诉,穿刺部位无出血、血肿;心率 50~90 次 /min,血压 90~150/60~100mmHg,呼吸 16~24 次 /min,血氧饱和度 95% 以上。

2. 功能锻炼方案　第 1 天上午取仰卧位,双腿分别做直腿抬高运动,抬腿高度为 30°;双臂向头侧抬高深吸气,放下慢呼气;5 组 / 次。第 1 天下午取床旁坐位和站立,5 分钟。第 2 天上午在床旁站立 5 分钟;下午在床旁行走 5 分钟。第 3 天在床旁行走 10min/ 次,2 次 /d。第 4 天在病室内活动,10min/ 次,2 次 /d。

3. 活动观察内容　在条件允许的情况下,连接心电监测设备,并严密监测患者症状及穿刺部位情况;如出现胸闷、胸痛,运动心率比静息心率增加≥ 20 次 /min,呼吸≥ 30 次 /min,血氧饱和度＜ 95%,立即停止活动,连接心电监护设备行床旁心电图并通知医师;第 2 天活动量减半,或将活动计划推延 1 天。

4. 出院前应对每例冠心病患者均进行运动负荷试验评估　目的是评估患者出院后活动风险,为患者出院后日常活动提供建议,同时提供出院后运动指导。评估时间:急性心肌梗死发病 7 天后,支架置入术 24 小时后,冠状动脉旁路移植术 7 天后。

（二）院外身体活动 / 运动指导

1. 适应证　急性 ST 段抬高心肌梗死、非 ST 段抬高急性冠脉综合征、稳定型心绞痛、冠状动脉旁路移植术后、冠状动脉支架置入术后、缺血性心肌病和心脏猝死综合征。

2. 禁忌证　不稳定型心绞痛、安静时收缩压＞ 200mmHg 或舒张压＞ 110mmHg 的患者、直立后血压下降＞ 20mmHg 并伴有症状者、重度主动脉瓣狭窄、急性全身疾病或发热、未控制的房性或室性心律失常、未控制的窦性心动过速(＞ 120 次 /min)、未控制的心力衰竭、三度房室传导阻滞且未置入起搏器、活动性心包炎或心肌炎、血栓性静脉炎、近期血栓栓塞、安静时 ST 段压低或抬高(＞ 2mm)、严重的可限制运动能力的运动系统异常以及其他代谢异常,如急性甲状腺炎、低血钾、高血钾或血容量不足。

3. 康复时机和持续时间　患者出院后应尽快开始门诊运动康复计划。除禁忌证,大多数患者可在出院后 1~3 周内开始运动康复。建议患者出院后参加院内门诊心脏康复项目,即患者定期回到医院,参加有医师参与、心电监护下的运动康复指导,一般每周 3 次,持续 36 次或更长时间。如患者不能坚持门诊康复,建议低危患者至少参加心电监护下运动 6~18 次(或出院后 1 个月),中危患者至少参加心电监护下运动 12~24 次(或出院后 2 个月),高危患者至少参加心电监护下运动 18~36 次(或出院后 3 个月)。

完成院内门诊运动康复计划的患者,已经获得相关运动技能,养成运动习惯,掌握危险因素控制相关知识,建议回到家庭继续坚持规律的适当强度运动,推荐使用心率表或移动式心电监测系统保证运动安全性和运动效果,同时定期(每 3~6 个月)回到医院测定运动心肺功能测试,评估运动效果,不断调整运动处方。

4. 院外康复的经典运动程序　经典运动程序包括如下 3 个步骤:

第一步:准备活动。即热身运动,多采用低水平有氧运动和静力拉伸,持续 5~10 分钟。目的是放松和伸展肌肉,提高关节活动度和心血管的适应性,帮助患者为高强度锻炼阶段做准备,通过逐渐增加肌肉组织的血流量和关节的运动准备来帮助降低运动损伤的风险。

第二步:训练阶段。包含有氧运动、抗阻运动和柔韧性运动等,总时间 30~60 分钟。其中,有氧运动是基础,抗阻运动和柔韧性运动是补充。

(1)有氧运动

1)类型:常用有氧运动方式有步行、慢跑、骑自行车、游泳和爬楼梯,以及在器械上完成的步行、踏车和划船等。出院后 1 个月内不建议选择慢跑、骑自行车、爬楼梯和游泳等运动,建议以步行为主。每次运动时间为 10~60 分钟。

2)时间:经历心血管事件的患者建议初始运动从 15 分钟开始,包括热身运动和放松运动各 5 分钟,运动训练 5min/ 次,根据患者的体适能水平、运动目的、症状和运动系统的限制情况,每周增加 1~5 分钟的有氧运动时间。

3)频率:运动频率 3~5 次 / 周。

4)强度:为使患者获得心血管健康或体能益处,推荐的最小有氧运动强度是中等强度的运动(如 40%~60% 的峰值摄氧量,或接近无氧阈时的心率值,或 40%~60% 的最大心率)。建议患者开始运动从 50% 的峰值摄氧量或最大心率开始运动,运动强度逐渐达到 80% 的峰值摄氧量或最大心率。Borg 劳累程度分级法推荐达到 11~13 级,对于运动低危的患者可以短时间接受 14~16 级。通常采用心率和自我感知劳累程度来监测运动强度。除持续有氧运动外,间歇性运动训练即患者交替进行高强度和低中强度运动,比持续性运动强度的方法可更快提高身体功能储备,更有效地改善与心血管疾病相关的代谢因素。另外,需在心脏康复医师监测下运动。

5)随着患者运动能力增强,为达最佳运动效果运动处方需不断调整,建议出院前、出院后 1 个月、出院后 3 个月重复检测患者的心肺运动耐力,根据运动试验结果调整运动处方,以后可每 6~12 个月评估患者的心肺运动耐力。

(2)抗阻运动

1)类型:冠心病的抗阻运动形式为一系列中等负荷、持续、缓慢、大肌群和多次重复的肌肉力量训练。常用的方法有如下 3 种:①徒手运动训练,包括克服自身体重(如俯卧撑)、仰卧蹬腿、腿背弯举、仰卧起坐、下背伸展和提踵等;②运动器械,包括哑铃、多功能组合训练器、握力器、腹力器和弹力带等;③自制器械,包括不同重量的沙袋和 500ml 矿泉水瓶等。

运动器械训练受场地和经费限制，徒手运动训练、弹力带和自制器械都是同样有效的抗阻训练形式，有利于患者在家庭或社区开展运动训练指导。

2）频率：上肢肌群、核心肌群（包括胸部、肩部、上背部、下背部、腹部和臀部）和下肢肌群可在不同日期交替训练；每次训练 8~10 个肌群，每个肌群每次训练 1~4 组，从 1 组开始循序渐进，每组 10~15 次，组间休息 2~3 分钟。老年人可以增加每组重复次数（如 15~25 次／组），减少训练次数至 1~2 组。

3）时间：每周应对每个肌群训练 2~3 次，同一肌群练习时间应间隔至少 48 小时。

4）强度：应注意训练前必须有 5~10 分钟的有氧运动热身，推荐初始运动强度，上肢为一次最大负荷量（即在保持正确的方法且没有疲劳感的情况下，仅 1 次重复能举起的最大重量）的 30%~40%，下肢为一次最大负荷量的 50%~60%，通常抗阻运动的最大运动强度不超过一次最大负荷量的 80%。Borg 评分是一个简单实用的评估运动强度的方法，推荐运动强度为 11~13 分。切记运动过程中的正确呼吸方式，举起时呼气，放下时吸气，避免屏气动作。

5）抗阻运动的时期选择：如果无禁忌证，康复早期可开始关节活动范围内的肌肉活动和 1~3kg 重量的抗阻训练，促进患者体能尽快恢复。常规的抗阻训练是指患者能举起 ≥ 50% 一次最大负荷量的训练，它要求在经皮冠状动脉介入治疗后至少 3 周，且应在连续 2 周有医学监护的有氧训练之后进行；心肌梗死或冠状动脉旁路移植术后至少 5 周，且应在连续 4 周有医学监护的有氧训练之后进行；冠状动脉旁路移植术后 3 个月内不应进行中到高强度上肢力量训练，以免影响胸骨的稳定性和胸骨伤口的愈合。

（3）柔韧性运动：老年人和心血管病患者柔韧性差，使日常生活活动能力降低，保持躯干上部和下部、颈部和臀部的柔韧性尤其重要。训练原则应以缓慢、可控制方式进行，逐渐加大活动范围。训练方法：每一部位拉伸时间 6~15 秒，逐渐增加到 30 秒，如可耐受可增加到 90 秒，拉伸期间正常呼吸，强度为有牵拉感觉同时不感觉疼痛，每个动作重复 3~5 次，总时间 10 分钟左右，每周 3~5 次。

（4）神经肌肉训练：包括平衡性、灵活性和本体感觉训练。老年人摔倒危险性增高，建议将神经肌肉训练作为心血管病老年患者综合提高体适能和预防摔倒的重要内容。活动形式包括太极拳、蛇形走、单腿站立和直线走等。活动频率：每周 2~3 次。

第三步：放松运动。放松运动是运动训练必不可少的一部分。通过让运动强度逐渐降低，可以保证血液的再分布，减少关节和肌肉组织的僵硬和酸痛，避免静脉回流突然减少导致运动后低血压和晕厥的风险。放松方式可以是慢节奏有氧运动的延续或是柔韧性训练，根据患者病情轻重可持续 5~10 分钟，病情越重放松运动的持续时间宜越长。

5. 冠心病患者恢复工作的指导　恢复工作指导包括评估和运动处方两部分，评估内容除上述提到的运动风险评估外，评估患者的工作特点也很重要，包括评估工作环境、工作时用到的肌肉群、涉及肌肉力量和耐力的工作要求、工作时进行的主要活动、高代谢需求与低代谢需求的时间比、环境因素，以及 8 小时工作的平均代谢需求是否超过最大摄氧量的 50%。

根据运动负荷试验结果获得患者的体能信息，结合附表 1-4-1 提供的各种活动的能量消耗水平和患者的工作特点，判断患者是否可以恢复正常工作；运动处方除给予合适的运动强度外，运动形式建议选择与工作中用到的肌肉群相同的运动，设定的运动方式尽可能模拟工作中的活动模式，包括抗阻运动和有氧训练，如工作中有环境压力，应让患者了解适当的注意事项，监测在相似的工作环境中的生理反应。

附表 1-4-1　各种身体活动和运动的能量消耗水平

能量消耗水平 /MET	日常生活活动	职业相关活动	休闲活动	体育锻炼活动
< 3	洗漱,剃须,穿衣,案头工作,洗盘子,开车,轻家务	端坐(办公室),打字,案头工作,站立(店员)	高尔夫(乘车),编织,手工缝纫	固定自行车,很轻松的健美操
3~	擦窗,耙地,使用自动除草机,铺床或脱衣服,搬运 6.5~13.5kg 重物	摆货架(轻物),修车,轻电焊,木工	交际舞,高尔夫(步行),帆船,双人网球,6 人排球,乒乓球,夫妻性生活	步行(速度 4.8~6.4km/h),骑行(速度 10~13km/h),较轻松的健美操
5~	花园中简单的挖土,手工修剪草坪,慢速爬楼梯,搬运 13.5~27.5kg 重物	户外木工,铲土,锯木,操作气动工具	羽毛球(竞技),网球(单人),滑雪(下坡),低负荷远足,篮球,橄榄球,河中捕鱼	步行(速度 7.2~8km/h),骑行(速度 14.5~16km/h),游泳(蛙泳)
7~	锯木,较重的挖掘工作,中速爬楼梯,搬运 27.5~40kg 重物	用铲挖沟,林业工作,干农活	独木舟,登山,乒乓球,步行(速度 8km/h),跑步(12 分钟跑完1 600m),攀岩,足球	慢跑(速度 8km/h),游泳(自由泳),划船机,高强度健美操,骑行(速度 19km/h)
9~	搬运大于 40kg 的重物爬楼梯,快速爬楼梯,大量的铲雪工作	伐木,重劳动者,重挖掘工作	手球,足球(竞技),壁球,越野滑雪,激烈篮球比赛	跑步(速度 > 10km/h),骑行(速度 > 21km/h),跳绳,步行上坡(速度 8km/h)

四、身体活动或运动指导注意事项

(一)运动风险和预防

　　无论有无心脏疾病,过度运动将导致机体出现各种损伤,包括肌肉、骨关节和心肌损伤,脱水,酸碱失衡电解质紊乱和出现各种心律失常,严重时引起高血压、心力衰竭和猝死。有报道显示,长期高强度运动可引起心脏扩大和心肌肥厚,但上述报道均是在没有监护和指导下的高强度运动中和运动员中出现。因此冠心病患者在运动中发生心脏意外事件的风险大小是医师和患者都关心的问题。一项调查显示,运动康复中非致死性心血管事件每34 673 人次 /h 发生 1 次,致死性心脏事件并发症每 116 402 人次 /h 发生 1 次。研究提示,心血管病患者运动相关的心血管事件发生率更低,心脏停搏每 116 906 人次 /h 发生 1 次,心肌梗死每 219 970 人次 /h 发生 1 次,每 752 365 人次 /h 死亡 1 例,每 81 670 人次 /h 出现 1 例主要并发症。易发生心血管事件的高危患者包括:6 周以内的心肌梗死、运动诱发心肌缺血、左心室射血分数 < 30%、持续室性心动过速、严重的室上性心动过速、心脏停搏以及新近置入自动复律除颤器和 / 或频率应答心脏起搏器等。当患者在缺乏有效心脏停搏处理措施支持下运动时,死亡率将增加 6 倍。制定运动康复处方,要对患者进行风险评估,同时对患者进行运动常识教育,避免过度运动,识别不适症状。在运动场所配备相应抢救仪器及药品,康复医师和护士要接受心脏急救培训。

以下是减少心脏运动康复过程中心血管疾病并发症的建议：

1. 严格遵守操作规范

（1）在开始运动康复之前需向患者详细介绍运动处方内容。

（2）在患者每次运动康复的前、中、后给予评估。

（3）准备心脏急救应急预案。所有参加心脏康复的医务人员需定期接受心脏急救训练，定期参与病例讨论。

（4）运动场地需备有心电监护和心肺复苏设备，包括心脏电除颤仪和急救药物。

2. 患者教育

（1）指导患者了解自己在运动康复过程中身体的警告信号，包括胸部不适或其他类似心绞痛症状、轻度头痛或头晕、心律不齐、体重增加和气喘等。

（2）对于患者出现的身体不适及时给予评估和治疗。患者在运动中若出现如下症状，如胸痛、头昏目眩、过度劳累、气短、出汗过多、恶心呕吐以及脉搏不规则等，应马上停止运动，停止运动后上述症状仍持续，特别是停止运动5~6分钟后，心率仍增加，应继续观察和处理。如果感觉到有任何关节或肌肉不寻常疼痛，可能存在骨骼、肌肉的损伤，也应立即停止运动。

（3）强调遵循运动处方运动的重要性，即运动强度不超过目标心率或自感用力程度，并应注意运动时间和运动设备的选择。

（4）强调运动时热身运动和整理运动的重要性，这与运动安全性有关。

（5）提醒患者根据环境的变化调整运动水平，比如冷热、湿度和海拔变化。

3. 运动过程中的注意事项

（1）在运动前要评估每个患者最近身体健康状况、体重、血压、药物依从性和心电图的变化。

（2）根据危险分层决定运动中的心电及血压等医学监护强度。

（3）根据运动前的临床状态调整运动处方的强度和持续时间。

（二）如何提高患者参与运动的动机和依从性

经历急性心脏事件（如急性冠脉综合征、经皮冠状动脉介入治疗和心脏开胸手术）后，大多数患者不知道是否应该运动，耐受运动量有多大，应做什么运动。对运动的不确定和对运动风险的担忧导致患者回避运动。运动训练是改善患者自身看法的最佳手段。临床医师需首先向患者解释运动的步骤以及运动对患者身体有利和可能不利的影响，帮助患者辨别和评估症状与所完成的负荷的联系。通过运动训练，患者学会感觉和观察自己局部和全身性反应（例如心率、呼吸增快、胸痛症状、肌力增加和主观幸福感），学会将症状与客观的运动状态相联系。通过逐渐地增加运动强度，增强患者参与运动的信心。这种启蒙教育将减少患者的焦虑情绪，增强患者在工作、娱乐及日常生活中的体力，促进患者参与和坚持运动。

第五节　运动康复设备和人员基本要求

一、功能测评和风险评估工具

1. 基础设备　体重计、握力计、量尺、秒表、心电图机、日常生活活动测评量表、生活方式量表、SF-36 生活质量量表和运动试验（平板或踏车）。

2. 高标准设备　运动心肺功能测试（平板或踏车）、肌力测评器械、运动康复院外心电监测设备、体脂测定仪和身体成分分析仪。

二、心脏康复急救设备

1. 基础设备　心脏电除颤仪、血压计、急救药品（肾上腺素、硝酸甘油、多巴胺和阿托品）、供氧设施、心电图机和心率表。

2. 高标准设备　运动心电监护仪。

三、运动疗法常用设备

1. 基础设备　训练用瑜伽垫、脚踏板、哑铃、沙袋、弹力带、训练用平衡球、训练用功率自行车和跑步机等。

2. 高标准设备　院内运动软件管理系统、上肢和下肢肌力训练设备、平衡训练仪、模拟运动训练仪和水疗等。

四、人员基本要求

1. 心脏康复医师至少 1 名，负责推荐患者、风险评估、运动处方制定、管理患者和紧急事件急救，并负责康复团队管理；心脏康复医师资格：具有医师资格证书及中级以上职称，有心脏和大血管康复经验至少 1 年，或参加由中国康复医学会心血管病专业委员会认证的心脏康复培训并获得培训证书，具有一定的组织协调能力和科研能力。

2. 护士至少 1 名，负责接待患者、健康教育、康复随访和医疗急救措施的执行；心脏康复护士资格：护士工作经历 5 年及以上，有心血管急症救治经验，具有心血管专业的基本理论知识（心血管病学基础知识、人体解剖学、运动生理学以及人类生长与发育等），有较好的沟通能力。

3. 心脏康复理疗师或运动治疗师至少 1 名，负责制定运动方案，指导患者具体运动；心脏康复理疗师 / 运动治疗师资格：大学康复治疗或体育医学专业专科以上（含大专）毕业，取得相应的高等教育毕业文凭，或护士专业有专科以上学历，参加由中国康复医学会心血管病专业委员会认证的心脏康复培训并获得培训证书。

参 考 文 献

[1] He J, Gu D, Wu X, et al. Major causes of death among men and women in China. N Engl J Med, 2005, 353(11): 1124-1134

[2] Fox KA, Dabbous OH, Goldberg RJ, et al. Prediction of risk of death and myocardial infarction in the six months after presentation with acute coronary syndrome: prospective multinational observational study (GRACE). BMJ, 2006, 333(7578): 1091

[3] Leon AS, Franklin BA, Costa F, et al. Cardiac rehabilitation and secondary prevention of coronary heart disease: an American Heart Association scientific statement from the Council on Clinical Cardiology (Subcommittee on Exercise, Cardiac Rehabilitation, and Prevention) and the Council on Nutrition, Physical Activity, and Metabolism (Subcommittee on Physical Activity), in collaboration with the American association

of Cardiovascular and Pulmonary Rehabilitation. Circulation, 2005, 111(3): 369-376

[4] Corrà U, Piepoli MF, Carré F, et al. Secondary prevention through cardiac rehabilitation: physical activity counselling and exercise training: key components of the position paper from the Cardiac Rehabilitation Section of the European Association of Cardiovascular Prevention and Rehabilitation. Eur Heart J, 2010, 31(16): 1967-1974

[5] Fletcher GF, Ades PA, Kligfield P, et al. Exercise standards for testing and training: a scientific statement from the American Heart Association. Circulation, 2013, 128(8): 873-934

[6] 中华医学会心血管病学分会, 中国康复医学会心血管病专业委员会, 中国老年学学会心脑血管病专业委员会. 冠心病心脏康复与二级预防中国专家共识. 中华心血管病杂志, 2013, 41(4): 267-275

[7] Tanaka H, Desouza CA, Jones PP, et al. Greater rate of decline in maximal aerobic capacity with age in physically active vs. sedentary healthy women. J Appl Physiol(1985), 1997, 83(6): 1947-1953

[8] Fleg JL, Lakatta EG. Role of muscle loss in the age associated reduction in VO$_2$ max. J Appl Physiol, 1988; 65: 1147-1151

[9] Taylor RS, Unal B, Critchley JA, et al. Mortality reductions in patients receiving exercise-based cardiac rehabilitation: how much can be attributed to cardiovascular risk factor improvements? Eur J Cardiovasc Prev Rehabil, 2006, 13(3): 369-374

[10] Smith SC Jr, Benjamin EJ, Bonow RO, et al. AHA/ACCF Secondary Prevention and Risk Reduction Therapy for Patients with Coronary and other Atherosclerotic Vascular Disease: 2011 update: a guideline from the American Heart Association and American College of Cardiology Foundation. Circulation, 2011, 124(22): 2458-2473

[11] Pollock ML, Franklin BA, Balady GJ, et al. AHA Science Advisory. Resistance exercise in individuals with and without cardiovascular disease: benefits, rationale, safety, and prescription: An advisory from the Committee on Exercise, Rehabilitation, and Prevention, Council on Clinical Cardiology, American Heart Association; Position paper endorsed by the American College of Sports Medicine. Circulation, 2000, 101(7): 828-833

[12] Niebauer J, Cooke JP. Cardiovascular effects of exercise: role of endothelial shear stress. J Am Coll Cardiol, 1996, 28(7): 1652-1660

[13] Hambrecht R, Adams V, Erbs S, et al. Regular physical activity improves endothelial function in patients with coronary artery disease by increasing phosphorylation of endothelial nitric oxide synthase. Circulation, 2003, 107(25): 3152-3158

[14] Dimmeler S, Zeiher AM. Exercise and cardiovascular health: get active to "AKTivate" your endothelial nitric oxide synthase. Circulation, 2003, 107(25): 3118-3120

[15] Lenk K, Uhlemann M, Schuler G, et al. Role of endothelial progenitor cells in the beneficial effects of physical exercise on atherosclerosis and coronary artery disease. J Appl Physiol (1985), 2011, 111(1): 321-328

[16] Mattusch F, Dufaux B, Heine O, et al. Reduction of the plasma concentration of C-reactive protein following nine months of endurance training. Int J Sports Med, 2000, 21(1): 21-24

[17] De Keulenaer GW, Chappell DC, Ishizaka N, et al. Oscillatory and steady laminar shear stress differentially affect human endothelial redox state: role of a superoxide-producing NADH oxidase. Circ Res, 1998, 82(10): 1094-1101

[18] Fleenor BS, Marshall KD, Durrant JR, et al. Arterial stiffening with ageing is associated with transforming

growth factor-β1-related changes in adventitial collagen: reversal by aerobic exercise. J Physiol, 2010, 588(Pt 20): 3971-3982

[19] Momma H, Niu K, Kobayashi Y, et al. Skin advanced glycation end product accumulation and muscle strength among adult men. Eur J Appl Physiol, 2011, 111(7): 1545-1552

[20] Laughlin MH, Oltman CL, Bowles DK. Exercise training-induced adaptations in the coronary circulation. Med Sci Sports Exerc, 1998, 30(3): 352-360

[21] Batista DF, Gonçalves AF, Rafacho BP, et al. Delayed rather than early exercise training attenuates ventricular remodeling after myocardial infarction. Int J Cardiol, 2013, 170(1): e3-4

[22] Moreira JB, Bechara LR, Bozi LH, et al. High-versus moderate-intensity aerobic exercise training effects on skeletal muscle of infarcted rats. J Appl Physiol (1985), 2013, 114(8): 1029-1041

[23] Jiang HK, Miao Y, Wang YH, et al. Aerobic interval training protects against myocardial infarction-induced oxidative injury by enhancing antioxidase system and mitochondrial biosynthesis. Clin Exp Pharmacol Physiol, 2014, 41(3): 192-201

[24] Ribeiro F, Alves AJ, Teixeira M, et al. Exercise training increases interleukin-10 after an acute myocardial infarction: a randomised clinical trial. Int J Sports Med, 2012, 33(3): 192-198

[25] Rauramaa R, Li G, Väisänen SB. Dose-response and coagulation and hemostatic factors. Med Sci Sports Exerc, 2001, 33(6 Suppl): S516-S520

[26] Church TS, Lavie CJ, Milani RV, et al. Improvements in blood rheology after cardiac rehabilitation and exercise training in patients with coronary heart disease. Am Heart J, 2002, 143(2): 349-355

[27] Leon AS. Exercise following myocardial infarction. Current recommendations. Sports Med, 2000, 29(5): 301-311

[28] Tanaka H, Dinenno FA, Monahan KD, et al. Aging, habitual exercise, and dynamic arterial compliance. Circulation, 2000, 102(11): 1270-1275

[29] Joyner MJ. Effect of exercise on arterial compliance. Circulation, 2000, 102(11): 1214-1215

[30] LaMonte MJ, Durstine JL, Yanowitz FG, et al. Cardiorespiratory fitness and C-reactive protein among a tri-ethnic sample of women. Circulation, 2002, 106(4): 403-406

[31] Murry CE, Jennings RB, Reimer KA. Preconditioning with ischemia: a delay of lethal cell injury in ischemic myocardium. Circulation, 1986, 74(5): 1124-1136

[32] Bolli R. The late phase of preconditioning. Circ Res, 2000, 87(11): 972-983

[33] Leitch JW, Newling RP, Basta M, et al. Randomized trial of a hospital-based exercise training program after acute myocardial infarction: cardiac autonomic effects. J Am Coll Cardiol, 1997, 29(6): 1263-1268

[34] Pollock ML, Franklin BA, Balady GJ, et al. AHA Science Advisory. Resistance exercise in individuals with and without cardiovascular disease: benefits, rationale, safety, and prescription: An advisory from the Committee on Exercise, Rehabilitation, and Prevention, Council on Clinical Cardiology, American Heart Association; Position paper endorsed by the American College of Sports Medicine. Circulation, 2000, 101(7): 828-833

[35] Ades PA. Cardiac rehabilitation and secondary prevention of coronary heart disease. N Engl J Med, 2001, 345 (12): 892-902

[36] Stewart KJ, Turner KL, Bacher AC, et al. Are fitness, activity, and fatness associated with health-related quality of life and mood in older persons? J Cardiopulm Rehabil, 2003, 23(2): 115-121

[37] Mark DB, Lauer MS. Exercise capacity: the prognostic variable that doesn't get enough respect. Circulation, 2003, 108(13): 1534-1536

[38] Myers J, Prakash M, Froelicher V, et al. Exercise capacity and mortality among men referred for exercise testing. N Engl J Med, 2002, 346(11): 793-801

[39] Ross R, Janssen I. Physical activity, total and regional obesity: dose-response considerations. Med Sci Sports Exerc, 2001, 33(6 Suppl): S521-527

[40] Jakicic JM, Clark K, Coleman E, et al. American College of Sports Medicine position stand. Appropriate intervention strategies for weight loss and prevention of weight regain for adults. Med Sci Sports Exerc, 2001, 33(12): 2145-2156

[41] Fagard RH. Exercise characteristics and the blood pressure response to dynamic physical training. Med Sci Sports Exerc, 2001, 33(6 Suppl): S484-S492

[42] Leon AS, Rice T, Mandel S, et al. Blood lipid response to 20 weeks of supervised exercise in a large biracial population: the HERITAGE Family Study. Metabolism, 2000, 49(4): 513-520

[43] Kelley DE, Goodpaster BH. Effects of exercise on glucose homeostasis in Type 2 diabetes mellitus. Med Sci Sports Exerc, 2001, 33(6 Suppl): S495-S501

[44] Tuomilehto J, Lindström J, Eriksson JG, et al. Prevention of type 2 diabetes mellitus by changes in lifestyle among subjects with impaired glucose tolerance. N Engl J Med, 2001, 344(18): 1343-1350

[45] Myers J, Prakash M, Froelicher V, et al. Exercise capacity and mortality among men referred for exercise testing. N Engl J Med, 2002, 346(11): 793-801

[46] Nocon M, Hiemann T, Müller-Riemenschneider F, et al. Association of physical activity with all-cause and cardiovascular mortality: a systematic review and meta-analysis. Eur J Cardiovasc Prev Rehabil, 2008, 15(3): 239-246

[47] Belardinelli R, Paolini I, Cianci G, et al. Exercise training intervention after coronary angioplasty: the ETICA trial. J Am Coll Cardiol, 2001, 37(7): 1891-1900

[48] Hambrecht R, Walther C, Möbius-Winkler S, et al. Percutaneous coronary angioplasty compared with exercise training in patients with stable coronary artery disease: a randomized trial. Circulation, 2004, 109(11): 1371-1378

[49] Perk J, De Backer G, Gohlke H, et al. European Guidelines on cardiovascular disease prevention in clinical practice(version 2012). The Fifth Joint Task Force of the European Society of Cardiology and Other Societies on Cardiovascular Disease Prevention in Clinical Practice (constituted by representatives of nine societies and by invited experts). Eur Heart J, 2012, 33(13): 1635-1701

[50] Fletcher GF, Ades PA, Kligfield P, et al. Exercise standards for testing and training: a scientific statement from the American Heart Association. Circulation, 2013, 128(8): 873-934

[51] Kodama S, Saito K, Tanaka S, et al. Cardiorespiratory fitness as a quantitative predictor of all-cause mortality and cardiovascular events in healthy men and women: a meta-analysis. JAMA, 2009, 301(19): 2024-2035

[52] Guazzi M, Arena R, Myers J. Comparison of the prognostic value of cardiopulmonary exercise testing between male and female patients with heart failure. Int J Cardiol, 2006, 113(3): 395-400

[53] Haykowsky M, Scott J, Esch B, et al. A meta-analysis of the effects of exercise training on left ventricular remodeling following myocardial infarction: start early and go longer for greatest exercise benefits on remodeling. Trials, 2011, 12: 92

[54] Rognmo Ø, Hetland E, Helgerud J, et al. High intensity aerobic interval exercise is superior to moderate intensity exercise for increasing aerobic capacity in patients with coronary artery disease. Eur J Cardiovasc Prev Rehabil, 2004, 11(3): 216-222

[55] Haskell WL. Cardiovascular complications during exercise training of cardiac patients. Circulation, 1978, 57(5): 920-924

[56] Digenio AG, Sim JG, Dowdeswell RJ, et al. Exercise-related cardiac arrest in cardiac rehabilitation. The Johannesburg experience. S Afr Med J, 1991, 79(4): 188-191

[57] Franklin BA, Bonzheim K, Gordon S, et al. Safety of medically supervised outpatient cardiac rehabilitation exercise therapy: a 16-year follow-up. Chest, 1998, 114(3): 902-906

[58] Van Camp SP, Peterson RA. Cardiovascular complications of outpatient cardiac rehabilitation programs. JAMA, 1986, 256(9): 1160-1163

稳定性冠心病心脏康复药物处方管理专家共识

根据 2013 年《欧洲稳定性冠心病诊断和治疗指南》定义，稳定性冠心病包括慢性稳定劳力型心绞痛、急性冠脉综合征（ACS）后稳定期、无症状型心肌缺血、无症状冠状动脉粥样硬化、冠状动脉血管痉挛、冠状动脉微血管病性心绞痛。冠心病具有慢性迁延性、高复发性特点，急性期通过血运重建和药物治疗，死亡率得到有效控制，但出院后稳定期 6 个月内死亡、卒中和再住院率高达 25%，4 年累积死亡率 22.6%，死亡病因中 50% 为再发心肌梗死。冠心病是一种生活方式病，其治疗策略应药物和生活方式治疗并重，以期有效预防再发心血管事件和防猝死，提高生命质量，减少反复住院和不必要的血运重建，合理控制医疗费用，使患者恢复最佳体力、精神状态及社会功能。近 50 年的临床实践证明心脏康复是冠心病稳定期治疗的最佳管理模式。

心脏康复是全面、全程的医学管理、服务和关爱，包括药物处方、运动处方、营养处方、心理处方（含睡眠指导）、戒烟处方。有效的药物治疗是冠心病治疗的基石。实现药物最大疗效的前提是使用有效药物、有效剂量、控制危险因素达标、主动管理药物的相互作用和不良反应，提升治疗依从性，探索临床药师参与到心脏康复团队参与药事服务的机制和模式，通过药物处方管理不仅可实现药物最大疗效，同时体现医疗服务内涵。因此，中国康复医学会心脏康复专业委员会组织心血管预防和康复专家，撰写《稳定性冠心病心脏康复药物处方管理专家共识》，介绍药物处方管理需考虑的问题。本共识针对心血管、综合内科、老年科、从事心脏康复的医护人员。

第一节　药物处方管理是心脏康复中的重要内容

冠状动脉粥样硬化的病理机制主要包括内皮功能损伤、炎症激活、血小板聚集、交感肾上腺素系统激活等，近 30 年来大量临床研究证实，改善血管内皮功能、抗血小板、抑制交感肾素 - 血管紧张素系统（RAS）激活、降脂、降压、降糖的药物可降低心血管事件和死亡率。通过药物管理实现药物最大疗效是心脏康复中的重要内容之一。

心脏康复药物处方管理应遵循如下原则：①遵循指南建议给予规范化药物处方；②个体化选择用药方案；③关注药物的药物相互作用和不良反应；④关注药物对运动耐量的影响；⑤提高患者的服药依从性；⑥发挥临床药师的作用。

第二节 心脏康复中冠心病药物管理需要注意的问题

一、遵循指南使用冠心病治疗药物

国内外指南一致建议冠心病治疗药物分为改善预后和改善心绞痛药物两类。改善预后的药物包括阿司匹林（如不能耐受选择氯吡格雷）、他汀类、血管紧张素转化酶抑制剂（ACEI）（如不能耐受，可选择血管紧张素受体拮抗剂替代）、β受体阻滞剂。改善心绞痛的药物包括β受体阻滞剂、钙通道拮抗剂（CCB）、硝酸酯类、伊伐雷定和心肌代谢药物曲美他嗪，药物的具体使用请见我国和欧美国家稳定性冠心病诊断与治疗相关指南，本共识不再详述。

二、个体化用药方案

个体化用药方案应考虑患者需要使用的药物类别、剂量大小、应达到的靶标和是否能够达到靶标。冠心病治疗药物中β受体阻滞剂、他汀类药物、降压药物和降糖药物需考虑剂量大小、治疗靶目标和是否能够达到靶目标。根据指南建议结合患者的病情、合并症和生命体征等选择药物；根据治疗靶目标结合年龄、性别、体重、既往用药史等调整药物剂量。

（一）β受体阻滞剂控制心率达标

1. 美国心脏病协会（AHA）二级预防指南推荐，对左心室射血分数（LVEF）正常的心肌梗死或ACS患者持续使用β受体阻滞剂3年，对LVEF < 40%的冠心病患者应长期应用。指南推荐选择的药物为：美托洛尔、比索洛尔和卡维地洛。强调个体化调整剂量，将患者清醒时静息心率控制在55~60次/min之间。如未达到靶目标或不能耐受β受体阻滞剂，伊伐雷定适用于窦性心律大于70次/min的慢性稳定型心绞痛患者，单独或与β受体阻滞剂联合应用。

2. 患者如为老老年（> 75岁）、身材矮小低体重、血压或心率偏低，应从小剂量开始，如患者年轻、肥胖、血压或心率偏快，可从常规剂量开始，还应结合既往用药时患者对药物的反应。

（二）他汀类药物控制血LDL-C达标

1. 若无禁忌，无论入院时患者TC和LDL-C是否升高，应启动并长期使用他汀类药物。如使用他汀类药物LDL-C没有达到目标值，或不能耐受他汀，可联合使用依折麦布5~10mg/d。他汀剂量倍增，降低LDL-C的效果仅增加6%，随着剂量增加他汀的不良反应增加，他汀联合依折麦布，降低LDL-C的效果增加20%，安全性良好。

2. LDL-C控制目标　根据《2014年中国胆固醇教育计划血脂异常防治专家建议》，动脉粥样硬化性心血管病、糖尿病合并高血压或其他1项心血管危险因素时，LDL-C < 1.8mmol/L（70mg/dl）。

（三）控制血压、血糖达标

血压控制目标：≤ 130/80mmHg；血糖控制目标：糖化血红蛋白≤ 7%。

三、关注药物安全性和药物相互作用

心脏康复医护人员应关注药物不良反应的主动管理，及早发现不良反应，避免药源性不良后果；充分了解患者的合并用药情况，不同种类的药物间容易存在药物的相互作用，导致药效的降低和不良反应增加。

（一）冠心病治疗药物常见不良反应、禁忌证和处理方案

见附表 2-2-1。

附表 2-2-1　指南推荐的冠心病治疗药物常见不良反应、禁忌证和处理方案

药物名称	不良反应	禁忌证	处理
他汀药物	乏力，肌痛，肝酶升高，肌酶升高，等	肝酶升高大于 3 倍，肌酶升高大于 5 倍	开始药物治疗前及治疗后 4~8 周复查血脂和肝功能、肌酸激酶；如血脂达标且肝功能、肌酸激酶正常，以后每 6~12 个月复查 1 次上述指标；如肝脏转氨酶≥正常值 3 倍或肌酸激酶≥正常值 10 倍，停用降脂药物，并监测相关指标至正常
β 受体阻滞剂	乏力，心动过缓，诱发哮喘和心力衰竭，掩盖低血糖反应等	心率 < 50 次 /min；Ⅱ度以上房室传导阻滞；收缩压 < 90mmHg；哮喘急性发作期；中 / 重度左心衰竭	选择高选择性 β1 受体阻滞剂；从低剂量开始逐渐增加剂量；加强利尿避免液体潴留；糖尿病患者定期监测血糖
ACEI	低血压，咳嗽，血肌酐升高，高血钾等	收缩压 < 90mmHg；肌酐 > 3.0mg/dl；双侧肾动脉狭窄；已知对 ACEI 过敏者	血压偏低时从低剂量开始滴定，监测血压、肌酐、血钾，有严重咳嗽症状换用 ARB
阿司匹林	出血，尤其胃肠道出血等	脑出血后 3 个月内；胃肠道大出血 30 天内	血压≥ 160/100mmHg 避免使用；评估患者的出血风险，评估患者胃肠症状和病史，老老年、有胃病史或胃肠道症状或幽门螺杆菌检测阳性加用抑酸药物；同时使用华法林需注意监测抗凝强度，降低出血风险
硝酸酯类	心率增快、头痛、低血压等	收缩压≤ 90mmHg	从低剂量开始逐渐增加

注：ACEI，血管紧张素转化酶抑制剂；ARB，血管紧张素Ⅱ受体阻滞剂

（二）药物的相互作用

冠心病患者常合并多种代谢性疾病以及其他合并症，制定药物处方时应全面了解患者服用的各种药物，避免重复用药，降低药物相互作用。从肝脏细胞色素 P450 酶系统代谢的药物有可能发生药物相互作用，冠心病药物中主要为他汀类药物。联合应用奥美拉唑、利福平、地塞米松、卡马西平等药物可降低他汀类药物的作用；联合应用抗生素（红霉素、克拉霉素）、抗病毒药物、抗真菌药物、CCB（拉西地平、地尔硫䓬、硝苯地平、维拉帕米、尼莫地平、卡维地洛）、抗心律失常药物（胺碘酮、普罗帕酮）、抗抑郁药 [三环类、5- 羟色胺再摄取抑制剂（SSRI）、文拉法辛]、免疫抑制剂、抗肿瘤药物等可能增加他汀类药的作用和不良反应，需注意剂量调整。同理，上述药物使用时均需注意药物相互作用。

四、关注药物对运动耐量的影响

目前越来越多的心血管专业学者认识到,冠心病治疗不仅要关注解剖学狭窄的改善,更要关注功能状态的改善。运动耐量是功能状态的评价指标,是目前已知的心血管疾病患者预后的最强预测因子,独立于传统危险因素(射血分数、BNP、心衰病史、高血压、高血脂、糖尿病等)。运动耐量每提高 1MET 可以降低全因死亡风险 12%,同时显著提高患者的生活质量和心理状态,最大限度恢复社会功能。Courage 研究发现,即使经过经皮冠脉介入术(PCI)和指南推荐的最佳药物治疗,1 年后仍有 34% 的患者有心绞痛发作,10 年死亡风险仍高达 30%。同时,研究表明,使用冠心病治疗药物后患者的生活质量下降,30% 的患者活动受限,30% 的患者无法工作,45% 的患者伴有抑郁或焦虑,25% 的患者停止性生活。因此药物处方中除强调坚持使用改善预后的药物外,同时应关注提高运动耐量的药物,进一步改善患者的预后和生命质量。

评价运动耐量的"金标准"为最大摄氧量,最大摄氧量主要由三方面因素决定:心脏泵血和运输氧的能力、肺脏气体交换能力和骨骼肌代谢能力。凡能改善心脏泵血、提高气体交换和骨骼肌代谢能力的方法都可以提高运动耐量。药物如 β 受体阻滞剂、硝酸酯类药物、CCB、伊伐雷定和曲美他嗪等,通过增加心肌收缩力、减少心肌耗氧、减轻外周阻力、改善心肌氧的利用和扩张冠状动脉提高运动耐量。不同药物对运动耐量的作用机制和影响不尽相同,在给患者处方药物时需考虑到药物对运动耐量的影响。

β 受体阻滞剂通过减慢心率、减弱心肌收缩力降低心肌耗氧量,延长心脏舒张期而增加缺血心肌的血液灌注,通过血流重新分布增加缺血区心肌的血液灌注,提高运动耐量。β 受体阻滞剂对运动耐量的"不良影响"应给予关注,主要不良反应为运动耐量相关的问题,包括乏力、运动不耐受。评估患者运动耐量或指导患者运动时,应考虑上述因素。

CCB 可分为二氢吡啶类与非二氢吡啶类。两种类型的 CCB 药理学作用有所不同,其抗心绞痛机制也有所不同。此类药物对运动耐量的影响主要体现在对心脏的影响,通过降低心脏负荷、降低心肌耗氧量缓解心绞痛症状,提高运动耐量。

硝酸酯类药物通过扩张冠状动脉和静脉系统降低心脏前负荷,改善心肌供血和降低心肌耗氧,发挥抗心绞痛作用,提高运动耐量。头痛与低血压是此类药物的常见不良反应。长期使用可增加其耐药性,需 24 小时偏心给药,导致存在"空白期"。另有研究显示,长期口服长效硝酸酯类药物可能加重内皮功能损害,因此如长期口服需要评估其临床价值。与选择性磷酸二酯酶 V 型抑制剂(如治疗勃起功能障碍或肺动脉高压的西地那非等)同时服用时可能导致严重低血压,故应避免。

伊伐雷定选择性抑制窦房结的起搏功能,减慢心率,在不影响心肌收缩力的情况下减少心肌耗氧量。在慢性稳定型心绞痛患者中,与阿替洛尔相比,伊伐雷定改善患者的运动耐量,减少心绞痛发作次数。该药已被欧洲批准用于不能耐受 β 受体阻滞剂或经 β 受体阻滞剂充分治疗后窦性心率仍超过 70 次 /min 的心绞痛患者。最常见的不良反应是"眼内闪光",一般表现为短暂的局部视野亮度增加,常在治疗开始的 2 个月内发生。这种不良反应常可在不停药的情况下自行消失。

改善心肌细胞代谢的药物有曲美他嗪和雷诺嗪。"太阳系"理论的提出使心肌细胞代谢功能的恢复受到关注。曲美他嗪通过抑制"耗氧"的脂肪酸代谢途径,促进葡萄糖有氧代谢途径,让身体细胞在"相对缺氧"的情况下,产生更多的 ATP 用于机体做功,具有改善心肌细胞代谢和抗缺血的作用。其预防心绞痛的作用与普萘洛尔相似。曲美他嗪对细胞代谢的影响不单是作用于心肌细胞,还可作用于骨骼肌,增加骨骼肌对葡萄糖的摄取和利用。研究显示曲美他嗪与其他抗心绞痛药物联合,可进一步增强患者的运动耐量 1.1~1.5MET,改善患者生活质量,与运动疗法联合使用具有协同作用,进一步提高患者运动耐量。雷诺嗪为选择性晚钠电流抑制剂,具有抗缺血和改善心肌细胞代谢的作用,可作为抗心绞痛治疗的二线治疗药物。

五、药物管理在运动康复中应考虑的问题

(一)了解患者是否服用抗心绞痛药物

1. 对服用抗心绞痛药物的患者,运动康复时药物的服用时间和服用剂量应与运动评估前的服用方法保持一致,尤其是 β 受体阻滞剂、非二氢吡啶类 CCB 和硝酸酯类药物,以免不同时间和剂量导致的药效不同,影响运动评估或运动训练效果。如更改上述药物剂量,需重新评估和制定新的运动处方。

2. 治疗师在开展运动治疗时需备有硝酸甘油,并提醒患者运动时携带硝酸甘油,以防止严重心血管事件的发生。对于发作稳定劳力型心绞痛的患者,可在运动前 5~10 分钟使用二硝酸异山梨酯 10mg 或硝酸酯类喷雾剂,降低运动中出现的心肌缺血,保证运动疗法的有效实施。

(二)了解诱发患者发生心肌缺血的运动阈值

在运动处方和运动指导时避免使用高于缺血阈值的运动强度。急性心肌梗死患者容易发生急性左心衰竭,心脏康复医师和治疗师在进行康复治疗时需警惕急性左心衰竭的症状,如频繁咳嗽、呼吸困难、肺部啰音和泡沫痰。

(三)将心率作为运动靶目标时应考虑药物对心率的影响

一些药物可能会钝化心脏对急性运动负荷的反应能力,如 β 受体阻滞剂和非二氢吡啶类 CCB,服用后患者的心肌变时性(心率反应)和变力反应(泵血功能)都相应下降。给患者制定运动处方和监测患者运动效果时,应向患者强调运动康复时药物的服用时间和服用剂量应与运动评估前保持一致,如果更改上述药物剂量或服药时间,需重新评估和制定新的运动处方,避免仍然继续使用原心率靶目标,或使用自我感觉用力程度分级(Borg 评分)来判断患者的运动强度。

(四)关注药物不良反应对运动康复的影响

1. 硝酸酯类药物和 CCB 都具有外周血管扩张作用,运动引起骨骼肌血管床扩张,在服用降压药物的基础上,可能进一步增加外周血管的扩张,使用扩张外周血管的药物,在运动康复时需注意低血压和体位性低血压的发生,避免让患者突然改变体位或其他活动。同时,导致外周血管扩张的其他因素,如环境温度过高或高强度运动,可能导致患者发生低血压相关的头晕或晕厥。心脏康复医师在给患者制定运动处方以及治疗师在指导患者运动时,应注意调整运动强度和运动方式。

2. 他汀类药物是冠心病二级预防的基石药物。他汀类药物引起的肌痛或乏力等症状,可能导致患者的运动耐量下降或对运动训练的依从性差。其原因不明,有研究认为可能与该类药物致骨骼肌细胞内线粒体受损和能量供应不足有关,由此引发的骨骼肌纤维损害常常早于患者的肌痛症状或肌酶水平升高而出现。他汀类药物诱导的肌病多集中于下列几种情况:高剂量他汀类药物、老年、合并多种疾病、身体衰弱和合并用药,如服用免疫抑制剂,

合用贝特类药物也能增加肌病风险。当出现肌痛时，应尽早识别，减量或换用其他药物。同时，运动可导致肌酸肌酶增加，当检测到肌酶增加时应询问患者的运动情况，避免误认为他汀类药物的不良反应。

3. 利尿剂是高血压和心力衰竭的一线治疗药物。服用利尿剂的患者容易出现过度疲劳和虚弱，这可能是酸碱或电解质失衡的早期症状。心脏康复医师和治疗师由于与患者的紧密接触，应注意观察利尿剂导致的严重的代谢或电解质失衡。

4. 地高辛是改善心力衰竭症状的药物。服用地高辛的患者出现头晕、恶心、心律失常、意识障碍，这可能是地高辛中毒症状，心脏康复医师和治疗师的早期识别可阻止严重或致命的后果发生。

5. 许多冠心病患者因合并疾病长时间卧床，血栓形成风险增加，需预防性服用抗凝药物。心脏康复医师和治疗师需了解抗凝药物的使用方法和出血风险。康复治疗中手法治疗如深部组织按摩或排痰须小心使用，避免运动中损伤出血。

六、提高患者的服药依从性

前瞻性城乡流行病学研究（PURE）提示，我国冠心病患者服药依从性差。利用心脏康复中与患者频繁接触的优势，不断向患者介绍坚持药物治疗的必要性，停用药物治疗的后果，通过规律随访观察药物不良反应，了解患者对药物的认识误区，了解患者的经济状态。根据患者存在的问题调整药物，可以显著提高治疗依从性。

七、临床药师加入到心脏康复药物管理中

目前临床药师与临床治疗脱节，心脏康复中的药物管理能充分发挥临床药师的作用。临床药师通过审核药物的适应证、分析药物的不良反应和药物之间的相互作用，对患者进行随访管理，协助临床医师管理药物处方，提高治疗的有效性和依从性。

参 考 文 献

[1] Gilles Montalescot, Udo Sechtem, Stephan Achenbach, et al. 2013 ESC guidelines on the management of stable coronary artery disease：the Task Force on the management of stable coronary artery disease of the European Society of Cardiology. Eur Heart J, 2013, 34(38): 2949-3003

[2] Anil K Taneja, Julian Collinson, Marcus D Flather, et al. Mortality following non-ST elevation acute coronary syndrome：4 years follow-up of the PRAIS UK Registry(Prospective Registry of Acute Ischaemic Syndromes in the UK). Eur Heart J, 2004, 25(22): 2013-2018

[3] Fihn Stephan D, Gardin Julius M., Abrams Jonathan, et al. 2012 ACCF/AHA/ACP/AATS/PCNA/ SCAI/STS Guideline for the Diagnosis and Management of Patients With Stable Ischemic Heart Disease. Circulation, 2012, 126(25): e354-471

[4] 中华医学会心血管病学分会, 中华心血管病杂志编辑委员会. 慢性稳定性心绞痛诊断与治疗指南. 中华心血管病杂志, 2007, 35(3): 195-206

[5] Smith SC Jr, Benjamin EJ, Bonow RO, et al. AHA/ACCF secondary prevention and risk reduction therapy for patients with coronary and other atherosclerotic vascular disease：2011 update: a guideline from the American Heart Association and American College of Cardiology Foundation endorsed by the World Heart Federation and

the Preventive Cardiovascular Nurses Association. J Am Coll Cardiol, 2011, 58(23): 2432-2446

[6] 2014 年中国胆固醇教育计划血脂异常防治建议专家组, 中华心血管病杂志编辑委员会, 血脂与动脉粥样硬化循证工作组, 中华医学会心血管病学分会流行病学组. 2014 年中国胆固醇教育计划血脂异常防治专家建议. 中华心血管病杂志, 2014, 42(8): 633-636

[7] Myers J, Prakash M, Froelicher V, et al. Exercise capacity and mortality among men referred for exercise testing. N Engl J Med, 2002, 346(11): 793-801

[8] Jeng C, Yang MH, Chen PL, et al. The influence of exercise tolerance on quality of life among patients with heart failure. Qual Life Res, 2004, 13(5): 925-932

[9] Christensen SB, Dall CH, Prescott E, et al. A high-intensity exercise program improves exercise capacity, self-perceived health, anxiety and depression in heart transplant recipients: a randomized, controlled trial. J Heart Lung Transplant, 2012, 31(1): 106-107

[10] Boden WE, O Rourke RA, Teo KK, et al. Optimal medical therapy with or without PCI for stable coronary disease. N Engl J Med, 2007, 356: 1503-1516

[11] Rezende PC, Hueb W, Garzillo CL, et al. Ten-year outcomes of patients randomized to surgery, angioplasty, or medical treatment for stable multivessel coronary disease: effect of age in the Medicine, Angioplasty, or Surgery Study II trial. J Thorac Cardiovasc Surg, 2013, 146: 1105-1112

[12] The Writing Group for the Bypass Angioplasty Revascularization Investigation (BARI) Investigators. Five-year clinical and functional outcome comparing bypass surgery and angioplasty in patients with multivessel coronary disease. A multicenter randomized trial. Writing Group for the Bypass Angioplasty Revascularization Investigation(BARI)Investigators. JAMA, 1997, 277(9): 715-721

[13] 马骏, 刘同涛, 贾崇奇. 冠心病患者焦虑抑郁情绪及影响因素分析. 中国公共卫生, 2010, 26(5): 555-556

[14] Thorson AL. Sexual activity and the cardiac patient. Am J Geriatr Cardiol, 2003, 12(1): 38-40

[15] Henderson RA, O Flynn N. Management of stable angina: summary of NICE guidance. Heart, 2012, 98: 500-507

[16] Borer JS, Fox K, Jaillon P, et al. Antianginal and antiischemic effects of ivabradine, an I(f)inhibitor, in stable angina: a randomized, double-blind, multicentered, placebo-controlled trial. Circulation, 2003, 107: 817-823

[17] Tardif JC, Ford I, Tendera M, et al. Efficacy of ivabradine, a new selective inhibitor, compared with atenolol in patients with chronic stable angina. Eur Heart J, 2005, 26: 2529 -2536

[18] Detry JM, Sellier P, Pennaforte S, et al. Trimetazidine: a new concept in the treatment of angina. Comparison with propranolol in patients with stable angina. Trimetazidine European Multicenter Study Group. Br J Clin Pharmacol, 1994, 37(3): 279-288

[19] Monti LD, Setola E, Fragasso G, et al. Metabolic and endothelial effects of trimetazidine on forearm skeletal muscle in patients with type 2 diabetes and ischemic cardiomyopathy. Am J Physiol Endocrinol Metab, 2006, 290(1): E54-E59

[20] Szwed H, Pachocki R, Domzal-Bochenska M, et al. Efficacy and tolerance of trimetazidine, a metabolic antianginal, in combination with a hemodynamic antianginal in stable exertion angina. TRIMPOL I, a multicenter study. Presse Med, 2000, 29(10): 533-538

[21] Dogan A, Ozaydin M, Gedikli O, et al. Effect of trimetazidine on exercise performance in patients with coronary artery ectasia. Jpn Heart J, 2003, 44(4): 463-470

[22] Fragasso G, Perseghin G, De Cobelli F, et al. Effects of metabolic modulation by trimetazidine on left ventricular function and phosphocreatine/adenosine triphosphate ratio in patients with heart failure. Eur Heart J, 2006, 27(8): 942-948

[23] Szwed H. Clinical benefits of trimetazidine in patients with recurrent angina. Coron Artery Dis, 2004, 17(suppl 1): S17-S21

[24] Manchanda SC, Krishnaswami S. Combination treatment with trimetazidine and diltiazem in stable angina pectoris. Heart, 1997, 78: 353-357

[25] Marazzi G, Gebara O, Vitale C, et al. Effect of Trimetazidine on Quality of Life in Elderly Patients with Ischemic Dilated Cardiomyopathy. Adv Ther, 2009, 26: 455-461

[26] Belardinelli R, Lacalaprice F, Faccenda E, et al. Trimetazidine potentiates the effects of exercise training in patients with ischemic cardiomyopathy referred for cardiac rehabilitation. Eur J Cardiovasc Prev Rehabil, 2008, 15(5): 533-540

[27] Mikus CR, Boyle LJ, Borengasser SJ, et al. Simvastatin impairs exercise training adaptations. J Am Coll Cardiol, 2013, 62(8): 709-714

[28] Yusuf S, Islam S, Chow CK, et al. Use of secondary prevention drugs for cardiovascular disease in the community in high-income, middle-income, and low-income countries (the PURE Study): a prospective epidemiological survey. Lancet, 2011, 378(9798): 1231-1243

附录三 心血管疾病营养处方专家共识

第一节 概 述

膳食营养是影响心血管疾病的主要环境因素之一。现有的循证医学证据显示从膳食中摄入的能量、饱和脂肪酸和胆固醇过多，以及蔬菜水果摄入不足等，增加心血管疾病发生的风险，而合理科学膳食可降低心血管疾病风险。健康的生活方式行为包括合理膳食是预防和治疗心血管疾病的基石。医学营养治疗和 / 或生活方式治疗可减少低密度脂蛋白胆固醇和其他心血管疾病危险因素；作为心血管疾病二级预防的措施之一，能降低冠心病发病率和死亡率，且经济、简单、有效、无不良反应。因此，我国与许多国家的医学专业学会或协会都将膳食干预和 / 或生活方式治疗纳入心血管疾病一级、二级预防和康复的内容。

为了更好地将心血管疾病的医学营养治疗和 / 或生活方式治疗的理论落实到临床实践，中国康复医学会心血管病专业委员会、中国营养学会临床营养分会、中华预防医学会慢性病预防与控制分会和中国老年学学会心脑血管病专业委员会组织相关专家共同起草此共识。本共识根据国内外现有研究证据，对膳食营养因素与心血管病防治等领域的研究结果进行系统总结，并以此为基础结合我国膳食现状和特点，规范心血管病医学营养治疗的原则和步骤，以便临床医师、临床营养师、护士等医疗保健人员掌握和使用，更好地为心血管疾病患者服务。

第二节 膳食、营养因素与心血管疾病

流行病学研究、实验研究和临床研究表明心血管疾病与许多膳食因素和生活方式密切相关。循证医学证据显示鱼和鱼油[富含二十碳五烯酸（EPA）和二十二碳六烯酸（DHA）]、蔬菜和水果（包括浆果）、富含亚油酸、钾的食物，以及规律的身体活动与减少心血管疾病密切相关；饱和脂肪酸（豆蔻酸和棕榈酸）、反式脂肪酸、高钠摄入、大量饮酒、超重和肥胖显著增加心血管疾病发生风险；维生素 E 补充剂与心血管疾病似乎没有明确的关系。α- 亚麻酸、油酸、非淀粉多糖（膳食纤维）、全粒类谷物、无盐坚果、叶酸和植物甾醇很可能减少心血管疾病风险；膳食胆固醇和未过滤的熟咖啡很可能增加风险，与硬脂酸没有关系。摄入类黄酮和大豆制品可能减少风险，而富含月桂酸的脂肪、β- 胡萝卜素补充剂和胎儿营养不良可能增加风险。膳食营养因素与患心血管疾病风险研究证据水平见附表 3-2-1。

附表 3-2-1　膳食、营养因素与患心血管疾病风险研究证据水平

证据	降低危险	没有相关	增加危险
令人信服	亚油酸 鱼和鱼油（EPA 和 DHA） 蔬菜和水果（包括浆果） 钾 少量适量酒精（对冠心病） 植物甾醇 规律的身体活动	维生素 E 补充剂	饱和脂肪酸（豆蔻酸和棕榈酸） 反式脂肪酸 高钠摄入 大量饮酒（对卒中） 超重和肥胖
很可能	α- 亚麻酸 油酸 膳食纤维 全粒类谷物 无盐坚果 叶酸	硬脂酸	膳食胆固醇 未过滤的熟咖啡
可能	大豆制品 类黄酮		富含月桂酸的脂肪 β- 胡萝卜素补充剂 胎儿营养不良
证据不足	钙 镁 维生素 C 维生素 D		碳水化合物 铁

注：EPA，（eicosapentaenoic acid）二十碳五烯酸，DHA，（docosahexaenoic acid）二十二碳六烯酸

一、膳食脂肪酸和胆固醇

1. 饱和脂肪酸　大量关于膳食脂肪与心血管疾病尤其是与冠心病之间的动物实验、人群观察研究、临床试验和代谢研究均证明脂肪酸和膳食胆固醇与心血管疾病强相关。脂肪摄入量过高，尤其是饱和脂肪酸摄入增多可升高血甘油三酯、总胆固醇和低密度脂蛋白胆固醇（LDL-C）水平，这些饱和脂肪酸主要是存在于畜、禽肉和奶制品中的豆蔻酸（C14：0）、棕榈酸（C16：0）和月桂酸（C12：0）。硬脂酸（C18：0）对血胆固醇没有显著影响，即不升高也不降低血胆固醇水平，且在机体内很快转变成油酸。大量的随机临床研究显示，用亚油酸或不饱和植物油代替饱和脂肪酸和反式脂肪酸可显著降低冠心病风险。

2. 反式脂肪酸　常用植物油的脂肪酸均属于顺式脂肪酸。植物油部分氢化过程中产生大量反式脂肪酸。代谢研究和人群研究证明反式脂肪酸摄入过多不仅升高血 LDL-C，而且还降低高密度脂蛋白胆固醇（HDL-C），易诱发动脉粥样硬化，增加冠心病风险。反式脂肪酸主要存在于氢化植物油（如起酥油、人造奶油）及其制品如酥皮糕点、人造奶油蛋糕、植脂末、各类油炸油煎食品等、高温精炼的植物油和反复煎炸的植物油。目前，我国居民反式脂肪酸摄入量还很低，但还是推荐尽可能减少氢化植物油及其制品的摄入，特别是心血管疾病患者及其高危人群。

　　3. 不饱和脂肪酸　代谢研究证明,用单不饱和脂肪酸和 ω-6 多不饱和脂肪酸代替饱和脂肪酸可以降低血浆总胆固醇和 LDL-C 水平,其中多不饱和脂肪酸比单不饱和脂肪酸降脂效果更好。油酸是唯一的单不饱和脂肪酸,主要存在于茶油、橄榄油、菜籽油和坚果。多不饱和脂肪酸包括 ω-6 和 ω-3 多不饱和脂肪酸。ω-6 多不饱和脂肪酸主要是亚油酸,豆油和葵花籽油中含量丰富。ω-3 多不饱和脂肪酸包括来自植物油的 α- 亚麻酸和鱼及鱼油中的 EPA 和 DHA。ω-3 多不饱和脂肪酸具有广泛的生物学作用,对血脂和脂蛋白、血压、心脏功能、动脉顺应性、内分泌功能、血管反应性和心脏电生理均具有良好的作用,并有抗血小板聚集和抗炎作用。EPA 和 DHA 有较强的降低血清甘油三酯、升高 HDL-C 效果,对预防冠心病有一定的作用。

　　4. 胆固醇　血胆固醇主要来自膳食胆固醇和内源性合成的胆固醇。动物食品如肉、内脏、皮、脑、奶油和蛋黄是主要的膳食来源。尽管胆固醇摄入量与心血管疾病关系的研究证据尚不完全一致,但是膳食胆固醇摄入过多升高血浆胆固醇水平,因此应尽可能减少膳食胆固醇的摄入。蛋黄富含胆固醇,但蛋黄不含饱和脂肪酸,如果肉类等富含胆固醇的食物摄入量得到控制,就不需要非常严格地限制蛋黄的摄入。研究显示,每日不超过 1 个蛋黄,对健康有益,但冠心病患者应减少摄入量。对于血胆固醇水平正常的患者,推荐每日摄入的胆固醇总量在 300mg 以下,对于血胆固醇水平已经升高的患者,建议每日摄入的胆固醇总量控制在 200mg 以下。

二、植物甾醇

　　1. 植物甾醇广泛存在于油脂和植物性食物中,例如米糠油、玉米油、芝麻油、蔬菜、水果、豆类、坚果及谷物。临床试验和荟萃分析证实,植物甾醇通过抑制胆固醇的吸收可降低血清胆固醇,每日摄入 1.5~2.4g 的植物甾醇可减少膳食中胆固醇吸收 30%~60%,平均降低血液 LDL-C 水平 10%~11%。

　　2. 2000 年美国食品药品管理局(FDA)批准了健康声明,每日最少摄入量为 1.3g 的植物甾醇酯(或 0.8g 游离甾醇)作为低饱和脂肪和胆固醇膳食的一部分,可以降低心脏病发生危险。

　　3. 我国原卫生和计划生育委员会已经批准植物甾醇为新资源食品,包括植物甾烷醇酯,摄入量 < 5g/d(孕妇和 5 岁以下儿童不适宜食用);植物甾醇,摄入量 ≤ 2.4g/d(不包括婴幼儿食品);植物甾醇酯,摄入量 ≤ 3.9g/d(不包括婴幼儿食品)。现有的证据已经足够支持推荐成人摄入植物甾醇降低 LDL-C。

三、膳食纤维

　　1. 膳食纤维是植物细胞壁的主要组成成分,包括纤维素、半纤维素、果胶等,不能被人体消化酶水解为单糖而利用,但是对人体健康具有重要的作用。纤维素包括水溶性纤维素和非水溶性纤维素,水溶性膳食纤维包括果胶、树脂、植物黏液和一些半纤维素;非水溶性膳食纤维包括纤维素和半纤维素。

　　2. 许多研究显示,绝大多数膳食纤维可降低血浆胆固醇和 LDL-C,高膳食纤维以及富含全谷类的食物、豆类、蔬菜、水果的膳食可降低冠心病风险。

四、抗氧化营养素(剂)、叶酸和类黄酮

　　1. 理论上,抗氧化剂可以预防心血管疾病,荟萃分析病例对照研究和前瞻性观察研究

结果显示,膳食维生素 A 和 E 与心血管病风险负相关。但心脏预后评估试验 HOPE 临床干预研究结果显示,单纯补充维生素 E 对男女心肌梗死、卒中或因心血管原因而引起的死亡没有影响。对心脏保护的研究结果显示,高危人群补充维生素 E、维生素 C 和 β 胡萝卜素未见明显益处。在许多用膳食维生素 C 降低冠心病的研究中,增加维生素 C 摄入似乎有一定作用,但目前尚无确切的临床试验证据。观察性群组研究认为,类胡萝卜素有一定的保护作用,但 4 个随机试验研究的荟萃分析结果却增加了心血管疾病死亡的风险。因此,只有从天然食物摄入的抗氧化营养素才有益于健康。

2. 叶酸与心血管疾病的关系多数是通过其对同型半胱氨酸的影响得出的结论。同型半胱氨酸很可能是一个独立的冠心病和卒中危险因素。血浆叶酸的下降与血浆同型半胱氨酸水平的升高有很大关系,补充叶酸可以降低血浆同型半胱氨酸水平。护士健康调查显示,通过膳食和补充剂补充叶酸和维生素 B_6 可以预防冠心病。荟萃分析显示较高的叶酸摄入量(0.8mg)可以使患缺血性心脏病的风险下降 16%,卒中的风险下降 24%。

3. 类黄酮是多酚类化合物,广泛存在于各种新鲜蔬菜和水果、茶叶等食物中。前瞻性研究显示膳食类黄酮与冠心病负相关。

五、钠和钾

1. 动物实验、流行病学调查和临床研究均证明,钠摄入量与血压直接相关。据估计,每日的钠摄入量减少 50mmol 可以使需要降压治疗的人数减少 50%,减少卒中死亡人数 22%,减少冠心病死亡人数 16%。前瞻性研究显示,24 小时尿钠排泄量与急性冠心病呈正相关,尤其是超重男性。

2. 对 32 项试验进行系统分析显示,每日减少 70~80mmol 钠摄入量,高血压患者收缩压和舒张压分别降低 4.8mmHg 和 1.9mmHg,正常人血压分别降低 2.5mmHg 和 1.1mmHg。临床试验还证明从小限制钠的摄入,可使血压持续保持低水平到成年。包括中国在内的低钠膳食干预试验结果表明,24 小时尿钠为 70mmol 左右的低钠膳食是安全有效的,干预组血压大幅度下降。

3. 随机对照研究的荟萃分析证明,提高钾摄入量可使正常人收缩压 / 舒张压分别下降 1.8/1.0mmHg,使高血压患者血压下降 4.4/2.5mmHg。大样本人群研究发现,钾摄入量与卒中呈负相关。虽然证明钾补充剂对血压和心血管疾病有保护作用,但没有迹象显示必须长期使用钾补充剂才能减少心血管疾病风险。建议多摄入蔬菜和水果保障足够钾的摄入。

六、维生素 D

1. 传统观念上,维生素 D 的功能研究多关注于保持体内正常的矿物质平衡及骨健康。近年来发现,维生素 D 受体遍布全身多个脏器,能够保护机体对抗多种疾病。

2. 许多大型前瞻性队列研究显示,人体内较低浓度的 25- 羟基维生素 D(25-(OH)-D)与心血管疾病、癌症高发及全因死亡率相关,但目前缺少干预研究证据,应用维生素 D 防治心血管病时应慎重。

七、食物

1. 蔬菜水果 许多前瞻性研究显示冠心病和卒中与蔬菜、水果摄入呈负相关。荟萃分析结果显示,每天多食用一份蔬菜或水果(约 100g)可减少 4% 冠心病的风险和 5% 的卒中风险。终止高血压膳食疗法(dietary approaches to stop hypertension, DASH)研究证明混合膳食有益于降压,但与对照组相比,蔬菜和水果膳食也能降压,收缩压和舒张压分别降低了2.8mmHg和1.1mmHg。

2. 鱼 绝大多数人群研究证明吃鱼可降低冠心病风险。每周至少吃鱼1次可减少冠心病风险15%。一项系统综述表明,只有高危人群才能从增加鱼摄入量中获益。据估计,高危人群每天摄入40~60g高脂海鱼可以使冠心病死亡率减少约50%。第一次心肌梗死的生还者1周至少吃2次脂肪含量高的鱼,2年的死亡率可降低29%。根据36个国家的研究数据显示,吃鱼可以降低各种死亡危险以及心血管疾病死亡率。因此,建议每周至少吃鱼2次,其中1次为富含脂肪的鱼类。

3. 坚果 大型流行病学研究证明,经常吃坚果与冠心病低风险有关。坚果富含不饱和脂肪酸,饱和脂肪酸很低,有助于降低胆固醇。荟萃分析显示平均每天食用67g坚果,可降低血清总胆固醇10.9mg/dl(约降低5.1%)和LDL胆固醇水平10.2mg/dl(约降低7.4%);在高甘油三酯血症的人群中,坚果更可以降低血清甘油三酯20.6mg/dl(约10.2%)。因为坚果的能量密度较高,需要注意膳食能量的平衡,以防摄入能量过高。

4. 大豆 大豆含有丰富的优质蛋白、不饱和脂肪酸、钙及B族维生素,是我国居民膳食中优质蛋白质的重要来源。许多实验表明大豆有降血脂作用。38个临床研究结果显示,在未患冠心病的人中,每日摄入47g大豆蛋白可以使血胆固醇下降9%,LDL-C下降13%。动物实验结果显示,摄入大豆异黄酮可以预防冠心病。大豆富含大豆蛋白、异黄酮、植物甾醇及大豆低聚糖等多种有益健康的成分。1999年,美国食品药品管理局(FDA)通过了健康声明"每日摄入25g的大豆蛋白,并且保持低饱和脂肪酸和低胆固醇饮食,可以降低心脏病的发生的危险"。《中国居民膳食指南(2007)》建议每天摄入30~50g大豆,分别约相当于200g豆腐、100g豆腐干、30g腐竹、700g豆腐脑或800g豆浆。

5. 酒和酒精 有充分证据表明,适量饮酒可以降低冠心病风险。无论是啤酒、葡萄酒还是白酒,所有酒精饮品都与冠心病低风险有关,但不适用于其他心血管疾病,也不提倡已经罹患心血管疾病的患者饮酒。

6. 咖啡 未过滤的熟咖啡可升高血清总胆固醇和LDL-C,因为咖啡豆含有一种咖啡雌醇的类萜酯。咖啡里的咖啡雌醇量取决于冲咖啡的方法,经过滤纸过滤的咖啡其含量为零,而未过滤的咖啡含量高。在芬兰,由饮用未过滤的咖啡改为饮用过滤的咖啡可大幅度降低血清胆固醇。一项前瞻性队列研究表明,饮用过滤的咖啡不会增加冠心病的风险。

7. 茶 大量的流行病学调查研究和动物实验研究表明,茶中的茶多酚及其茶色素类物质可调节血脂、血压并预防动脉粥样硬化和保护心肌,从而降低心血管疾病发生的危险。荷兰一项人群调查发现,每天喝1~2杯红茶可使患动脉粥样硬化的危险性降低46%,饮用4杯以上红茶则危险性可降低69%。在日本、挪威等国家进行的人群干预试验也显示了茶及其有效成分对心血管疾病具有预防作用。

第三节 心血管疾病营养治疗原则

医学营养治疗(medical nutrition therapy, MNT)是心血管疾病综合治疗的重要措施之一。鼓励内科医生推荐患者去咨询临床营养师,以达到控制血脂、血压、血糖、体重等治疗目标。

对于心衰患者,营养师作为多学科小组(包括医师、心理医师、护士和药剂师)的成员,通过提供医学营养治疗包括营养评估、营养诊断以及干预(包括营养教育和咨询),对患者的预后有着积极的影响;对减少再入院和住院天数,提高对限制钠及液体摄入的依从性,提高生活质量等心衰患者的治疗目标具有重要作用。

营养治疗和咨询包括客观的营养评估、准确的营养诊断、科学的营养干预、全面的营养监测。推荐首次门诊的时间为45~90分钟,第二次到第六次的随访时间为30~60分钟,建议每次都有临床营养师参与。因此,从药物治疗开始前,就应进行饮食营养干预措施,并在整个药物治疗期间都持续进行膳食营养干预,以便提高疗效。

医学营养治疗计划需要3~6个月的时间。首先是行为干预,主要是降低饱和脂肪酸和反式脂肪酸的摄入量,即减少肉类食品、油炸油煎食品和糕点摄入;减少膳食钠的摄入量,清淡饮食,增加蔬菜和水果摄入量。其次是给予个体化的营养治疗膳食6周。在第二次随访时,需要对血脂、血压和血糖的变化进行评估,如有必要,可加强治疗。第二次随访时可指导患者学习有关辅助降脂膳食成分(如植物甾醇、甾烷醇和纤维素)知识,增加膳食中的钾、镁、钙的摄入量,此阶段需对患者的饮食依从性进行监控。在第三次随访时,如果血脂或血压没有达到目标水平,则开始代谢综合征的治疗。当血脂已经大幅度下降时,应对代谢综合征或多种心血管疾病危险因素进行干预和管理。

校正多种危险因素的关键是增加运动,减少能量摄入和减轻体重。通过健康教育和营养咨询,帮助患者学会按膳食营养处方计划合理饮食、阅读食品营养标签、修改食谱、准备或采购健康的食物,以及外出就餐时合理饮食。

健康膳食的选择应注重于全谷类、谷物食品、豆类、蔬菜、水果、瘦肉、家禽、鱼和脱脂乳制品。减少动物性食物的摄入量,避免高脂食物,可以选择低脂食物。乳制品也同样如此,推荐选择脱脂的乳制品。瘦肉富含蛋白质、锌和铁。因此,在限制其他饱和脂肪酸的条件下,每天摄入瘦肉不超过75g;鸡蛋的摄入量每周不超过4个。推荐食用海鱼、淡水鱼,每周至少摄入2次,每次150~200g。

极低脂肪膳食有助于达到降脂目标,尤其是对使用他汀类药物有禁忌的患者。在二级预防中,这类膳食也可以辅助药物治疗,这类饮食含有最低限度的动物食品,饱和脂肪酸(<3%)、胆固醇(<5mg/d)以及总脂肪(<10%)的摄入量均非常低,该类膳食主要食用低脂肪的谷物、豆类、水果、蔬菜、蛋清和脱脂乳制品,通常称之为奶蛋素食疗法。对于有他汀类药物禁忌证的患者可以选择极低脂肪膳食进行治疗,或由临床医师根据病情选择。

一、总原则

1. 食物多样化,粗细搭配,平衡膳食。

2. 总能量摄入与身体活动要平衡,保持健康体重,体重指数(BMI)在18.5~ <24(kg/m^2)。

3. 低脂肪、低饱和脂肪膳食 膳食中脂肪提供的能量不超过总能量的30%,其中饱和脂肪酸不超过总能量的10%,尽量减少摄入肥肉、肉类食品和奶油,尽量不用椰子油和棕榈油。每日烹调油用量控制在20~30g。

4. 尽可能减少反式脂肪酸的摄入 控制其不超过总能量的1%,少吃含有人造黄油的糕点、含有起酥油的饼干和油炸油煎食品。

5. 摄入充足的多不饱和脂肪酸(6%~10%总能量) ω-6/ω-3多不饱和脂肪酸比例适宜(5%~8%/1~2%),即 ω-6/ω-3 比例达到(4~5):1。适量使用植物油 [5g/(人·d)],每周食用

1~2 次鱼类,相当于 200~500mg EPA 和 DHA。素食者可以通过摄入亚麻籽油和坚果获取 α-亚麻酸。提倡从自然食物中摄取 ω-3 脂肪酸,不主张盲目补充鱼油制剂。

6. 适量的单不饱和脂肪酸　占总能量的 10% 左右,适量选择富含油酸的橄榄油、茶油、米糠油等烹调用油。

7. 低胆固醇　膳食胆固醇摄入量不应超过 300mg/d,限制富含胆固醇的动物性食物,如动物内脏、蛋黄、鱼籽、鱿鱼、墨鱼等。富含胆固醇的食物同时也富含饱和脂肪,选择食物时应一并加以考虑。

8. 限盐　每天食盐不超过 6g,包括味精、防腐剂、酱菜、调味品中的食盐,提倡食用高钾低钠盐(肾功能不全者慎用)。

9. 适当增加钾　使钾 / 钠 =1,即每天钾摄入量为 70~80mmol,每天摄入大量蔬菜、水果获得钾盐。

10. 足量摄入膳食纤维　每天摄入 25~30g,从蔬菜、水果和全谷类食物中获取。

11. 足量摄入新鲜蔬菜(400~500g/d)和水果(300~400g/d)　包括绿叶菜、十字花科蔬菜、豆类、水果,可以减少患冠心病、卒中和高血压的风险。

12. 增加身体活动　身体活动每天 30 分钟中等强度,每周 5~7 天。详见附录一《冠心病患者运动治疗中国专家共识》。各种营养素和膳食成分目标摄入量见附表 3-3-1。

附表 3-3-1　心血管疾病营养治疗膳食要素目标摄入量

膳食要素	目标摄入量
脂肪总量	总能量的 15%~30%
饱和脂肪酸	<总能量的 10%
多不饱和脂肪酸	总能量的 6%~10%
ω-6 脂肪酸	总能量的 5%~8%
ω-3 脂肪酸	总能量的 1%~2%
反式脂肪酸	0 或 <总能量的 1%
单不饱和脂肪酸	总能量的 10%~20%[*]
碳水化合物	总能量的 55%~70%
游离糖[**]	<总能量的 10%
蛋白质	总能量的 10%~15%
胆固醇	<300mg/d
氯化钠(钠)	<6g/d(<2g/d)
蔬菜和水果	>400g/d
膳食纤维	25~30g/d(来自食物)
可溶性膳食纤维	>20g/d(来自食物)
身体活动	>150min/周,中等强度运动

[*] 计算方法:脂肪总量 -(饱和脂肪酸 + 多不饱和脂肪酸 + 反式脂肪酸)

[**] 指额外加入到食品中的单糖和双糖、蜂蜜、糖浆、果汁中的天然糖分

二、高血压

1. 限制能量的平衡膳食，维持健康体重　适当地降低能量摄入有利于收缩压和舒张压以及 LDL-C 的降低，体重超重和肥胖者，根据健康体重，按 20~25kcal/kg（1kcal=4.19kJ）计算每天总能量，或通过膳食调查评估，在目前摄入量的基础上减少 500~1 000kcal/d。三大营养素供能比例为蛋白质 10%~15%，脂肪 20%~30%，碳水化合物 55%~60%。

2. 增加身体活动　每天 ≥ 30 分钟中等强度有氧运动，每周 5 天。

3. 严格控制钠盐　推荐每天食盐用量控制在 5g/d 以下，提倡低盐膳食，限制或不食用腌制品。

4. 适当增加钾摄入量　3.5~4.7g/d，从自然食物中摄取。

5. 足量的钙和镁　推荐饮用牛奶、食用蔬菜和水果。

6. 限制饮酒　尽量少喝或不喝。

三、高血脂、动脉粥样硬化和冠心病

1. 针对目前主要的膳食问题进行干预　降低 LDL-C，降低饱和脂肪和反式脂肪酸，降低总能量。鼓励 ω-3 脂肪酸以鱼类或鱼油胶囊的形式摄入。

2. 严格控制饱和脂肪和肉类食品　适量控制精制碳水化合物食物（精白米面、糕点、糖果、含糖果汁等），保证蔬菜水果摄入。

3. 中度限制钠盐　盐摄入不超过 6g/d。

4. 少量多餐　避免过饱，忌烟和浓茶。

5. 适量饮酒应因人而异，并取得医师的同意　不饮酒者，不建议适量饮酒。如有饮酒习惯，建议男性 1 天的饮酒量不超过 25g 酒精，相当于 50 度白酒 50ml，或 38 度白酒 75ml，或葡萄酒 250ml，或啤酒 750ml。女性减半。

6. 适量身体活动　动脉粥样硬化和冠心病营养治疗基本要素见附表 3-3-2。身体活动水平中等，体重正常的高血脂 / 动脉粥样硬化 / 冠心病患者可参考附表 3-3-3 制定膳食营养方案，参考附表 3-3-4 制定食谱。

附表 3-3-2　动脉粥样硬化和冠心病营养治疗基本要素

要素	建议
减少使 LDL-C 增加的营养素	
饱和脂肪酸	< 7% 总热量
膳食胆固醇	< 200mg/d
反式脂肪酸	0 或 < 1% 总热量
增加能降低 LDL-C 膳食成分	
植物甾醇	2g/d
可溶性膳食纤维	10~2g/d
总能量	调节到能够保持理想的体重，或能够预防体重增加
身体活动	足够的中等强度锻炼，每天至少消耗 200kcal（836.8kJ）能量，相当于中速步行累计 50~60 分钟

附表 3-3-3 高血脂 / 动脉粥样硬化 / 冠心病膳食营养方案

食物类别	摄入量	选择品种	减少、避免的膳食品种
谷类	250~400g/d	标准粉（米、面）、杂粮	精粉（米、面）、糕点甜食、油炸油煎食品
肉类	75g/d	瘦猪、牛、羊肉，去皮禽肉，鱼类	肥肉、加工肉制品（肉肠类）、鱼籽、虾蟹黄、鱿鱼、动物内脏
蛋类	3~4 个 / 周	鸡蛋、鸭蛋、蛋清	蛋黄
奶类	250g/d	脱脂 / 低脂鲜牛奶、酸奶	全脂牛奶、奶粉、乳酪等奶制品
大豆（黄豆）	30~50g/d	黄豆、豆制品（豆腐150g，豆腐干45g）	油豆腐、豆腐泡，素什锦等
新鲜蔬菜	400~500g/d	深绿叶菜、红黄色蔬菜、紫色蔬菜	
新鲜水果	200g/d	各种新鲜水果	加工果汁、加糖果味饮料
食用油	20g/d	橄榄油、茶油、低芥酸菜籽油、豆油、花生油、葵花籽油、芝麻油、亚麻籽油	棕榈油、椰子油、奶油、黄油、猪油、牛羊油，其他动物油
添加糖类	< 10g/d	白砂糖、红糖	
盐	< 6g/d	高钾低钠盐	酱类、腐乳、咸菜等腌制品

附表 3-3-4 高血脂 / 动脉粥样硬化 / 冠心病患者食谱举例

餐别	第一步膳食食谱	第二步膳食食谱
早餐	低脂牛奶 250ml 燕麦片 25g 煮粥 二面花卷（玉米面 25g，白面 50g）	低脂牛奶 250ml 燕麦 25g 煮粥 二面花卷（玉米面 25g，白面 50g）
午餐	清蒸鱼 120g 带骨 香菇油菜 200g 大米 150g 油 1.5 汤匙	清蒸鱼 100g 带骨 香菇油菜 200g 大米 150g 油 1 汤匙
下午加餐	橘子 2 个	橘子 2 个
晚餐	打卤面（西红柿 150g，鸡肉 30g，蛋清 1/2 个，黄花菜、木耳少许，魔芋面条 150g） 拌芹菜 100g，香干 50g 油 1.5 汤匙	打卤面（西红柿 150g，鸡肉 20g，蛋清 1 个，黄花菜、木耳少许，魔芋面条 150g） 拌芹菜 100g，香干 50g 油 1 汤匙

注：魔芋精粉为可溶性纤维，掺入面粉制成面条

四、急性心肌梗死

本症为心脏疾病严重类型，及时进行抢救是治疗成功的主要关键。合理饮食措施对于患者康复及预防并发症发生也很重要。急性心肌梗死的营养治疗应随病情轻重及病期早晚而改变。

1. 过冷或过热食品均应避免，浓茶、咖啡也不适宜。

2. 注意维持血液钾、钠平衡　对合并有高血压或心力衰竭者仍应注意限钠摄入。应用利尿剂有大量电解质自尿中丢失时，则不宜限制过严。镁对缺血性心肌有良好的保护作用，膳食中应有一定的镁，建议成人镁的适宜摄入量为300~450mg/d，主要从富含镁的食物如有色蔬菜、小米、面粉、肉、水产品、豆制品等中获取。

3. 急性期1~3天时，一般每天低脂流质1 000ml左右，经口摄入能量以500~800kcal为宜，可食用藕粉、米汤、菜水、去油过筛肉汤、淡果汁、红枣泥汤等食品。病情好转，可渐改为低脂半流质饮食，全天能量1 000~1 500kcal，可食用鱼类、鸡蛋清、瘦肉末、嫩碎蔬菜及水果。主食用面条、面片、馄饨、面包、米粉、粥等。禁止可能导致患者肠胀气和浓烈刺激性的食物，如辣椒、豆浆、牛奶、浓茶、咖啡等食品。应注意少食多餐，5~6餐/d，以减轻心脏负担。发病1个月后，可进食清淡和易消化的食品，每天能量逐渐增加为1 500~2 000kcal。各种饮食中的营养素组成比例可参考冠心病饮食原则。随着患者恢复活动，饮食可适当放宽，但脂肪和胆固醇摄入量仍应控制。

4. 控制液体量　控制液体摄入，减轻心脏负担。每天口服液体摄入量根据病情而定，可进食浓米汤、厚藕粉、枣泥汤、去油肉绒、鸡茸汤、薄面糊等食品。

5. 限制脂类　按低脂肪、低胆固醇、高多不饱和脂肪酸饮食原则；病情稳定后，患者逐渐恢复活动，饮食可逐渐增加或进软食。脂肪限制在40g/d以内，胆固醇应<300mg/d，多不饱和脂肪酸/饱和脂肪酸（P/S）比值>1，伴有肥胖者应控制能量和碳水化合物。

6. 保持丰富膳食纤维的摄入　大便通畅，排便时不可用力过猛。

7. 对于治疗后需要长期服用抗凝药物如华法林等的患者，应注意维生素K与抗凝药物的拮抗作用。维生素K含量丰富的食物包括：豆类、牛奶、麦麸、绿色蔬菜、动物肝脏、鱼类等，其中绿色蔬菜、动物肝脏和鱼类含量较高，而水果和谷物相对含量较少，肉类和乳制品含量中等。

8. 制定营养治疗方案前，应了解患者用药情况包括利尿药、降压药，了解患者血钠、血钾水平、肾功能、补液量及电解质种类、数量。了解患者饮食史、饮食习惯及患者可接受的价格等，食品制作方法要合理、适宜，通过随访修改营养治疗方案，征求主管医生和患者意见，根据病情和患者接受情况进行。心肌梗死患者食品宜忌见附表3-3-5。

附表3-3-5　心肌梗死患者食品宜忌

食品类别	推荐的食品	忌吃或少吃食品
谷类及制品	大米、面粉、小米、玉米、高粱	各种黄油面包、饼干、糕点、油条、油饼等多油食品
禽、肉类	瘦猪、牛、羊肉、去皮禽肉	含钠盐罐头食品、香肠、咸肉、腊肉、肉松
水产类	新鲜淡水鱼（<120g/d）及海鱼	咸鱼、熏鱼
奶蛋类	鸡蛋或鸭蛋，每天1个，牛奶	咸蛋、皮蛋、乳酪等
豆类及制品	各种豆类、豆浆、豆腐	油炸臭豆腐干、霉豆腐
蔬菜类	各种新鲜蔬菜	咸菜、酱菜、榨菜等腌制菜
水果类	各种新鲜水果	葡萄干、含有钠盐水果罐头或果汁、水果糖等
油脂类	植物油为主、动物油少量	奶油、人造奶油
饮料	淡茶、咖啡等	汽水、啤酒、浓肉汤等
调味品	醋、糖、胡椒、葱、姜、咖喱	味精、食盐、酱油、番茄酱、豆瓣酱等

五、慢性心力衰竭

1. 适当限钠　根据水钠潴留和血钠水平,确定是否限钠及限钠程度。对于不用利尿剂的患者,首先是减少或者消除餐桌上食盐的使用和高钠饮食。根据充血性心力衰竭程度,给予不超过3g盐的限钠膳食。若使用利尿剂者,则适当放宽。

2. 心力衰竭时水潴留继发于钠潴留,在限钠的同时多数无须严格限制液体量。但考虑过多液体量可加重循环负担,故主张成人液体量为1 000~1 500ml/d。包括饮食的入量,也包含药物的容量。某些食物在室温下呈固态,进入体内转化呈液态也应被视为纯液体,如果冰含水90%、布丁含水75%,则冰冻果子露为67%,冰淇淋为50%。产能营养物质的体积越小越好,肠内营养管饲的液体配方应达到1.5~2.0kcal/ml的高能量密度。

3. 注意电解质平衡　由于摄入不足、丢失增加或利尿剂治疗等可出现低钾血症,出现肠麻痹、心律失常、诱发洋地黄中毒等时则应摄入含钾高的食物。同时应监测使用利尿剂者镁的缺乏问题,并给予治疗。如因肾功能减退,出现高钾、高镁血症,则应选择含钾、镁低的食物。

4. 充足的无机盐、维生素　给予适量的钙补充在心力衰竭的治疗中有积极的意义。心力衰竭患者的尿镁排出增多,镁的浓度降低进一步加重病情,并诱发洋地黄中毒,故应增加镁的摄入。此外应给予足够的维生素,特别是维生素C和B族维生素。

5. 适当的能量　心衰患者的能量需求取决于目前的干重(无水肿情况下的体重)、活动受限程度以及心衰的程度,一般给予25~30kcal/kg。活动受限的超重和肥胖患者,必须减重以达到一个适当体重,以免增加心肌负荷,因此,对于肥胖患者,低能量平衡饮食(1 000~1 200kcal/d)可以减少心脏负荷,有利于体重减轻,并确保患者没有营养不良。严重的心衰患者,应按照临床实际情况需要进行相应的营养治疗。

6. 控制体重增长　严重心衰患者体重测量应该在每天的同一时间如早上空腹、排泄后进行。如一天的体重增加超过0.5kg,需及时告知医务人员。

7. 防止心脏疾病恶病质发生　由于心力衰竭患者增加能量消耗10%~20%,且面临疾病原因导致进食受限,约40%的患者面临营养不良的风险。根据营养风险评估评分,确定进行积极的肠内、肠外营养支持。在减少超重/肥胖患者的能量时必须严密监控,以避免过度和过快的人体蛋白质分解,严密注意是否存在负能量平衡和负氮平衡。

8. 充足的优质蛋白质　应占总蛋白的2/3以上。

9. 给予ω-3多不饱和脂肪酸　食用富含ω-3脂肪酸的鱼类和鱼油可以降低高甘油三酯水平,预防房颤,甚至有可能降低心衰死亡率。建议每天从海鱼或者鱼油补充剂中摄入1gω-3脂肪酸。

10. 适当增加叶酸,维生素B_6和维生素B_{12}　某些人摄入较多的膳食叶酸和维生素B_6与心衰及卒中死亡风险降低有关,同时有可能降低高同型半胱氨酸血症。

11. 补充硫胺素(维生素B_1)　由于饮食摄入受限、使用强效利尿剂以及年龄增长,心力衰竭患者存在硫胺素缺乏的风险。对于使用髓袢利尿剂的心衰患者,应评估硫胺素水平,必要的情况下建议适当补充。

12. 少食多餐,每天进餐5~6次为宜　对于有呼吸困难的患者更易耐受,有助于减少胃胀满感,食物应以软、烂、细为主,易于消化。

13. 戒烟、戒酒。

第四节 心血管疾病膳食营养处方的制定

一、指导患者改变膳食习惯和生活方式四 A 原则

1. 评价（assessment） 对患者日常膳食方式和食物摄入频率进行评价。

2. 询问（ask） 通过询问进一步了解患者的信念，对改变不良生活方式的障碍。

3. 劝告（advice） 对患者进行指导，鼓励从小量开始，从成功中树立信心。

4. 随访（arrangement） 为了加强依从性，要定期随访，巩固已获得的成果，并设定下一目标。

二、膳食营养处方制定步骤

1. 评估 包括营养问题和诊断，即通过膳食回顾法或食物频率问卷，了解、评估每日摄入的总能量、总脂肪、饱和脂肪、钠盐和其他营养素摄入水平；饮食习惯和行为方式；身体活动水平和运动功能状态；以及体格测量和适当的生化指标。

2. 制定个体化膳食营养处方 根据评估结果，针对膳食和行为习惯存在的问题，制定个体化膳食营养处方。

3. 膳食指导 根据营养处方和个人饮食习惯，制定食谱；健康膳食选择；指导行为改变，纠正不良饮食行为。

4. 营养教育 对患者及其家庭成员，使其关注自己的膳食目标，并知道如何完成；了解常见食物中盐、脂类和水分的含量、各类食物营养价值、《中国居民膳食指南》、食品营养标签等。

5. 注意事项 将行为改变模式与贯彻既定膳食方案结合起来。膳食指导和生活方式调整应根据个体的实际情况考虑可行性，针对不同危险因素进行排序，循序渐进，逐步改善。

三、举例说明高血压患者营养处方制定

案例：邓先生，50 岁，身高 178cm，体重 98kg，某公司总经理，高血压病史 10 年，服用降压药物 5 年。外出进餐较多，饮白酒平均 250ml/d。吸烟 30 支 /d。生活不规律，睡眠较差。尚未发现明显的心脑血管疾病及肾脏并发症。

（一）了解基本病情

询问现病史，测量血压；与血压相关的其他并发症，血糖、血脂、心功能、肾功能等；了解与营养相关的高血压发生危险因素（如肥胖、精神压力、外出进餐、饮酒、睡眠等）。

（二）了解患者饮食和行为

评估目前膳食营养状况和身体活动水平。内容包括但不限于：

1. 询问饮食习惯和喜好。

2. 每日吃几餐（包括加餐）。

3. 主食摄入量。

4. 蔬菜、水果摄入情况。

5. 肉蛋、奶制品（全脂或脱脂）摄入情况。

6. 烹调油脂、坚果类摄入情况。

7. 家庭调味品（食盐、酱油、鸡精、味精、腌制品等的摄入情况）。

8. 外出进餐的频率。

9. 饮酒的习惯　计算每日酒精摄入量（不可忽略的能量摄入）。

10. 身体活动情况　目前身体活动水平在什么阶段。

11. 吸烟的时间、年限及是否准备戒烟（对于控制血压的益处）。

（三）制定膳食营养处方

1. 计算标准体重 = 身高（cm）-105=178-105=73kg，实际体重为 98kg，超出标准体重 30%，属肥胖。身体活动水平低。

2. 计算每日能量摄入量　按每日 20~25kcal/kg 计算每日总能量为 73×（20~25）= 1 460~1 825kcal。

3. 膳食处方

（1）主食（粮谷类）为 225~300g/d（生重），其中粗杂粮 50g 左右。

（2）蔬菜为 500g/d（叶菜和瓜类为主）。

（3）水果为 200g/d 左右（低含糖量水果为宜）。

（4）肉类为 50g/d 瘦肉（鸡鸭类为主，减少畜肉类）。

（5）鱼虾为 50g/d（海鱼为佳）。

（6）蛋类为 3~4 个 / 周。

（7）脱脂牛奶 250ml/d。

（8）豆类及制品适量，25~30g/d，相当于豆腐 100~150g，或豆腐干 50~60g，或豆浆 500~600g。

（9）烹调用植物油 20~25g/d。

（10）食盐：< 5g/d。

四、生活方式指导

1. 饮食尽量清淡少盐，肥肉、油炸油煎食品尽量少吃；严格控制猪、牛、羊肉和火腿等畜肉摄入，可选禽肉，增加鱼类摄入。

2. 严格限制高钠食品的摄入，每天的食盐摄入量不超过 5g；除了注意食盐和酱油限量外，应特别注意鸡精、味精、饮料、罐头等含钠高的食品；尽量少吃或不吃加工食品。

3. 增加日常蔬菜、水果和奶制品摄入，尤其是绿叶菜、各种水果以及根茎蔬菜（如橘子、甜菜、菠菜、马铃薯和香蕉）、低脂乳制品、豆类和坚果类，以增加钾、钙、镁摄入。

4. 戒酒　如果不能戒掉，严格控制饮酒量，白酒一天不超过 50ml，或葡萄酒 250ml，或啤酒 750ml。

5. 调整工作压力，生活放松　这有利于睡眠的改善，并协助控制血压。具体干预参照《在心血管科就诊患者的心理处方中国专家共识》。

6. 建议戒烟　评估戒断症状和戒断意愿。具体干预参照《心血管疾病戒烟干预中国专家共识》。

7. 增加日常身体活动，坚持运动锻炼　步行或快走 30~40min/d，每周 5~7 天。超重或者肥胖的高血压患者应该力求每天 300~500kcal，或者每周 1 000~2 000kcal 的运动能量消耗，以促进减轻或者控制体重。在减重后还想进一步维持更低的健康体重者，可进行每天持续 60~90 分钟中等强度运动活动。具体干预参照《冠心病患者运动治疗中国专家共识》。

五、营养教育

对患者进行食物营养教育,健康膳食选择;会看食物营养标签;认识高盐食物,知道如何避免过高的盐摄入量;认识运动的好处,减肥的重要性等。注意监测血压,并跟踪反馈。

参 考 文 献

[1] KS Reddy, MB Katan. Diet, nutrition and the prevention of hypertension and cardiovascular diseases. Public Health Nutrition, 2004, 7(1A): 167-186

[2] Blumenthal JA, Babyak MA, Hinderliter A, et al. Effects of the DASH diet alone and in combination with exercise and weight loss on blood pressure and cardiovascular biomarkers in men and women with high blood pressure: the ENCORE study. Arch Int Med, 2010, 170(2): 126-135

[3] WHO Technical Report Series 916. Diet, nutrition and the prevention of chronic diseases. Geneva 2003

[4] WHO. Prevention of Cardiovascular Disease. Guidelines for assessment and management of cardiovascular risk. Geneva 2007

[5] Hamm LF, Sanderson BK, Ades PA, et al. Core Competencies for Cardiac Rehabilitation/Secondary Prevention Professionals: 2010 Update. Position Statement of the American Association of Cardiovascular and Pulmonary Rehabilitation. Journal of Cardiopulmonary Rehabilitation and Prevention, 2011, 31(1): 2-10

[6] Piepoli MF, Corrà U, Benzer W, et al. Secondary prevention through cardiac rehabilitation: from knowledge to implementation. A position paper from the Cardiac Rehabilitation Section of the European Association of Cardiovascular Prevention and Rehabilitation. Eur J Cardiovasc Prev Rehabil, 2010, 17(1): 1-17

[7] Gidding SS, Lichtenstein AH, Faith MS, et al. Implementing the American Heart Association pediatric and adult nutrition guidelines: a scientific statement from the American Heart Association Nutrition Committee of the Council on Nutrition, Physical Activity and Metabolism, Council on Cardiovascular Disease in the Young, Council on Arteriosclerosis, Thrombosis and Vascular Biology, Council on Cardiovascular Nursing. Council on Epidemiology and Prevention, and Council for High Blood Pressure Research. Circulation, 2009, 119(8): 1161-1175

[8] 中华医学会心血管病分会. 中国心血管病预防指南. 中华心血管病杂志, 2011, 39(1): 3-22

[9] 中国成人血脂异常防治指南制订联合委员会. 中国成人血脂异常防治指南. 中华心血管病杂志, 2007, 35(5): 390-419

[10] 中国营养学会. 中国居民膳食指南(2007). 西藏人民出版社, 2008

[11] Kris-Etherton P, Daniels SR, Eckel RH, et al. Summary of the scientific conference on dietary fatty acids and cardiovascular health: conference summary from the nutrition committee of the American Heart Association. Circulation, 2001, 103(7): 1034-1039

[12] Mensink RP, Katan MB. Effectofdietary fatty acids onserumlipids andlipoproteins. A meta-analysis of 27 trials. Arteriosclerosis and Thrombosis, 1992, 12(8): 911-919

[13] Oomen CM, Ocké MC, Feskens EJ, et al. Association between trans fatty acid intake and 10-year risk of coronary heart disease in the Zutphen Elderly Study: a prospective population-based study. Lancet, 2001, 357(9258): 746-751

[14] Kris-Etherton PM. Monosaturated fatty acids and risk of cardiovascular disease. Circulation, 1999, 100(11): 1253-1258

[15] Mori TA, Beilin LJ. Long-chain omega 3 fatty acids, blood lipids and cardiovascular risk reduction. Current Opinion in Lipidology, 2001, 12(1): 11-17

[16] Hopkins PN. Effects of dietary cholesterol on serum cholesterol: a meta-analysis and review. American Journal of Clinical Nutrition, 1992, 55(6): 1060-1070

[17] Hu FB, Stampfer MJ, Rimm EB, et al. A prospective study of egg consumption and risk of cardiovascular disease in men and women. Journal of the American Medical Association, 1999, 281(15): 1387-1394

[18] Wu T, Fu J, Yang Y, et al. The effects of phytosterols/stanols on blood lipid profiles: a systematic review with meta-analysis. Asia Pac J Clin Nutr, 2009, 18(2): 179-186

[19] Demonty I, Ras RT, van der Knaap HC, et al. The effect of plant sterols on serum triglyceride concentrations is dependent on baseline concentrations: a pooled analysis of 12 randomised controlled trials. Eur J Nutr, 2013, 52(1): 153-160

[20] Bresson J, Flynn A, Heinonen M. Scientific Opinion: Plant Stanols and Plant Sterols and Blood LDL-Cholesterol. The EFSA Journal, 2009, 1175, 1-9

[21] Guidance for Industry: A Food Labeling Guide. US FDA Labeling Rules, (757)224-0177

[22] Scientific Opinion: Scientific Opinion on the substantiation of a health claim related to oat beta-glucan and lowering blood cholesterol and reduced risk of (coronary) heart disease pursuant to Article 14 of Regulation (EC) No 1924/20061, EFSA Journal, 2013, 11(10): 3409

[23] Brighenti F. Dietary fructans and serum triacylglycerols: a meta-analysis of randomized controlled trials. J Nutr, 2007, 137, S2552-S2556

[24] Tiwari U, Cummins E. Meta-analysis of the effect of beta-glucan intake on blood cholesterol and glucose levels. Nutrition, 2011, 27(10): 1008-1016

[25] Vivekananthan DP, Penn MS, Sapp SK, et al. Use of antioxidant vitamins for the prevention of cardiovascular disease: meta-analysis of randomized trials. Lancet, 2003, 361(9374): 2017-2023

[26] Heart Outcomes Prevention Evaluation Study Investigators, Yusuf S, Dagenais G, et al. Vitamin E supplementation and cardiovascular events in high-risk patients. The Heart Outcomes Prevention Evaluation Study Investigators. New England Journal of Medicine, 2000, 342(3): 154-160

[27] Heart Protection Study Collaborative Group. MRC/BHF Heart Protection Study of antioxidant vitamin supplementation in 20 536 high-risk individuals: a randomised placebo-controlled trial. Lancet, 2002, 360 (9326): 23-33

[28] Egger M, Schneider M, Davey-Smith G. Spurious precision? Meta-analysis of observational studies. British Medical Journal, 1998, 316: 140-144

[29] Rimm EB, Willett WC, Hu FB, et al. Folate and vitamin B6 fromdiet and supplements in relation to risk of coronary heart disease among women. Journal of the American Medical Association, 1998, 279(5): 359-364

[30] Yang HT, Lee M, Hong KS, et al. Efficacy of folic acid supplementation in cardiovascular disease prevention: an updated meta-analysis of randomized controlled trials. Eur J Intern Med, 2012, 23(8): 745-754

[31] WHO. Guideline: Potassium intake for adults and children. Geneva, World Health Organization (WHO), 2012

[32] WHO. Guideline: Sodium intake for adults and children. Geneva, World Health Organization (WHO), 2012

[33] Lu W, Yiqing S, JoAnn EM, et al. Circulating 25-hydroxy-Vitamin D and risk of cardiovascular disease-a

meta-analysis of prospective studies. Circ Cardiovasc Qual Outcomes, 2012, 5(6): 819-829

[34] Zhao G, Ford ES, Li C, et al. Serum 25-hydroxyvitamin D levels and all-cause and cardiovascular disease mortality among US adults with hypertension: the NHANES linked mortality study. J Hypertens, 2012, 30(2): 284-289

[35] Armin Z, Simona I, Stefan P, et al. Vitamin D deficiency and mortality risk in the general populati on: a meta-analysis of prospective cohort studies. Am J Clin Nutr, 2012, 95(1): 91-100

[36] Dauchet L, Amouyel P, Hercberg S, et al. Fruit and vegetable consumption and risk of coronary heart disease: a meta-analysis of cohort studies. J Nutr, 2006, 136(10): 2588-2593

[37] He FJ, Nowson CA, MacGregor GA. Fruit and vegetable consumption and stroke: meta-analysis of cohort studies. Lancet, 2006, 367(9507): 320-326

[38] He K, Song Y, Daviglus ML, et al. Accumulated evidence on fish consumption and coronary heart disease mortality: a meta-analysis of cohort studies. Circulation, 2004, 109(22): 2705-2711

[39] He K, Song Y, Daviglus ML, et al. Fish consumption and incidence of stroke: a meta-analysis of cohort studies. Stroke, 2004, 35(7): 1538-1542

[40] Eslick GD, Howe PR, Smith C et al. Benefits of fish oil supplementation in hyperlipidemia: a systematic review and meta-analysis. Int J Cardiol, 2009, 136(1): 4-16

[41] Banel DK , Hu FB. Effects of walnut consumption on blood lipids and other cardiovascular risk factors: a meta-analysis and systematic review. Am J Clin Nutr, 2009, 90(1): 56-63

[42] Phung OJ, Makanji SS, White CM, et al. Almonds have a neutral effect on serum lipid profiles: a meta-analysis of randomized trials. J Am Diet Assoc, 2009, 109(5): 865-873

[43] Sabate J, Oda K, Ros E. Nut consumption and blood lipid levels: a pooled analysis of 25 intervention trials. Arch Intern Med, 2010, 170(9): 821-827

[44] Messina M, Erdman JW. Third International Symposium on the Role of Soy in Preventing and Treating Chronic Disease. Journal of Nutrition, 2000, 130(3): 653-711

[45] Anderson JW, Smith BM, Washnok CS. Cardiovascular and renal benefits of dry bean and soybean intake. American Journal of Clinical Nutrition, 1999, 70(Suppl 3): 464-474

[46] FDA Talk Paper. FDA approves new health claim for soy protein and coronary heart disease. 1999

[47] Corrao G, Bagnardi V, Zambon A, et al. A meta-analysis of alcohol consumption and the risk of 15 diseases. Prev Med, 2004, 38(5): 613-619

[48] Lopez-Garcia E, van Dam RM, Willett WC, et al. Coffee consumption and coronary heart disease in men and women: a prospective cohort study. Circulation, 2006, 113(17): 2045-2053

[49] Zhenyu C, Rui J, Kaying Ma. Cholesterol-lowering nutraceuticals and functional foods. J. Agri Food Chem, 2008, 56(19): 8761-8773

[50] 毛伟峰. 茶对心血管疾病预防作用的研究进展. 国外医学卫生学分册, 2005, 32: 227-231

在心血管科就诊患者的心理处方中国专家共识

为心血管科患者制定心理处方的目的是将"双心医学"做为"心脏整体防治体系"的组成部分,立足于心血管疾病的学科体系,对心血管疾病受到来自精神心理因素的干扰或表现为类似心脏症状的单纯精神心理问题,进行必要、恰当的识别和干预。

心内科就诊的患者中大量存在有或同时有精神心理问题,由于传统的单纯医学模式,常忽视精神心理因素,使患者的治疗依从性、临床预后和生活质量明显降低,成为目前心血管医生在临床工作中必须面对又迫切需解决的问题。我国临床医生对精神心理卫生知识的了解远不能满足临床需要,临床中遇到的大量此类问题难以运用有效的手段进行干预。为进一步改善心血管疾病患者的生活质量及预后,实现心血管和精神心理的"双心"康复,中国康复学会心血管病专业委员会和中国老年学学会心脑血管病专业委员会组织心血管内科和精神疾病科相关专家共同撰写《在心血管科就诊患者的心理处方中国专家共识》,旨在为广大心血管医师在临床工作中提供有益的、可供借鉴的参考与指导。

为使共识更具操作性,本共识中精神心理障碍包括心境恶劣、轻中度焦虑/抑郁(定义为超出患者所能承受或自我调整能力,对其生活和社会功能造成一定影响,但严重程度没有达到或符合精神疾病的具体诊断标准)、惊恐发作和谵妄。

第一节　我国心血管病患者精神心理问题现状

一、心脏科就诊患者中常伴有精神症状

2005 年在北京 10 家二、三级医院的心血管内科门诊,对连续就诊的 360 例患者的调查显示,焦虑检出率 42.5%,抑郁检出率 7.1%,其中在冠心病患者中抑郁和焦虑检出率分别为 9.2% 和 45.8%,高血压患者中分别为 4.9% 和 47.2%。研究还显示,在心血管科就诊患者中,12.7% 无法诊断心血管疾病,而精神症状明显;27.7% 为心血管病患者合并存在精神症状。

二、无论有无器质性心脏疾病,均可伴有精神症状

有部分在心脏科就诊的患者,没有明确躯体疾病,但精神症状明显。同时,也有相当部分心血管病患者存在焦虑抑郁症状。2009 年 Deng 等调查发现,1 083 例经冠状动脉造影诊断为冠心病的住院患者中,抑郁症状检出率 7.9%,焦虑症状检出率 28.3%,同时符合焦虑抑郁状态的为 14.3%。在因胸痛而行冠状动脉造影检查的患者中,冠状动脉正常或接近正常的患者占 10%~40%,其中大部分患者的心脏主诉也难以用其他器质性疾病解释,而这些患者中 15% 最终诊断为惊恐障碍,27% 诊断为抑郁症。

三、患者的心理问题呈现异质性

在患者患病和就诊求助的过程中，无论患者的主诉是否已得到合理解释和有效处理，都会有相应的心理活动，焦虑抑郁只是其中部分表现，患者背后的心理问题呈现异质性。部分患者回避疾病，否认其严重性，也不坚持医疗指导；部分患者变得过分在意身体，呈典型的焦虑状态，即使经有效治疗，仍反复躯体不适；部分患者原有长期适应不良的心理状况，如神经症或亚临床神经症，有的出现发作性心理疾病如抑郁发作、惊恐发作等；同时，患者心脏疾病的严重程度直接影响其精神状态，如心脏疾病严重时出现大脑并发症——谵妄，或患病后表现出心理适应障碍等；此外，心理 - 生理交互作用导致躯体疾病，如慢性焦虑症患者发生高血压、暴怒后发生应激性心肌病、急性心肌梗死等。了解患者患病后的心理变化，有助于患者的整体治疗和康复。

第二节　如何识别精神心理问题

一、日常临床评估中发现问题——筛查

心脏科的临床诊疗节奏快，对患者的情绪体验难以逐一澄清。心理问题筛查尤为重要。可在诊疗同时，采用简短的 3 问法，初步筛出可能有问题的患者。这 3 个问题是：

1. 是否有睡眠不好，已经明显影响白天的精神状态或需要用药？
2. 是否有心烦不安，对以前感兴趣的事情失去兴趣？
3. 是否有明显身体不适，但多次检查都没有发现能够解释的原因？

3 个问题中如果有 2 个回答是，符合精神障碍的可能性为 80% 左右。也可在患者等待就诊时，采用评价情绪状态的量表筛查。推荐躯体化症状自评量表、患者健康问卷 9 项（PHQ-9）、广泛焦虑问卷 7 项（GAD-7）、综合医院焦虑抑郁量表（HADS）等（见文末附表）。

针对谵妄的评估工具有 10 多种，在综合医院使用最多的是"意识模糊评定法"（confusion assessment method，CAM）的简本（4 个条目），其全版本有 11 个条目。同时 CAM 还拓展了专门用于重症监护病房（ICU）的 CAM-ICU，特别便于连续评定术后或病情严重、住在 ICU 的患者。已有中国研究人员采用 CAM-ICU 对冠状动脉旁路移植术（CABG）后患者的谵妄进行研究。另外，还有护士用的谵妄评定工具，其中精神科医师翻译并进行过效度检验的是护理谵妄筛查量表。

二、常用量表的作用与局限

量表作为开发的标准化评估工具，有着各自的用法和适用范围。有的量表需培训过才能有评价一致性，如《汉密尔顿抑郁量表》，是由受训合格的专业人员施测的，不能由患者自填。有的量表用于筛查，灵敏度和特异度都合格，但作为考察病情变化的指标过于简单。大部分自评问卷属于症状评定，不能据此直接得出精神科诊断，因为患者自己显然不具备对不良情绪进行鉴别诊断和按专业分类归类的能力。而且，不同精神科诊断的症状谱存在交叉，不能根据抑郁或焦虑自评评分高，诊断抑郁症或焦虑症。

由此可见，了解不同评估工具的具体用法和适用范围尤其重要，是避免基本错误的保证。

三、精神科诊断与简易诊断(ICD-10普及版)

对心脏科患者进行精神科诊断,精神科医生应采用国内精神病学会公布的诊断标准《ICD-10精神与行为障碍分类》(ICD-10,国际疾病分类第10次修订本)。

由心内科医生初步预诊断和处理,可参照ICD-10的普及保健版本。其中不仅有经过世界卫生组织推荐的简化诊断标准,而且有怎样向患者和家属交代病情,怎样初步处理的建议。

第三节　心血管病合并精神心理问题患者的临床处理

心脏科就诊患者的精神心理问题临床处理跨度大,从普通人的患病反应,到患病行为异常及适应障碍,到慢性神经症患者的特殊应对方式,到药物不良反应造成的精神症状以及心脏疾病严重时出现的脑病表现。很难用一个模式应对所有情况。共识列出心脏科医生起到难以替代作用的几种处理方法。因为第一线接触患者的是心脏科医生,而很多患者会拒绝转诊至精神科,同时心血管疾病是致命性疾病,而心脏科患者存在的精神心理问题通常是亚临床或轻中度焦虑抑郁,没有达到精神疾病的诊断标准,这部分患者由心脏科医生处理更安全方便。

一、支持性心理帮助

认知因素在决定患者的心理反应中起关键性作用,包括对病因和疾病结果的态度,对治疗的预期作用的态度等。患者在获得诊断和治疗决策阶段,以及后续治疗和康复阶段,可能经历多种心理变化,作为心脏科医生主要的帮助手段是认知行为治疗和运动指导。

（一）一般患病反应的处理——认知行为治疗

1. 健康教育　心血管科患者常因对疾病不了解、误解和担忧导致情绪障碍,需要从心理上帮助患者重新认识疾病,合理解释患者心脏疾病转归和预后,纠正患者不合理的负性认知,恢复患者的自信心,可使很多患者的焦虑抑郁情绪得到有效缓解。健康教育可通过定期讲课形式或一对一咨询方式进行。内容包括冠心病、高血压、心律失常、心力衰竭等疾病的防治课程,让患者了解疾病的发生和预后,减少误解和不了解造成的心理障碍。同时让患者了解精神心理障碍对心脏疾病发生的影响,使得患者重视精神心理障碍的治疗。

2. 心理支持

（1）有精神障碍的患者往往有大量主诉,在漫长的就医过程中,做了许多检查,用了许多药物治疗,但患者病情仍然得不到很好缓解,同时患者常会感到自己的病症得不到医生的重视和家人的理解,使患者心生怨言;这时,医生要对患者病情表示理解和同情,耐心倾听和接受患者对疾病的描述,在患者阐述病情时,除了心血管病症状,要尽可能详细询问患者有无其他不适主述,如睡眠问题、有无紧张和担心害怕、有无乏力和情绪不佳;讨论症状出现时的心理情绪问题,要了解患者对本身心脏疾病的认识,有无随时感到疾病会对自己造成重大威胁,或对疾病的治疗和恢复失去信心;要了解患者发病之初有无负性生活事件,如亲人病故、病重以及其他重大精神创伤和压力。有时患者虽然有强烈求治愿望,但因屡治不好,也会对医生失去信赖。通过上述与患者的充分交流沟通,可重新取得患者信任,在对患者病情充分了解的情况下,结合本专业知识,对患者进行合情合理的安慰,给其适当的健康保证,打消其顾虑,使患者看到希望,恢复患者战胜疾病的勇气和信心。

(2)心理障碍患者固有的心理防御机制使他们倾向于隐瞒自己的抑郁焦虑情绪,同时也担心医生考虑精神因素时,会耽误对心脏疾病的诊断和治疗。此时须帮助患者认识到其目前的病情与精神心理障碍可能有关,抑郁焦虑同样会导致患者有躯体不适,同时帮助患者正确判断其心血管疾病的严重程度,客观评价患者临床症状与心血管疾病之间的关系,让患者自己认识到夸大的疾病和症状。要详细解释精神心理障碍的治疗必要性,解释药物使用过程中的特点和注意事项,以取得患者对疾病诊断的充分理解和对治疗的积极配合。

3. 提高治疗依从性　研究显示,合并有精神障碍的患者治疗依从性差,表现为对抗焦虑抑郁治疗的不依从,以及对心血管康复/二级预防的不坚持。因此,提高患者的治疗依从性对改善患者预后非常重要。可从以下方面予以注意。

(1)加强治疗指导:以患者能够理解的方式进行,使用亲切的语言使患者感到宽慰,根据患者医疗需求和受教育程度提供浅显易懂的口头和书面信息,如为什么需要治疗,怎样治疗,治疗的益处,各个药物的用法用量、注意事项和可能产生的不良反应,用药方案尽量适应患者的生活工作习惯,通过对患者进行健康教育以提高患者对自身疾病的认识,正确理解治疗方案,促使患者家属积极配合,支持和监督患者接受治疗。

(2)调动支持系统:支持系统作为一种社会心理刺激因素会影响患者的身心健康,通过提供正确、合理的家庭社会支持,改善家庭和社会环境,是提高治疗依从性的重要措施。家庭、社会的支持对患者精神健康有直接促进作用,能够让患者在遇到应激事件时,更好应对困难、渡过难关,降低应激事件对身心健康产生的消极影响,减少心理障碍的诱发因素,降低发病率。而且良好的家庭、社会支持,可对疾病康复起到促进作用的同时减少复发;反之,缺乏家庭、社会有效支持的患者得不到良好康复,会增加复发机会。鼓励患者家属和患者之间的感情互动,可促进患者恢复,同时要对患者家属进行适当健康教育,提醒患者家属避免过度紧张给患者造成更大精神压力。

4. 随访

(1)随访有利于定期了解患者病情变化和指导患者进一步治疗,可提高治疗依从性,提高患者对治疗的信心。随访从患者接受治疗开始,可1周或2周一次,之后适当延长随访时间,随访中,医生主要观察患者治疗的效果及药物反应,并根据随访情况调整用药及支持性治疗内容;治疗早期随访非常重要,根据不良反应的情况尽量把药物剂量加到有效值,同时鼓励患者治疗达到足够疗程,减少复发。远期随访可获得长期效果,随访过程对患者具有持续心理支持作用。随访方式可通过门诊咨询、电话或信件等方式进行。

(2)随访过程中,如反复出现治疗依从性不好,患病行为异常(如陷入疑病状态不能自拔)或出现报警信号(缺乏依据的投诉医生或有自我伤害行为),应请精神科或临床心理科会诊,缓冲患者负面情绪造成的压力,避免与患者陷入纠缠乃至对立的医患关系。

(二)运动疗法

运动治疗对冠心病的益处已经是医学界的共识,大量研究也证明运动在改善冠心病患者生存率的同时能够改善患者的焦虑、抑郁症状。Lavie 等进行的随机对照研究显示运动训练可改善冠心病患者的焦虑和抑郁症状,并且不论患者是年轻人还是老年人都有效。Richard 等对 522 名冠心病患者追踪观察平均长达 4 年,结果显示运动治疗能使合并抑郁障碍的冠心病患者死亡率降低 73%,同时该研究结果还提示只需较小程度地改善患者的心肺功能,即可降低抑郁障碍的发病率以及冠心病患者的死亡率。国内学者研究同样得出相似结论：3 个月的运动治疗显著改善心血管神经症患者的焦虑、抑郁负性心理障碍，进一步提示运动治疗对心血管疾病和负性心理应激两方面都有肯定疗效。

运动治疗前，须对患者综合评估，包括：

1. 确认患者有无器质性病变及程度。

2. 患者焦虑、抑郁情况及程度，既往治疗情况，有无复发史等。

3. 心肺功能及运动能力。

如果有条件建议患者进行运动评估，并结合患者的兴趣、需要及健康状态来制定运动处方，并遵循个体化的运动处方进行运动治疗。如果条件受限不能进行运动评估，或者患者未合并器质性心脏病，也可以根据年龄，运动习惯等因素给予合适的运动指导。

运动处方包括运动频率、强度、时间和方式。根据运动试验结果（如静息心率、最大心率、血压和心电图的改变）、病变程度、左心功能状况和症状来确定运动强度，运动强度以 50%~70% 最大摄氧量或靶心率（运动需达到的心率为 60%~80% 的最大心率），靶心率根据运动试验结果或者公式算出，对于有些患者也可根据自觉疲劳程度等级（RPE）达 13（略感用力）来调整运动强度。根据运动训练实施过程中患者对训练的反应，以及再评定的结果，不断对运动处方进行修订。对于所有患者，医生应鼓励其进行每周 3~5 天，最好每天，每次30~60 分钟的中等强度（如上所述）有氧锻炼，辅以日常活动如散步、园艺、家务，2 次的抗阻训练，包括哑铃、弹力带等应用。

运动治疗应遵循一般原则，并注意：

1. 建议高危患者在有心电和血压监护下运动。一方面可以观察患者在运动中的心血管反应，及时调整运动处方；另一方面可消除患者的运动恐惧心理，让患者在放松状态下运动。低危患者可以选择在康复中心或者家中进行运动训练，建议在运动过程中播放舒缓的音乐，营造放松的运动环境。

2. 低危冠心病患者或心血管神经症患者有氧运动强度可偏大，建议达到最大运动量的70%~80%；高危冠心病患者则从中低强度开始，循序渐进。在每次运动前后给予柔韧性运动方式进行热身和放松，有助于预防运动损伤。中老年患者可进行平衡训练降低运动中跌倒的风险。在运动治疗一段时间后应适当增加抗阻训练，以增强肌力和肌耐力，改善患者的生活质量。

3. 治疗过程中多和患者及家属交流，及时解答患者的困惑。多给予鼓励，尤其是在患者有进步时，心理支持应贯穿治疗的始终，包括家属。

二、药物治疗

（一）有影响力的药物临床试验

对于合并心理适应问题或精神障碍的心脏疾病患者，对症处理可改善患者的精神症状，提高生活质量；但何种药物处理能够对心脏疾病有益，仍存争议。

目前药物治疗主要有以下几个研究：

1. 选择性 5- 羟色胺再摄取抑制剂（SSRI 类）药物干预　对冠心病患者合并抑郁干预治疗的 3 个重要临床试验分别是 SADHART 临床试验（抗抑郁药舍曲林心梗随机试验）、ENRICHD 临床试验（改善冠心病患者康复）、CREATE 临床试验（加拿大心脏病人群抗抑郁药及心理治疗疗效随机试验）。

（1）SADHART 研究评价舍曲林治疗急性心肌梗死或不稳定型心绞痛合并抑郁的效果和

安全性,研究纳入369名符合纳入标准的重症抑郁患者,结果表明舍曲林治疗心肌梗死或者不稳定型心绞痛合并抑郁有效安全。

(2)ENRICHD研究纳入2 481名心肌梗死合并抑郁患者,干预措施包括使用舍曲林的常规治疗和认知行为治疗,6个月随访发现两种干预措施可改善抑郁的症状,但是29个月之后的随访结果发现两组的无心血管危险事件生存率没有统计学差异。ENRICHD的延伸研究发现,药物和认知治疗虽然不能降低患者远期的死亡率,但经干预后抑郁症状没有改善的患者预后差。

(3)CREATE研究是随机、对照、2×2因子的队列研究,对284名冠心病合并抑郁患者进行干预。干预措施为使用药物西酞普兰、人际心理治疗(interpersonal psychotherapy, IPT)、临床处理(clinic management, CM),分成4组:IPT+CM+西酞普兰;IPT+CM+安慰剂;CM+西酞普兰;CM+安慰剂。预后指标使用汉密尔顿抑郁量表(HAMD)和贝克忧郁量表(BDI)检测抑郁的程度,随访12周的结果表明西酞普兰明显减轻抑郁程度,而IPT治疗效果不优于CM。

2. 去甲肾上腺素能和特异性5-羟色胺能抗抑郁剂(NaSSA类)药物干预

(1)MIND-IT临床试验研究(心肌梗死和抑郁干预试验)是随机双盲安慰剂对照、前瞻性多中心的临床试验,对2 177名心肌梗死患者进行抑郁评估,有91名患者符合精神障碍诊断与统计手册第4版(DSM-Ⅳ)的抑郁诊断标准。使用17项的汉密尔顿抑郁量表(HAMD)、贝克忧郁量表(BDI)、临床总体印象量表(CGIS)和90项症状自评量表(SCL-90)来评估抑郁症状。40名患者使用米氮平治疗,51名患者使用安慰剂。24周随访发现,米氮平治疗急性心肌梗死后抑郁效果优于安慰剂。但该类药物对于心血管疾病患者的远期预后仍需进一步研究。

(2)氟哌噻吨美利曲辛用于心血管疾病患者的安全性和有效性目前缺乏国际多中心研究数据,国内有大量小规模单中心研究显示该药用于心血管疾病患者安全有效。

(二)药物治疗注意事项

1. 治疗目标要确切,如针对明显焦虑症状或抑郁症状。

2. 全面考虑患者的症状谱特点(如是否伴有失眠)、年龄、躯体疾病状况、有无合并症、药物的耐受性等,尽量做到个体化用药。

3. 剂量逐步递增,采用最低有效量,使出现不良反应的可能降到最低。与患者有效沟通治疗方法、药物的性质、作用、可能的不良反应及对策,增加患者治疗的依从性。

4. 新型抗抑郁药物一般治疗在2周左右开始起效,治疗的有效率与用药持续时间存在函数关系,如果足量治疗6~8周无效,应重新评估病情(咨询精神科),若考虑换药,首先考虑换用作用机制不同的药物。

5. 治疗持续时间一般在3个月以上,具体疗程目前缺乏研究证据,需根据具体病情决定后续康复措施和药物治疗角色。

(三)心血管科患者抗抑郁焦虑药物选择

抗抑郁焦虑药物按作用机制包括如下8类:单胺氧化酶抑制剂;三环类抗抑郁药和四环类抗抑郁剂;选择性5-羟色胺再摄取抑制剂(SSRI);5-HT受体拮抗和再摄取抑制剂(SARI);5-HT和去甲肾上腺素(NE)再摄取抑制剂(SNRI);去甲肾上腺素能和特异性5-HT能抗抑郁剂(NaSSA);多巴胺和去甲肾上腺素再摄取抑制剂(NDRI/NARI);氟哌噻吨美利曲辛复合制剂。

1. 有安全性证据用于心血管病患者的抗抑郁焦虑药物包括

（1）选择性5-HT再摄取抑制药：是当今治疗焦虑、抑郁障碍的一线用药，由于一般2周以上起效，适用于达到适应障碍或更慢性的焦虑和抑郁情况。研究认为该类药物用于心血管疾病患者相对安全。

1）适应证：各种类型和各种不同程度的抑郁障碍（焦虑症、疑病症、恐惧症、强迫症、惊恐障碍、创伤后应激障碍等）。

2）禁忌证：①对SSRI类过敏者；②禁止与单胺氧化酶抑制剂、氯米帕明、色氨酸联用。

3）用法：SSRI类药物镇静作用较轻，可白天服用；若患者出现困倦乏力可晚上服用。为减轻胃肠道刺激，通常餐后服药。建议心血管病患者从最低剂量的半量开始，老年体弱者从1/4量开始，每5~7天缓慢加量至最低有效剂量（附表4-3-1）。

附表4-3-1 常用SSRI剂量和用法

药名	半衰期	常用治疗量/(mg·d⁻¹)	最高剂量/(mg·d⁻¹)	用法
氟西汀	4~6天	20~40	60	qd
帕罗西汀	24小时	20~40	60	qd
舍曲林	22~36小时	50~100	200	qd或分次口服
西酞普兰	35小时	20~40	60	qd

注：qd，每日一次

（2）苯二氮䓬类（BDZ）：用于焦虑症和失眠的治疗。特点是抗焦虑作用起效快。按半衰期，大致可以分为半衰期长和短两类。常用的长半衰期药物有地西泮、艾司唑仑、氯硝西泮等；常用的短半衰期者有劳拉西泮、阿普唑仑、咪达唑仑、奥沙西泮等。

1）长半衰期的药物更适合用于伴有失眠的情况，睡眠时用药，由于老年患者代谢慢，第二天上午往往也有抗焦虑效果，但应注意其肌松作用，老年人要防止跌倒、体位性低血压，重症患者注意呼吸抑制。

2）由于有一定成瘾性，现在临床一般作为抗焦虑初期的辅助用药，较少单独使用控制慢性焦虑。鉴于中老年患者的个性往往已定型，加量也很慎重，在医生指导下用药，即使是短半衰期的药物，出现病理性成瘾（剂量不断增加）也很少见。

3）注意事项：有呼吸系统疾病者要慎用，易引起呼吸抑制，导致呼吸困难。长期使用会产生药物依赖，突然停药可引起戒断反应。建议连续应用不超过4周，逐渐减量停药。

4）唑吡坦和佐匹克隆是在苯二氮䓬类基础上开发的新型助眠药物，没有肌松作用和成瘾性。特点是对入睡困难效果好，晨起没有宿醉反应。但相应缺乏改善中段失眠的作用，也不能改善早醒。没有抗焦虑作用。部分老年患者用唑吡坦后，可能出现入睡前幻觉（视幻觉为主）。

（3）复合制剂——氟哌噻吨美利曲辛：该药是一个复合制剂，含有神经松弛剂（氟哌噻吨）和抗抑郁剂（美利曲辛），其中美利曲辛含量为单用剂量的1/10~1/5，降低了药物不良反应，并协同调整中枢神经系统功能、抗抑郁、抗焦虑和兴奋特性。

1）适应证：轻、中度焦虑抑郁、神经衰弱、心因性抑郁、抑郁性神经官能症、隐匿性抑郁、心身疾病伴焦虑和情感淡漠、更年期抑郁、嗜酒及药瘾者的焦躁不安及抑郁。

2）禁忌证：心肌梗死急性期、循环衰竭、房室传导阻滞、未经治疗的闭角型青光眼、急性酒精、巴比妥类药物及鸦片中毒。禁与单胺氧化酶抑制剂同服。

3）用法：成人，通常2片/d，早晨及中午各1片；严重病例早晨剂量可加至2片。老年患者，早晨服1片即可。维持量，通常1片/d，早晨口服。对失眠或严重不安的病例，建议在急性期加服镇静剂。老人或此前未接受过精神科治疗的患者，有时半片也能达到效果。

2. 目前尚无安全性证据用于心血管病患者的抗抑郁焦虑药物

（1）5-HT受体拮抗和再摄取抑制剂（SARI）代表药曲唑酮，主要用于有轻、中度抑郁或焦虑合并失眠的患者，该类药物可引起体位性低血压，建议夜间使用。

（2）5-HT和NE再摄取抑制剂（SNRI）文拉法辛、度洛西汀和去甲肾上腺素能和特异性5-HT能抗抑郁剂（NaSSA）米氮平：这两类药物抗焦虑抑郁效果较好，但SNRI类药物有升高血压风险，NaSSA类药物有促进食欲、增加体重和糖代谢紊乱风险，目前临床上用于心血管病患者的安全性还不明确。

（3）单胺氧化酶抑制剂临床很少用。

（4）多巴胺和去甲肾上腺素再摄取抑制剂（NDRI/NARI）丁螺酮、坦度螺酮，具有抗焦虑作用，可作为高血压伴焦虑患者的用药，对其他心血管疾病的安全性不明确。

3. 三环类和四环类抗抑郁药　因不良反应多，药物相互作用复杂，目前已不用于抗抑郁和抗焦虑的一线用药。但小剂量用药有一定优势，如小剂量氯米帕明（每晚50mg），对不典型疼痛有效（不依赖其抗焦虑作用）；小剂量阿米替林或多塞平夜间用，有催眠作用，而没有肌松作用或剂量耐受性。该类药物有导致QT间期延长和恶性心律失常风险，不建议用于心血管病患者，禁用于心肌梗死急性期、有严重传导阻滞和心电节律不稳定的患者。

三、放松训练与生物反馈技术

放松训练可减少心血管事件及再发，促进病情恢复。接受简单放松训练的手术患者表现出术后谵妄减少，并发症减少，住院时间缩短。包括运用腹式呼吸和集中注意力的想象进行渐进性肌肉放松、自我催眠、沉思、冥想及生物反馈训练。

生物反馈治疗倾向用于那些喜爱器械及对"谈话治疗"持怀疑态度的患者。通过传感器将采集到的内脏活动信息加以处理和放大，及时并准确地用人们所熟悉的视觉信号或听觉信号加以显示，相当于让人们听到或看到自己内脏器官的活动情况。通过学习和训练，人们就能在一定范围内做到对内脏器官活动的随意性控制，对偏离正常范围的内脏器官活动加以纠正，恢复内环境的稳态，从而达到防治疾病的目的。

四、特殊疾病的处理

（一）谵妄的处理

在20世纪90年代中期对于谵妄的处理就有很详细的总结，提出针对外科ICU的重症患者的一些经验。谵妄的治疗与焦虑抑郁的治疗原则不同。对于已经插管人工通气的患者，如出现躁动，咪达唑仑起效快、代谢快可供选择。对于没有进行人工通气的患者，出现躁动不是插管的指征。如没有人工通气指征，抗焦虑和适当约束患者是更好的选择，同时应注意抗焦虑药物的肌松作用，检查血氧，除外低氧血症加重谵妄。值得注意的是，苯二氮䓬类药物，特别是高效价药物大量使用，可加重和延长意识障碍，应和抗精神病药物联合使用。

使用抗精神病药物，首要原则是分型处理，对于激越型患者，在 1~2 天内达到和维持强力镇静只适用严重病例，同时注意重建患者的昼夜节律；对于淡漠型患者，目的是帮助调节昼夜节律，以期辅助患者意识的恢复。没有哪种药物能让患者很快恢复意识，抗精神病药物的作用是镇静。

在药物选择上，氟哌啶醇是传统的经典药物，对激越有效，但对睡眠效果不大。虽然对胆碱能系统影响小，一般不加重意识浑浊，但缺点是可造成 QT 间期延长，对于有室性心律失常的患者，不建议应用。最近有个案报道和开放性研究提示，新型抗精神病药物，如奥氮平，在老年患者的谵妄处理中有一定优势。

除用药外，护理方面的照顾也是患者恢复的基本要素。恰当地强调时间、人物、地点定向，与固定陪护人员的合作等，可很大程度上降低谵妄患者受伤和出现激越的风险。

精神科会诊医生的作用在于：①利用自己的经验，帮助内科医生一起寻找病因；②对患者及家属进行安慰，对陪护人进行健康教育；③提醒和协助处理谵妄患者相关的医疗决策等伦理和法律问题。

对于重症患者的谵妄，预防更重要。在风险因素中，除了不可改变的因素，有些诱因如减少多药并用、少用芬太尼镇痛、早期纠正睡眠障碍等是可改变的因素。患者入冠心病监护病房（CCU）后，监测皮质醇水平、肌酐水平，有助于预测谵妄的出现。另外，已有医疗团队开发了脑血氧监测系统，经对症处理，减少术后谵妄的发生。

（二）惊恐发作的处理

惊恐发作是急性焦虑发作，常常表现为突发心悸、胸闷、窒息、恐惧以及濒死感，伴有出汗、颤抖、无力、心率增快、血压升高等交感兴奋表现，强烈发作一般持续 10~20 分钟，可自行缓解。由于和心肌梗死的临床症状相似，常在综合医院急诊科或心内科就诊，常被误诊为冠心病，因治疗无效患者常反复就诊、住院和重复检查。

心脏疾病或其他躯体疾病（如低血糖、哮喘发作）可诱发惊恐发作，酒精、药物或毒品可以导致易感个体出现惊恐发作。也可是单纯惊恐发作，无法找到可以解释症状的病因或精神应激诱发因素。

有器质性疾病基础的惊恐发作，转归往往随原发病病程而改变，但有时原发疾病控制，惊恐发作仍可反复出现；无器质性疾病基础的惊恐发作，往往自然缓解，但过后有的患者有明显疲乏感，持续数小时甚至 1~2 天；也有的年轻患者发作后一切如常，但同样容易反复发作。

处理原则：

1. 对惊恐发作的识别和处理应当前移到急救车或急诊阶段。

2. 鉴别诊断和对症处理同步进行。

3. 对症处理上，首选迅速起效、半衰期短的苯二氮䓬类药物，如咪达唑仑、阿普唑仑、劳拉西泮等，必要时静脉给药。注意患者原发疾病的影响，如对心肺功能差的患者应注意药物的呼吸抑制作用，有插管和通气支持条件下使用安全更有保障。

4. 对于无器质性疾病或酒、药、毒品线索的惊恐发作，对症处理后，应及时进行健康教育，告知患者发作的性质，告知应对方法（放松训练或药物处理）。对于反复发作的患者，建议转诊精神科。

一旦发现患者属于反复惊恐发作，而且没有医学疾病或酒、药、毒品的作用，或者这些因素得到控制，惊恐发作仍反复出现，应注意它容易导致疑病和在内科各亚专科反复就诊。转诊精神科时,如果患者坚持留在内科系统内接受帮助,应考虑发作处理以外的中长期治疗。

　　鉴于苯二氮䓬类药物长期治疗可能效果下降,间断用药不能防止复发,持续用药又容易产生依赖,建议选用有治疗适应证的药物。美国食品药品管理局(FDA)批准的治疗惊恐障碍的药物有:帕罗西汀、氟西汀、舍曲林、文拉法辛、艾司西酞普兰、阿普唑仑、氯硝西泮;原中国食品药品监督管理总局(CFDA)批准的药物有:帕罗西汀、艾司西酞普兰和氯米帕明。临床实践中,医生可根据实际需要选择未在中国批准其适应证的抗抑郁药物,但需告知患者。

　　药物治疗过程中患者可能将一些不良反应,如心动过速、头晕、口干等误认为是疾病的表现。而且,有的患者在药物治疗早期不耐受5-羟色胺激动作用,症状会加重(药物的不良反应多发生在开始治疗的第1周),治疗前向患者告知药物不良反应的特点、可能的应对方式,提高患者依从性,避免过早停药而延误治疗。在治疗早期,建议合用具有抗焦虑作用的苯二氮䓬类药物如劳拉西泮(根据个体差异,每日用量0.5~2.0mg,分次服用),缓解焦虑,增加患者对药物不良反应的耐受性,提高治疗的依从性;另外,抗抑郁药物从小剂量开始应用,一般从半量开始(如帕罗西汀10mg每日1次,舍曲林25mg每日1次等),根据患者的耐受性,逐渐增加到治疗的有效剂量。治疗遵循足量、足疗程原则,一般持续12周,控制症状;维持期治疗一般1年左右,根据患者的临床特点考虑逐渐减药。

　　药物治疗的目标是控制症状,一般在治疗2~3个月后可以做到。如果遇到困难(如治疗依从性差),应当转诊精神科或请精神科会诊。即使2~3个月药物治疗能够达到控制症状的目标,除了提醒患者还需维持治疗外,心理线索梳理和心理康复工作这时显得更为重要,这往往需要临床心理师或兼有心理治疗特长的精神科医生的帮助。

五、分工、转诊以及与精神科合作

　　对心理问题和精神障碍的处理,心脏科医生有医学基础的优势,对心脏情况把握的专长,弱势在于临床心理学和精神病学专业知识薄弱。但凭借医患交流的一般经验和对人的敏感性,完全有能力识别心理问题、处理心理反应和一般适应不良问题;尤其对急性焦虑发作的鉴别诊断与一线处理,其作用精神专科医生无法替代。

　　对生物医学模式可以很好解释的脑病问题(重症患者的谵妄),心脏科医生经培训也不难掌握。由于谵妄经常出现在重症监护等场合,精神科医生不可能随时在场,能否及时发现和处理对躯体疾病的预后又有肯定的影响,因此识别和处理谵妄也是心脏科医生为主,精神科医生协助。

　　精神科医生的长处在于与特殊服务对象打交道,与各种长期陷于精神痛苦、反应方式特殊的患者打交道。精神科医生熟悉和精于处理各种精神症状,特别是重症现象(如迟滞性抑郁),能够辨析精神症状背后的精神病理意义,组织和采取相应的应对措施。

　　在分工方面,凡是经过培训的心脏科医生处理起来困难的病例,原则应请精神科会诊或会商。精神科医生可帮助明确精神科诊断(包括潜在的心理动力特点分析和个性发展问题呈递),明确处理的目标和预期效果。同时,也是帮助内科同行丰富相关专业知识和改善自己的心理应对。

　　具体需要会诊和转诊情况包括:

　　1. 难治性病例　即经过一次调整治疗仍不能耐受不良反应或仍无改善的病例。

　　2. 依从性不好的病例　在医生恰如其分地交代病情和处理必要性、注意事项前提下,仍反复中断治疗,导致病情波动的。

3. 重症病例 伴有明显迟滞、激越、幻觉,或转为兴奋、敌对的。

4. 危险病例 有自伤或自杀危险,或有伤人危险的。

5. 投诉病例 抱怨不同医生处理不当,理据并不充分的。

第四节 心内科医生门诊处理心理问题患者时应注意的问题及可以采用的流程

在心脏科就诊的患者,主要是来解决心脏主诉,即使伴有情绪问题,也未必主动叙述情绪症状;而是诉说睡眠不好、乏力、心悸、胸闷、胸痛、头晕、背痛等躯体症状;相当部分患者,精神症状没有典型精神障碍者严重,潜在的心理问题是异质性的,有的仅仅是一般心理适应问题。

需特别指出,的确符合精神障碍,特别是神经症患者中,约有 20% 不能认可精神障碍的诊断,此时不能强求患者接受。不要强调焦虑、抑郁状态的临床诊断,可给予心脏神经症、自主神经功能失调或其他患者可以接受的解释,而重在保证临床处理能够进行。

在门诊面对患者时,建议采用以下流程:

1. 详细询问病史 在常规询问患者的现病史、既往病史及用药情况同时,自然也就弄清了是否有躯体症状反复就诊而没有很好的解释(3 问筛查中的 1 问),另外,询问一般生活中的普通症状,如胃口、进食、二便、睡眠问题等,也有提示情绪问题的意义(其中睡眠也是 3 问中的 1 问);在患者发现医生重视其生活中的困扰、关心他的生活情况下,适当问及情绪困扰(如遇事紧张或难以平复、兴趣活动缩窄等),也就弄清了症状发生与情绪背景,给患者提供机会梳理各种症状与情绪波动有无相关性,对帮助患者认识某些躯体症状与情绪的关系有帮助。

2. 做必要的相关心血管病检查 使对患者躯体疾病或生理功能紊乱的判断更有依据,主诉中哪部分可用心血管疾病解释,哪些不能;针对心血管疾病的性质和程度,应有什么处理。

3. 如果患者 3 问筛查中有 2 个以上给予肯定回答,或发现其他心理问题线索,可有针对性进行躯体症状自评量表、PHQ-9/GAD-7 或 HAD 量表评估。

4. 如果精神症状已存在较长时间(1 个月以上)或症状明显造成生活紊乱,在心理支持和征得患者认同情况下,及时给予抗抑郁焦虑药物治疗。

5. 治疗过程中可以量表评分,根据量表分值变化观察药物治疗是否有效、是否需加药或换药。

第五节 双心培训模式

一、知识模块讲座

知识模块培训可分为 3 个阶段:

第一阶段,普及讲座。由医院组织心血管科全体医护人员开展双心知识模块动员培训,通过典型案例来激发医护人员对开展双心工作的理解和兴趣,培训前后要发放调查问卷,通过调查问卷筛查出感兴趣的医生和护士,并引导感兴趣的医护人员自由报名参加下一阶段的培训。

第二阶段,属于高阶培训。约需要为期两天的封闭式知识技能培训。主要培训模块包括对患有抑郁症、焦虑症和其他常见的精神疾病(躯体障碍、睡眠障碍、药物依赖等)的心血管疾病患者的识别和干预,医生(健康服务提供者)患者间有效的沟通技巧,基于应对压力管理的认知行为疗法和行为激活,躯体疾病伴发精神疾病患者精神药物的使用等。

第三阶段,与精神科一道开展双心联合会诊工作。将一些疑难的病例定期与开展双心工作的心血管科相关医生一起联合诊治,以提高双心医生的综合诊疗技能。

二、临床操作演示与实习

仅有部分专业知识对于临床处理显然不够。应针对临床常见心理问题和精神障碍,进行专案培训。复习相关知识基础上,进行案例示教、角色扮演,并定期组织跨学科查房讨论,强化所学技能。

具体内容可包括:①交代病情的医患沟通;②介入检查和治疗的术前谈话;③焦虑综合征的识别与处理;④抑郁症的识别与处理;⑤急性应激障碍的识别与处理;⑥谵妄的识别与处理;⑦慢性心力衰竭患者的心理支持;⑧临终关怀与相关伦理问题。

三、培训效果评估

培训效果评估是指针对特定的培训计划及实施过程,系统收集、评价资料,作为筛选、修改培训计划等决策判断的基础。通过培训效果评估,能够反映出受训医护人员及相关单位从培训当中所获得的收益。而对于患者,可改善伴发心理问题的心血管疾病患者医疗服务的持续性、满意度、生命质量和预后。同时,通过培训效果评估,可获得培训项目的改进信息。

附表1　GAD-7量表

在过去两周,有多少时间您受以下任何问题困扰?(在您的选择下打√)	0=完全不会　　1=几天　　2=一半以上的日子　　3=几乎每天
1. 感觉紧张、焦虑或着急	
2. 不能停止担忧或自我控制担忧	
3. 对各种各样的事情担忧过多	
4. 很难放松下来	
5. 由于不安而无法静坐	
6. 变得容易烦恼或急躁	
7. 感到似乎将有可怕的事情发生而害怕	

注:轻度患者,5~9分;中度患者,10~19分;重度患者,>20分

附表2　PHQ-9量表

在过去的2周里,您是否有过以下9种问题困扰,请选择并在相应的位置打上"√"。

编号	项目	0= 从来没有	1= 偶尔几天有	2= 经常有(过去两周里,多于1周有)	3= 几乎每天有
1	做事缺乏兴趣				
2	感到沮丧、失落、绝望				
3	睡眠不好,睡眠不深或睡眠不足				
4	感觉疲惫				
5	食欲不好,或者暴饮暴食				
6	感觉自己失败,或感觉给你自己或者你的家庭带来失败				
7	阅读或者看电视时不能集中注意力				
8	他人可以察觉到你说话或者移动速度变慢了,或者跟往常比因为烦躁不安而走动增多				
9	有自杀的念头或者想用某种方式伤害自己				

注:轻度患者,5~9分;中度患者,10~19分;重度患者,>20分

附表3　综合医院焦虑抑郁量表(HAD量表)

情绪对大多数疾病的发生、发展起着重要作用,如果医生了解你的情绪变化,他们就可以更加全面地了解你的病情,从而给你更多的帮助。请您根据近一个月的感受回答如下问题:

综合医院焦虑情绪

1. 我感到紧张(或痛苦)(3→0分)
   a. 几乎所有时候;b. 大多数时候;c. 有时;d. 根本没有

2. 我感到有点害怕,好像预感到有什么可怕的事情要发生(3→0分)
   a. 非常肯定和十分严重;b. 是的,但并不严重;c. 有一点,但并不使我苦恼;d. 根本没有

3. 我的心中充满烦恼(3→0分)
   a. 大多数时间;b. 常常如此;c. 时时,但并不经常;d. 偶然如此

4. 我能够安闲而轻松地坐着(0→3分)
   a. 肯定;b. 经常;c. 并不经常;d. 根本没有

5. 感到一种令人发抖的恐惧(0→3分)
   a. 根本没有;b. 有时;c. 很经常;d. 非常经常

6. 我有点坐立不安,好像感到非要活动不可(3→0分)
   a. 确实非常多;b. 是不少;c. 并不很多;d. 根本没有

7. 我突然有恐慌感(3→0分)
   a. 确实很经常;b. 时常;c. 并非经常;d. 根本没有

综合医院抑郁情绪

1. 我对以往感兴趣的事情还是有兴趣（0→3分）
   a. 肯定一样；b. 不像以前那样多；c. 只有一点儿；d. 基本上没有了

2. 我能够哈哈大笑，并看到事物有趣的一面（0→3分）
   a. 我经常这样；b. 现在已经不大这样了；c. 现在肯定是不太多了；d. 根本没有

3. 感到愉快（3→0分）
   a. 根本没有；b. 并不经常；c. 有时；d. 大多数时间

4. 我好像感到人变迟钝了（3→0分）
   a. 几乎所有时间；b. 经常；c. 有时；d. 根本没有

5. 我对自己的外表（打扮自己）失去兴趣（3→0分）
   a. 肯定；b. 经常；c. 并不经常；d. 根本没有

6. 我怀着愉快的心情憧憬未来（0→3分）
   a. 差不多是这样做的；b. 并不完全是这样做的；c. 很少这样做；d. 几乎从来不这样做

7. 我能欣赏一本好书或一段好的广播或电视节目（0→3分）
   a. 常常；b. 有时；c. 并非经常；d. 根本没有

   HAD量表给出了两套测定题，可分别评定焦虑和抑郁的状况。其中A代表焦虑项目，D代表抑郁项目，每个项目分四级评分。将两套项目分别叠加即得出各自的总分
   总分0~7分：代表正常
   总分8~10分：表示轻度抑郁/焦虑
   总分11~14分：表示中度抑郁/焦虑
   总分15~21分：表示严重抑郁/焦虑

参 考 文 献

[1] 刘梅颜，胡大一，姜荣环，等. 心血管内科门诊患者合并心理问题的现状分析. 中华内科杂志，2008，47（4）：277-279

[2] 邓必勇，崔建国，李春坚，等. 住院冠心病患者1 083例心理状况的调查与相关分析. 中华心血管病杂志，2010，38：702-705

[3] 庄琦，毛家亮，李春波，等. 躯体化症状自评量表的初步编制及信度和效度研究. 中华行为医学与脑科学杂志，2010，19（9）：847-849

[4] Lichtman JH, Bigger JT Jr, Blumenthal JA, et al. Depression and Coronary Heart Disease: Recommendation for Screening, Referral, and Treatment: A science advisory from the american heart association prevention committee of the council on cardiovascular nursing, counsil on clininal cardiology, council on epidemiology and prevention, and interdisciplinary council on quality of care and outcomes research: endorsed by the American Psychiatric Association. Circulation, 2008, 118(17): 1768-1775

[5] Yang Y, Ding R, Hu D, et al. Reliability and validity of a Chinese version of the HADS for screening depression and anxiety in psycho-cardiological outpatients. Comprehensive Psychiatry, 2014, 55(1): 215-220

[6] Lavie CJ, Milani RV. Adverse psychological and coronary risk profiles in young patients with coronary artery

disease and benefits of formal cardiac rehabilitation. Arch Intern Med, 2006, 166(17): 1878-1883

[7] Milani RV, Lavie CJ. Impact of Cardiac Rehabilitation on Depression and Its Associated Mortality. Am J Med, 2007, 120(9): 799-806

[8] 刘遂心, 朱洁, 孙明, 等. 有氧运动干预对心血管神经症的影响. 中国行为医学科学, 2005, 14(5): 421-424

[9] 中国康复医学会心血管病专业委员会. 冠心病康复与二级预防中国专家共识. 中华心血管病杂志, 2013, 41(4): 267-275

[10] Glassman AH, O Connor CM, Califf RM, et al. Sertraline Treatment of Major Depression in Patients With Acute MI or Unstable Angina. JAMA, 2002, 288(6): 701-709

[11] Berkman LF, Blumenthal J, Burg M, et al. Effects of treating depression and low perceived social support on clinical events after a myocardial infarction: the Enhancing Recovery in Coronary Heart Disease Patients (ENRICHD) randomized trial. JAMA, 2003, 289(23): 3106-3116

[12] Carney RM, Blumenthal JA, Freedland KE, et al. Depression and Late Mortality After Myocardial Infarction in the Enhancing Recovery in Coronary Heart Disease(ENRICHD)Study. Psychosom Med, 2004, 66(4): 466-474

[13] Lesperance F, Frasure-Smith N, Koszycki D, et al. Effects of Citalopram and Interpersonal Psychotherapy on Depression in Patients With Coronary Artery Disease The Canadian Cardiac Randomized Evaluation of Antidepressant and Psychotherapy Efficacy(CREATE)Trial. JAMA, 2007, 297(4): 367-379

[14] Hong A, Kuyper AMG, Schene AH, et al. Treatment of Post-Myocardial Infarction Depressive Disorder: A Randomized, Placebo-Controlled Trial With Mirtazapine. Psychosomatic Medicine, 2007, 69(7): 606-613

心血管疾病戒烟干预中国专家共识

吸烟是心血管疾病的独立危险因素,并且也是患者唯一能够自我控制的致病因素。许多心血管医生已经认识到吸烟的危害和戒烟干预的重要性,但尚缺乏相应的戒烟知识和戒烟技巧。本共识通过全面总结吸烟的危害和戒烟的益处,提供给临床医生应掌握的戒烟方法和管理流程,强调医生戒烟在临床工作中的重要性,以提高我国心血管医生戒烟干预能力,降低心血管病患者和全民吸烟率,改善心血管病预后,维护全民心血管健康。

第一节　我国吸烟流行病学现状

当欧美发达国家意识到烟草的危害,人群吸烟率在逐渐下降的同时,我国人群吸烟率却稳居高位。2010 年全球成人烟草调查(GATS)结果显示,中国的吸烟情况、戒烟比例和二手烟暴露 10 年间没有明显改善。中国 15 岁及以上男性吸烟率为 52.9%,女性为 2.4%。接受冠状动脉介入治疗和急性心肌梗死后患者吸烟率为 33.3%。吸烟导致卒中和心脏病的知晓率仅有 27.2% 和 38.7%,二手烟导致心脏病、肺癌和儿童肺部疾病的知晓率仅有 27.5%、51% 和 52.6%。仅有 16.1% 的吸烟者打算在未来 12 个月戒烟,在过去 12 个月内尝试过戒烟的人中,91.8% 没有接受过任何戒烟帮助。上述数据提醒我们,戒烟工作在我国任重而道远。

吸烟相关疾病导致死亡的前 3 位依次是肺癌、慢性阻塞性支气管炎、冠心病,是我国居民的主要死亡原因。2005 年我国吸烟相关疾病死亡人数为 140 万人,造成国家直接经济损失和间接损失近 3 000 亿元,约占国民生产总值的 1.5%,而 2005 年烟草税收合计为 2 000 多亿元,烟草致病的经济成本已经抵消了烟草利税收益。到 2050 年,我国因吸烟所致疾病死亡将达 300 万,其中有一半将发生在 35~69 岁之间,这对社会和家庭都将造成巨大损失。

烟草相关疾病的发病高峰一般在吸烟流行 20~30 年后出现。目前,我国与吸烟相关疾病的死亡是 20 世纪 70,80 年代人群烟草消费的后果。现今烟草消费的后果将使未来 20~30 年心血管疾病的死亡率继续上升。控制烟草使用和加强戒烟宣教是我国预防和控制心血管病最经济有效的措施。

第二节　吸烟对心血管系统的危害

烟草烟雾中含有 4 000 多种化学物质,250 多种有毒有害物质,其中有 60 多种物质具有致癌性,尼古丁是致成瘾的主要物质。二手烟雾与吸烟者本人吸入的烟雾相比,很多致癌和有毒化学物质的浓度更高。烟草烟雾中的尼古丁、一氧化碳、氧自由基、多环芳香烃及丁二烯与心血管系统的损害直接相关。

一、机制

1. 吸烟导致内皮功能损害　主要表现为内皮舒张功能受损、促炎症状态和促血栓形成。促进白细胞和单核细胞黏附到血管壁，导致内皮细胞分泌的促凝因子[纤溶酶原激活剂抑制物-1（PAI-1）]和抗凝因子[组织型纤溶酶原激活物（tPA）]失衡以及抗栓因子[一氧化氮（NO）、前列腺素]分泌减少。血管内皮功能损伤与烟草烟雾中的氧自由基和尼古丁相关。

2. 吸烟导致血栓形成，是急性心血管事件的重要因素　流行病学研究显示，吸烟导致心肌梗死和心源性猝死的风险远高于心绞痛风险。具体机制可能包括：①内皮细胞分泌NO减少致血小板激活；②内皮细胞tPA生成减少，PAI-1生成增加；③动脉粥样硬化斑块内组织因子、血管细胞间黏附分子（VCAM-1）生成增加，单核巨噬细胞聚集增加；④血小板释放大量的血栓素A2，促进血小板黏附聚集；⑤动脉粥样硬化斑块中基质金属蛋白酶（MMP）活性增加，导致斑块不稳定。

3. 吸烟导致机体处于炎症状态　炎症与动脉粥样硬化密切相关，吸烟使体内白细胞、C反应蛋白（CRP）、纤维蛋白原增加；促进白细胞向血管壁的黏附，激活单核细胞，导致动脉粥样硬化发生发展。上述病理变化与吸烟加剧氧化应激密切相关。尼古丁提高白细胞和血小板间的相互作用，促进白细胞黏附，增加白介素12（IL-12）分泌，刺激T细胞增殖和细胞因子释放，提示尼古丁参与吸烟对机体免疫反应。但将吸烟改为尼古丁贴剂用于人体，体内白细胞计数明显下降，提示尼古丁在促炎状态中不是发挥主要作用。

4. 吸烟导致动脉粥样硬化性血脂异常　包括高密度脂蛋白胆固醇血症、高甘油血症、极低密度脂蛋白胆固醇升高和氧化低密度脂蛋白胆固醇增加。烟草烟雾中的尼古丁与血脂异常密切相关，其机制包括尼古丁加速脂溶解导致游离脂肪酸增加，尼古丁导致胰岛素抵抗。

5. 吸烟导致冠状动脉痉挛　临床研究发现，吸烟者冠状动脉痉挛风险增加2.41倍。冠状动脉内超声研究显示，吸烟促进冠状动脉收缩，增加总冠状动脉血管阻力。另一研究显示，冠心病患者吸烟后冠状动脉阻力增加，α受体阻滞剂可阻断这种反应，提示冠状动脉阻力增加至少部分是因为交感神经兴奋性增加引起。此外，吸烟导致内皮NO生成减少，增加冠状动脉血管平滑肌细胞RhoA/Rho肌酶表达，均与冠状动脉痉挛密切相关。

6. 吸烟导致机体胰岛素抵抗　吸烟者糖尿病发病风险增加，糖尿病患者胰岛素使用量增加，糖尿病大血管并发症风险和微血管并发症风险增加。其机制未完全阐明，一部分证据显示与尼古丁相关，氧化应激和交感神经激活以及皮质醇和生长激素分泌增加可能是其作用机制。

二、临床流行病学

1. 吸烟造成心血管疾病发病年轻化，使首次发生心肌梗死时间提前10年，使冠心病的患病危险增加2倍，使急性心肌梗死患病风险增加最高达7倍，且与吸烟量呈线性关系，即使每日吸烟<5支，急性心肌梗死风险增加40%。人群越年轻，吸烟的相对危害越大。60岁以上吸烟者冠心病相对危险增加2倍，而50岁以下吸烟者冠心病相对危险增加5倍。

2. 吸烟使晚期和极晚期支架内血栓形成风险增加1.55倍。吸烟是冠状动脉介入治疗后非致死性心肌梗死风险增加的重要危险因素，使冠状动脉介入治疗后死亡相对风险增加1.76倍，发生Q波心肌梗死的相对风险增加2.08倍。

3. 吸烟使猝死的相对危险升高3倍以上，是猝死最重要的危险因素。

4. 吸烟使缺血性卒中的相对危险增加 90%,使蛛网膜下腔出血的危险增加 190%。

5. 吸烟使外周血管病的患病危险增加 10~16 倍,间歇性跛行发病率增加 4 倍,截肢风险增加 2 倍,使下肢末端旁路移植手术失败风险显著增加。70% 的下肢动脉粥样硬化性闭塞和几乎所有的血栓闭塞性脉管炎都与吸烟相关。

6. 吸烟者死于主动脉瘤的风险显著增加,并与每日吸烟支数有明显的量效关系。

第三节　戒烟对心血管系统的益处

一、短期(<1年)获益

1. 戒烟使白细胞计数下降,血小板聚集率下降,血纤维蛋白原浓度下降,血 HDL-C 水平增加,使动脉顺应性改善,使心肌梗死患者冠状动脉内皮功能改善。

2. 戒烟 2 个月,血压和心率开始下降;戒烟 6 个月,心血管疾病各危险参数值降低、动脉僵硬度改善;戒烟 1 年,冠心病发病风险降低 50%。

3. 戒烟 1 年后卒中再发危险降低 20%,戒烟 5 年后卒中再发危险降到与不吸烟者相同。

二、长期(>1年)获益

1. 戒烟使冠心病远期死亡风险降低 36%,远高于任何一项其他二级预防措施(他汀降低 29%,β 受体阻滞剂降低 23%,ACE 抑制剂降低 23%,阿司匹林降低 15%)。使心肌梗死后的死亡风险降低 46%。

2. 戒烟使冠状动脉介入治疗后心血管死亡相对风险降低 44%,使冠状动脉旁路移植术后心血管死亡相对风险降低 75%,再血管化相对风险降低 41%。

3. 戒烟者与持续吸烟者相比,发生心脏停搏的绝对风险降低 8%。

4. 戒烟使间歇性跛行静息痛发生率降低 16%。

5. 戒烟是挽救生命最经济有效的干预措施,每挽救一个生命年的费用为 2 000 至 6 000 美元,相当于降压费用的 1/5,降脂费用的 1/25(降血压治疗为 9 000 至 26 000 美元,降血脂治疗为 50 000 至 196 000 美元)。

三、公共场所戒烟的益处

一项荟萃分析纳入 8 项 2008 年前发表的"公共场所戒烟对心肌梗死患病率影响"的研究,涉及意大利、爱尔兰、美国、加拿大等国家,结果显示,公共场所戒烟使该地区急性心肌梗死住院率下降 19%。

第四节　心血管医生应掌握的戒烟策略

研究显示,70%~90% 的吸烟者每年与医生接触,约 70% 的戒烟成功者由医生的劝告实现。吸烟者每年戒烟的平均比例约为 2%,而医生简短的建议就会使戒烟率提高 1 倍。吸烟至少是和高血压、高脂血症和糖尿病同等重要的心血管疾病危险因素,指导吸烟者戒烟,控制吸烟流行趋势,心血管医生责无旁贷。

一、心血管医生应首先戒烟

我国是男性医生吸烟率最高的国家之一,2008年中国医师协会心血管内科医师分会组织的"中国医师心血管风险评估"显示,在全部参与调查的医师中,56%的男性医生吸烟,33%的男性心血管医生吸烟。有1/3的吸烟医生在患者面前吸烟。相比而言,在全球吸烟率最低的英国、澳大利亚和冰岛,男性医生吸烟率仅为2%~5%,美国为9%。各国医生都自觉做到不在患者面前吸烟。

医务人员的吸烟行为,尤其在患者面前吸烟现象的存在,毫无疑问会使劝阻患者吸烟的效果显著降低。调查显示,吸烟医生劝告患者戒烟的比例显著低于不吸烟医生或戒烟医生,即使劝诫,态度并不坚决,收效甚微。

呼吁心内科医生首先戒烟,至少不在患者面前吸烟,是心血管医生的责任,是帮助患者戒烟成功的前提和保障。

二、重视健康教育——戒烟干预的重要手段

了解吸烟危害和戒烟获益的相关知识是吸烟者成功戒烟的强动力。呼吁心血管医生利用各种渠道进行健康教育,包括接诊患者时、科普讲座、科普文章和各种学术会议。建议各心血管病房和心血管门诊设立吸烟危害专栏以及戒烟警示牌。

三、医生应掌握的戒烟干预相关知识

(一)烟草依赖定义

1998年世界卫生组织正式将烟草依赖作为一种慢性高复发性疾病列入国际疾病分类(ICD-10),确认烟草是目前对人类健康的最大威胁。存在戒断症状或已经患有心血管疾病的患者,经过吸烟危害教育,仍然吸烟或戒烟后复吸,提示患者存在烟草依赖。尼古丁依赖程度可根据国际通用的尼古丁依赖量表(FTND)得分来确定。该量表分值范围0~10分。不同分值代表依赖程度分别是:0~2分/极低;3~4分/低;5分/中度;6~7分/高;8~10分/极高。当FTND ≥ 6分时,诊断为尼古丁高度依赖,患者戒烟后复吸的可能性较大,戒断症状会比较明显。

(二)识别戒断症状

戒断症状定义为吸烟者戒烟后出现的各式各样的症状,表现为吸烟者戒烟后出现烦躁不安、易怒、焦虑、情绪低落、注意力不集中、失眠、心率降低、食欲增加、体重增加等,会对戒烟者造成极度困扰,是戒烟失败的最主要原因。

一般停止每天使用尼古丁后不久,体内的尼古丁水平很快就会开始下降,且通常会在停用尼古丁1天内开始产生戒断症状,在前14天最为强烈,并在停用尼古丁大约1个月后开始减弱,此症状可能持续长达6个月。不同国家对戒断症状发生率的文献报道显示,大约50%的戒烟者会出现戒断症状。

(三)干戒的危害

一项研究评价干戒患者戒烟前后的心境状态,结果表明戒烟前患者的心境状态量表(POMS)评分与普通成年人相近;但是戒烟5天时患者的评分升高至近似精神科门诊患者的水平,临床主要表现为焦虑不安、失眠、脾气暴躁且难以集中注意力,这种精神状态的变化与戒烟后患者体内激素分泌异常有关,包括促肾上腺皮质激素(ACTH)、皮质醇及催乳素水

平升高。精神应激和激素分泌异常是急性心血管事件发生的重要危险因子。因此,心血管病患者戒烟过程中要注意评估其戒断症状,及时给予干预。

(四)识别与筛选戒断症状的技巧

对于门诊患者:应注意询问是否有戒烟史,筛选出曾经尝试过戒烟但目前仍在吸烟的患者。"曾干戒失败"这一特征提示该患者可能具备戒烟意愿,而且可能发生难以忍受的戒断症状,需要接受戒烟药物治疗。

对于住院患者:应注意询问住院期间是否有强烈的吸烟欲望、是否因不能吸烟而发生烦躁/抑郁情绪、失眠、易激惹、挫折感、愤怒、焦虑、难于集中注意力、坐立不安等不良反应,以筛选出有潜在戒断症状的患者,及时予以戒烟药物帮助。

(五)烟草依赖干预方案

血管疾病吸烟患者戒烟过程中要注意评估其戒断症状,即使给予干预。引起烟草依赖的因素主要包括生物学因素、心理学因素和社会文化因素。因此烟草依赖戒断的过程需要医生的支持和建议。

烟草依赖包括心理依赖和生理依赖。因此医生需要掌握心理治疗的基本原则、动机干预的基本技能,了解烟草依赖的生理表现,能够处理戒断症状,知晓如何使用戒烟药物。

1. 治疗心理依赖 应用心理支持治疗和行为指导。

(1)心理支持治疗:干预过程中医生应更多采用正面而乐观的语言,避免消极或歧视的言语,注意交流过程中所表现出的关爱,而非片面追求戒烟理论。帮助患者寻找有说服力的戒烟理由,并在每次门诊时反复强化。比如戒烟对患者自身健康的益处或对家人健康的益处等。

(2)行为指导:给予患者戒烟建议,告知吸烟的危害和戒烟的益处,促使患者进入戒烟思考期和准备期,帮助患者选择一个合适的开始戒烟日,帮助患者寻找社会支持,教给患者处理戒断症状的技巧,提供给患者戒烟药物资料和戒烟自助资料。

如何对待戒烟后的体重增加:戒烟后体重增加是导致戒烟失败的重要原因。其机制包括心理因素和生物学因素。一般戒烟过程中体重会增加 3~4kg。在患者开始戒烟时,要提醒患者注意控制饮食,增加运动量,尽可能避免用食物取代对烟草的渴望。

2. 治疗生理依赖 应用戒烟药物减轻戒断症状。

世界卫生组织和 2008 年美国戒烟指南建议,治疗烟草依赖,除存在禁忌证或缺乏有效性充分证据的某些人群(如妊娠女性、无烟烟草使用者、轻度吸烟者、青少年)以外,临床医师应鼓励所有尝试戒烟的患者使用戒烟药物。

目前,许多欧美和亚太国家和地区都将烟草依赖作为一个独立的疾病,并将戒烟药物纳入医保报销目录,如澳大利亚、爱尔兰、英国、日本、比利时、西班牙、加拿大、美国、韩国、法国等。这些国家的实践表明:将戒烟服务作为公共补偿的一部分,对降低与烟草有关的疾病负担能起到积极和促进的作用。

一线戒烟药物包括尼古丁替代治疗(NRT)相关制剂、安非他酮和伐尼克兰。

(1)尼古丁替代治疗(NRT)

1)NRT 相关制剂包括尼古丁贴片、咀嚼剂、吸入剂、鼻喷剂和舌下含片 5 种,效果相差无几。

2)作用机制:制剂中的尼古丁递送至大脑的速度比吸烟时慢且剂量小,从而使烟民大脑中烟碱型乙酰胆碱受体(nAChR)产生"脱敏作用",对尼古丁摄取量逐渐降至最低,进而戒除烟瘾,可使戒烟的成功率提高 1 倍。

3)使用方法:①尼古丁咀嚼胶,成人剂量的选择应根据吸烟者对烟草的依赖程度而定,重度依赖的吸烟者以及用 2mg 尼古丁咀嚼胶无效者，应选用 4mg 尼古丁咀嚼胶，其他选用 2mg 尼古丁咀嚼胶。大部分吸烟者每天需用 8~12 片合适剂量的咀嚼胶。每天最大剂量不超过 24 片咀嚼胶。疗程长短因人而异，临床经验显示一个疗程至少需要 3 个月，然后逐渐减少咀嚼胶的用量。当每天只需 1~2 片尼古丁咀嚼胶时，疗程便可结束，不主张使用尼古丁咀嚼胶超过 1 年。②尼古丁贴片，在完全停止吸烟的当天开始使用高剂量的规格（15mg/16h），至少持续 12 周，此后，在 4 周以上的时间内逐渐降低剂量，整个疗程应大于 16 周。在开始的大约 12 周时间内，每天使用 1 片 15mg/16h 的尼古丁贴剂；在随后的大约 2 周时间内，每天使用 1 片 10mg/16h 的尼古丁贴剂；在最后的大约 2 周时间内，每天使用 1 片 5mg/h 的尼古丁贴剂。

4）不良反应：因给药途径不同引起皮肤过敏、口腔、咽、鼻、喉不适及恶心等消化道症状。

5）注意事项：尼古丁咀嚼剂和舌下含片必须在餐后或饮用酸性饮料 15 分钟后使用；气道高反应性吸烟者应避免使用吸入剂和鼻喷剂。

6）禁忌证：不稳定型或恶化性心绞痛、急性心肌梗死、严重心律失常者。有严重心血管疾病的患者（例如闭塞性外周血管疾病、脑血管疾病、稳定型心绞痛和失代偿性心力衰竭）、血管痉挛、未能控制的高血压、中重度肝脏疾病、严重肾脏疾病、十二指肠和胃溃疡患者慎重使用。

（2）安非他酮

1）作用机制：通过增加伏隔核和蓝斑部位的神经突触间隙去甲肾上腺素（NE）、5- 羟色胺（5-HT）及多巴胺（DA）的浓度降低吸烟者对尼古丁的渴求，同时不引起戒断症状；通过增加中枢 NE、5-HT 及 DA 含量，减少了与烟草戒断综合征相关的一些症状的发生。

2）使用方法：在确定戒烟日前 1 周开始服用，前 3 天 1 次 /d，每次 150mg，后 4 天剂量不变但改为 2 次 /d，两次服药间隔时间不少于 8 小时，晚上忌用，从第 2 周至治疗结束又恢复前 3 天的用法，为期 7~12 周。

3）不良反应：困倦和口干，也有湿疹及其他过敏性反应引起的瘙痒、荨麻疹、血管神经性水肿等。

4）注意事项：服药期间不能与氟西汀、金刚烷胺等同时使用，以免引发某些精神病症状。肝肾功能损害患者慎用。

5）禁忌证：癫痫发作患者；使用其他含有安非他酮成分药物的患者；现在或者既往诊断为贪食症或厌食症的患者；不能与单胺氧化酶（MAO）抑制剂合并应用，两药服用间隔至少应该为 14 天；突然戒酒或停用镇静剂的患者。

（3）伐尼克兰

1）作用机制：高选择性 α4β2 尼古丁乙酰胆碱受体部分激动剂，对该受体有独特的双向调节作用。其激动剂作用可缓解吸烟者对尼古丁的渴求和戒断症状，同时其拮抗剂作用又能阻止尼古丁与大脑内受体的结合，从而减少吸烟的快感，降低对吸烟的期待，大大减少复吸的可能性，可使戒烟率提高 2.33 倍。随机对照研究显示，伐尼克兰治疗 1 年时的戒烟率分别为 NRT 和安非他酮的 1.31 倍和 1.52 倍。

2）使用方法：患者应设定戒烟日期并在此日期前 1~2 周开始服用本品。第 1~3 天，0.5mg，1 次 /d（白色片）；第 4~7 天，0.5mg，2 次 /d（白色片）；第 8 天 ~ 治疗结束，1mg，2 次 /d（淡蓝色片）。治疗疗程 12 周。对于经 12 周治疗戒烟成功的患者，可考虑续加一个 12 周疗程，剂量仍为 2 次 /d，每次 1mg。由于在戒烟疗程结束的最初阶段，患者的复吸风险较高。可考虑在戒烟疗程结束时，逐渐减量至停药。肝功能损伤患者不需调整剂量，重度肾功能损伤患者减量使用。该药仅 10% 经过肝细胞色素酶 P450 代谢，很少发生药物间相互作用。

3）不良反应：恶心是最常见的不良反应，此外还有睡眠异常、便秘、胀气、呕吐等。

4）注意事项：有报告出现严重精神神经症状、自杀、血管神经性水肿和超敏反应、严重皮肤反应。当观察到患者出现上述症状或表现时，立即停止服用本品，同时给予相应治疗。

5）禁忌证：对本品活性成分或任何辅料成分过敏者。

2011 年发表的一项荟萃分析显示，应用伐尼克兰后某些心血管事件的频率高于安慰剂。国内外心血管专家对此结果一致认为应慎重对待，伐尼克兰导致心血管不良事件的频率较低，相比戒烟的获益更大。仍建议使用伐尼克兰作为一线戒烟药物。治疗过程中注意监测患者的不良反应。

（六）随访和复吸处理

我国一项研究显示，我国急性冠脉综合征患者 6 个月戒烟率为 64.6%，复吸率为38.1%，与国外相关研究结果相似。复吸主要原因是渴求，占 90.32%，其他原因为 9.68%。尼古丁依赖评分 4 分以上是预测患者复吸的独立危险因素。出院后 2 个月内是患者复吸的高发时间。对于急性冠脉综合征患者，3 分钟的简短戒烟干预和出院后半个月电话随访一次，不能有效控制患者戒烟。提示应延长住院期间戒烟教育时间及出院后随访 2 个月。一项针对心血管疾病住院患者戒烟治疗策略的荟萃分析资料同样显示，心血管疾病患者需要给予戒烟教育和出院后至少 1 个月的随访支持，戒烟药物可提高戒烟成功率。建议以科室为单位成立戒烟小组，对诊断为心血管疾病且吸烟患者出院后给予至少 1 个月的随访监督。

（七）戒烟简短干预流程

见附图 5-4-1。

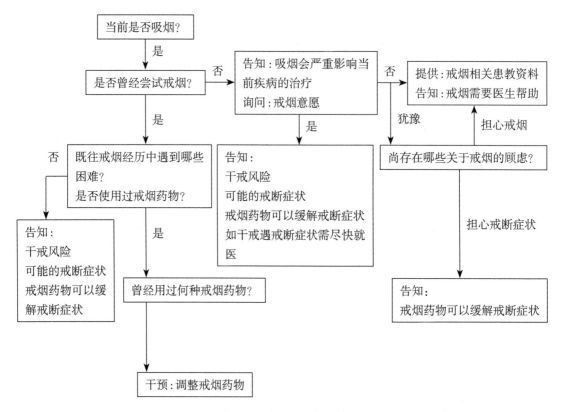

附图 5-4-1　戒烟简短干预流程

（八）吸烟患者分层管理

1. 门诊戒烟可及性分层及管理见附表 5-4-1。

附表 5-4-1　门诊戒烟可及性分层及管理

不拒绝戒烟		拒绝戒烟
有戒烟史	无戒烟史	
告知戒烟必要性 告知干戒的风险 给予药物戒烟方案	告知戒烟必要性和干戒的风险 可先尝试干戒，随访干戒情况 一旦发现复吸或有戒断症状，给予药物戒烟方案	告知戒烟必要性 提供给患者更详尽的教育资料 坚持随访

2. 病房医生戒烟指导建议　住院患者通常病情相对较重，与医生接触时间较长。医生可通过入院检查和床旁随访，观察患者戒断症状，判断患者是否必须使用戒烟药物，从而选择治疗方案。住院患者干戒风险度分层见附表 5-4-2。

附表 5-4-2　住院患者干戒风险度分层

戒烟基础疾病	戒烟史	
	住院期间未发现明显戒断症状，入院前一直吸烟，不曾戒过	有干戒史，入院前处于复吸状态，或主诉有戒断症状，或住院期间有吸烟行为
合并 1 个心血管危险因素	健康教育 行为指导	戒烟药物治疗 行为指导
合并 2 个以上心血管危险因素，或合并冠心病，冠心病等危症	戒烟药物治疗 行为指导	戒烟药物治疗 行为指导 密切观察

注：除吸烟外的心血管危险因素包括高脂血症、高血压、糖尿病、肥胖、代谢综合征；冠心病等危症包括卒中、糖尿病、腹主动脉瘤、下肢动脉狭窄、颈动脉狭窄、肾动脉狭窄等

参 考 文 献

[1] 李玲，陈秋霖，贾瑞雪，等.我国的吸烟模式和烟草使用的疾病负担研究.中国卫生经济，2008，27（1）：26-30

[2] NiuS R，YangGH，ChenZ M，et al. Emerging tobacco hazardsin China：Early mortality results from a prospective study. BMJ，1998，317（7170）：1423-1424

[3] Lavi S，Prasad A，Yang EH，et al. Smoking Is Associated With Epicardial Coronary Endothelial Dys function and Elevated White Blood Cell Count in Patients With Chest Pain and Early Coronary Artery Disease. Circulation，2007，115（20）：2621-2627

[4] Leone A. Smoking Haemostatic Factors and Cardiovascular Risk. Curr Pharm Des，2007；13（16）：1661-1667.

[5] Vorchheimer DA，Becker R. Platelets in atherothrombosis. Mayo Clin Proc，2006，81（1）：59-68

[6] Perlstein TS，Lee RT. Smoking Metalloproteinases and Vascular Disease. Arterioscler Thromb Vasc Biol，2006，26（2）：250-256

[7] Benowitz NL，Fitzgerald GA，Wilson M，et al. Nicotine effects on eicosanoid formation and hemostatic function：

comparison of transdermal nicotine and cigarette smoking. J Am Coll Cardiol, 1993, 22(4): 1159-1167

[8] Hellerstein MK, Benowitz NL, Neese RA, et al. Effects of cigarette smoking and its cessation on lipid metabolism and energy expenditure in heavy smokers. J Clin Invest, 1994, 93(1): 265-272

[9] Sugiishi M, Takatsu F. Cigarette Smoking Is a Major Risk Factor for Coronary Spasm. Circulation, 1993, 87(1): 76-79

[10] Quillen JE, Rossen JD, Oskarsson HJ, et al. Acute effect of cigarette smoking on the coronary circulation: constriction of epicardial and resistance vessels. J Am Coll Cardiol, 1993, 22(3): 642-647

[11] Winniford MD, Wheelan KR, Kremers MS, et al. Smoking-induced coronary vasoconstriction in patients with atherosclerotic coronary artery disease: evidence for adrenergically mediated alterations in coronary artery tone. Circulation, 1986, 73(4): 662-667

[12] Kanitz MG, Giovannucci SJ, Jones JS, et al. Mycardial infarction in young adults: Risk factors an clinical features. J Emerg Med, 1996, 14(2): 139-145

[13] Teo KK, Ouupuu S, Hawken S, et al. Tobacco use and risk of myocardial infarction in 52 countries in the interheart study: a case-study. Lancet, 2006, 368(9536): 647-658

[14] Mishkel GJ, Moore, AL Markwell S, et al. Correlates of late and very late thrombosis of drug eluting stents. Am Heart J, 2008, 156(1): 141-147

[15] 朱中玉, 高传玉, 牛振民, 等. 冠心病患者冠状动脉介入治疗后吸烟对临床预后的影响. 中华心血管病杂志, 2009, 37(9): 777-779

[16] Hasdai D, Garratt KN, Grill DE, et al. Effect of smoking status on the long-term outcome after successful percutaneous coronary revascularization. N Engl J Med, 1997, 336(11): 755-761

[17] Goldenberg I, Jonas M, Tenenbaum A, et al. Current Smoking, Smoking Cessation, and the Risk of Sudden Cardiac Death in Patients With Coronary Artery Disease. Arch Intern Med, 2003, 163(19): 2301-2305

[18] Shinton R, Beevers G. Meta-analysis of relation between cigarette smoking and stroke. BMJ, 1989, 298(6676): 789-794

[19] Freund KM, Belanger AJ, D'Agostino RB, et al. The health risks of smoking. The Framingham Study: 34 years of follow-up. Ann Epidemiol, 1993, 3(4): 417-424

[20] Witteman JC, Grobbee DE, Valkenburg HA, et al. Cigarette smoking and the development and pro-gression of aortic atherosclerosis. A 9-year population-based follow-up study in women. Circulation, 1993, 88(5 Pt 1): 2156-2162

[21] Gratziou C. Respiratory, cardiovascular and other physiological consequences of smoking cessation. Current medical research and opinion, 2009, 25(2): 535-545

[22] Gelin Xu, Xinfeng Liu, Wentao Wu, et al. Recurrence after Ischemic Stroke in Chinese Patients: Impact of Uncontrolled Modifiable Risk Factors. Cerebrovasc Dis, 2007, 23(2-3): 117-120

[23] Kumanan Wilson, Neil Gibson, Andrew Willan, et al. Effect of Smoking Cessation on Mortality After Myocardial Infarction, Meta-analysis of Cohort Studies. Arch Intern Med, 2000, 160(7): 939-944

[24] Critchley, Capewell. Mortality Risk Reduction Associated With Smoking Cessation in Patients With Coronary Heart Disease. JAMA, 2003, 290(1): 86-97

[25] van Domburg RT, Meeter K, van Berkel DF, et al. Smoking Cessation Reduces Mortality After Coronary Artery Bypass Surgery: A 20-Year Follow-up StudyAdapted from van Domburg et al. J Am Coll Cardiol, 2000, 36(3): 878-883

[26] Hallstrom AP, Cobb LA, Ray R. Smoking as a risk factor for recurrence of sudden cardiac arrest. Engl J Med, 1986, 314(5): 271-275

[27] Benowitz NL. Cigarette smoking and cardiovascular disease: pathophysiology and implications for treatment. Progress in Cardiovascular Diseases, 2003, 46(1): 91-111

[28] Stanton A. Glantz. Meta-analysis of the effects of smokefree laws on acute myocardial infarction: An update. preventive medicine, 2008, 47(4): 452-453

[29] 姜垣, 魏小帅, 陶金, 等. 中国六城市医生吸烟状况. 中国健康教育, 2005, 21(6): 403-407

[30] John R. Hughes. Effects of abstinence from tobacco: Etiology, animal models, epidemiology, and significance: A subjective review. Nicotine & Tobacco Research, 2007, 9(3): 329-339

[31] 丁荣晶, 傅媛媛, 王桂莲, 等. 急性冠脉综合征患者吸烟现状及简短干预效果评价. 中华内科杂志, 2010, 1(49): 32-34

[32] Rigotti NA, Munafo MR, Stead LF. Smoking Cessation Interventions for Hospitalized Smokers. Arch Intern Med, 2008, 168(18): 1950-1960

心血管疾病康复处方——增强型体外反搏应用国际专家共识

第一节 概　　述

　　增强型体外反搏（enhanced external counterpulsation, EECP）是一种用于治疗缺血性疾病的无创性辅助循环方法。自20世纪70年代末起即在中国被广泛应用于缺血性心脏病及卒中的治疗。1992年美国食品药品管理局（FDA）确认EECP可以应用于稳定及不稳定型心绞痛、急性心肌梗死和心源性休克的治疗，2002年又将充血性心力衰竭纳入其适应证。2013年欧洲心脏病学会在稳定性冠心病的诊治指南中纳入EECP疗法。心血管康复是通过综合的干预手段，如药物、运动、营养、教育、心理和生活方式改变等，控制心血管危险因素，减轻症状，提高运动耐量和生存质量，从而减少急性心血管事件和心血管相关死亡等。EECP能增加冠状动脉血流，促进冠状动脉侧支循环的形成，提高运动耐量，改善血管内皮功能及降低血管僵硬度等。因此，有学者又将EECP称为被动的"运动"。

第二节　增强型体外反搏的工作原理

　　EECP治疗的执行部件主要包括3副充气囊套，分别包扎于小腿、大腿及臀部。在心电R波的触发下，气囊自小腿、大腿、臀部自下而上序贯充气，挤压人体下半身的动脉系统，将血流于心脏的舒张期驱回至人体上半身，达到改善心、脑等重要脏器血流灌注的目的；同时，因静脉系统同步受压，因而右心的静脉回流增加，通过Frank-Starling机制提高心脏的每搏输出量和心排血量。在心脏的收缩期，三级气囊则同时排气，使心脏射血的阻力负荷减低。

一、即时血流动力效应

　　EECP作用的基本原理与主动脉内球囊反搏（intraaortic balloon pump, IABP）有相似之处，其最大的区别在于EECP可同时挤压双下肢静脉，使静脉回心血流量增加，提高心排血量，而IABP的作用部位主要在降主动脉。EECP可产生较高的舒张期增压波，其提高动脉舒张期增压波的幅度为26%~157%不等。EECP对动脉收缩压的影响报道不一，可降低收缩压9~16mmHg（降幅6.3%~11%）。在左室射血阻力下降的前提下，EECP可使心排血量增加5%~50%（平均25%）。

二、临床疗效

　　根据已经发表的随机对照试验和国际EECP患者注册研究（IEPR）结果，结合近年来

EECP临床应用研究的国内外文献，其临床疗效可归纳为以下几个方面：①缓解心绞痛和心功能不全症状，改善心功能级别；②定量心肌灌注显像提示缺血灶缩小或消失；③延长心绞痛患者的运动时间及运动诱发心肌缺血发作的时间；④延长心功能不全患者的运动时间；⑤减少或消除抗心绞痛药物的使用；⑥改善生活质量。

基于上述EECP的临床效应，EECP疗法已经作为一种重要的治疗或辅助治疗手段广泛应用于冠心病心绞痛的治疗。对于顽固性心绞痛患者，研究证明75%~80%的患者可通过EECP治疗改善其心绞痛级别，且疗效可维持3~5年。

三、作用机制

EECP治疗除产生前述的即时血流动力学变化之外，还能加快动脉血流速度，提高血管内皮的血流切应力刺激，因此其长期的效果主要是通过作用于血管内皮细胞来实现的，具体表现在：

1. 血管张力调节与血管活性物质的释放　包括EECP后冠心病患者循环一氧化氮（NO）水平逐渐升高，内皮素-1（ET-1）水平逐渐降低等。

2. 抑制炎性物质的释放　Casey等证实35小时的EECP治疗能使循环内的肿瘤坏死因子-α（TNF-α）和单核细胞趋化蛋白-1（MCP-1）水平分别降低了29%和20%，且上述改变同样与患者的临床症状改善相吻合。

3. 抑制动脉内膜增殖与动脉粥样硬化损害，其分子机制与下调丝裂原激活蛋白激酶（MAPK）家族活性水平的异常增高、抑制NF-κB的过度活化，增强内皮型一氧化氮合酶（eNOS）/NO途径、下调内皮细胞整合素β1、结缔组织生长因子（*CTGF*）基因的表达有关。

4. 增加循环内皮祖细胞。

5. 改善血流介导的血管舒张功能（FMD）。

6. 减轻外周动脉血管的僵硬度，增加血管的顺应性等。

第三节　患　者　选　择

EECP治疗患者的选择在不同国家和地区间有一定差异。在美国，EECP大多应用于难治性心绞痛和心衰的患者。而中国和许多其他国家的治疗适应证和临床应用更为广泛。

一、适应证

经过美国FDA认证批准的EECP治疗适应证如下：

1. 慢性稳定型/不稳定型心绞痛。

2. 急性心肌梗死（梗死后）。

3. 心源性休克。

4. 充血性心力衰竭。

美国ACC/AHA在2002年发布的慢性稳定型心绞痛诊疗指南中推荐将EECP作为难治性心绞痛患者的替代治疗，在2012年发布的ACCF/AHA稳定性缺血性心脏病诊疗指南中，EECP治疗又获得推荐（该指南引用的文献只限于2008年之前的研究）。

美国FDA尚未批准EECP用于缺血性卒中患者的治疗。但卒中却是中国EECP应用的主要适应证之一,近年来积累了大量的临床数据。2013 美国 AHA/ASA 推荐将 EECP 作为增加脑血流灌注的治疗手段。

二、禁忌证

1. 伴有可能干扰 EECP 设备心电门控功能的心律失常。
2. 各种出血性疾病或出血倾向。
3. 活动性血栓性静脉炎。
4. 失代偿性心力衰竭[中心静脉压(CVP)> 12mmHg,合并肺水肿]。
5. 严重肺动脉高压(平均肺动脉压 > 50mmHg)。
6. 严重主动脉瓣关闭不全。
7. 下肢深静脉血栓形成。
8. 需要外科手术的主动脉瘤。
9. 孕妇。

三、需要慎用体外反搏的情况

1. 严重下肢动脉阻塞性疾病。
2. 血压高于 180/110mmHg 的患者,应在 EECP 治疗之前进行控制,将血压调节至 140/90mmHg 或以下。
3. 心动过速的患者,应在 EECP 治疗之前将心率控制到 100 次 /min 以下。
4. 应当慎重选择因静脉回流增加可能引发并发症的患者,在 EECP 治疗期间随时监测心率、血氧饱和度、肺部啰音和呼吸频率等。通过优化反搏参数调整舒张期增压波,有助于降低心脏后负荷,减少由于静脉回流所导致的心室充盈压力增加。
5. 严重心脏瓣膜疾病患者接受 EECP 治疗,如显著的主动脉瓣关闭不全,或严重的二尖瓣或主动脉瓣狭窄,可能导致患者静脉回流增加,从而无法从舒张期增压和降低心脏后负荷中获益。

四、体外反搏应用的其他注意事项

1. 年龄问题　EECP 治疗没有年龄限制。
2. 糖尿病　合并糖尿病的冠心病患者,可以安全有效地接受治疗,并能取得与非糖尿病冠心病患者同样的治疗效果。
3. 肥胖　EECP 治疗对不同程度的肥胖患者(BMI > 30kg/m²)和病态肥胖患者(BMI > 40kg/m²)具有同样安全有效的疗效。
4. 有破裂风险的腹主动脉瘤(AAA)不能进行 EECP 治疗,直径超过 4.0cm 的腹主动脉瘤应在血管外科评估后再行决定是否 EECP 治疗。
5. 心室率控制在 50~100 次 /min 的心房颤动患者可以进行 EECP 治疗。
6. 安装有起搏器和除颤器的患者在适当的心电监护操作下也可以获益于 EECP 治疗。该类患者在 EECP 治疗中要注意的问题是气囊充气 / 排气过程中产生的躯体运动,有可能导致频率应答起搏器在 EECP 治疗过程中触发起搏器介导心动过速。这种情况应关闭频率应答功能。
7. 治疗方案　至少 75% 的患者证实在 35 次(每次一小时)EECP 治疗后,可有效减少心绞痛发作时间和提高运动耐量,继续延长治疗 10~12 小时可进一步获益。然而,EECP 治疗方案应纳入心脏康复计划,以达到最佳的治疗效果(见下文的治疗方案)。

8. 重复治疗　初始 EECP 治疗后 2 年以内,18% 的患者会因心绞痛复发和持续心绞痛再次接受一个疗程的 EECP 治疗,并取得和第一个疗程同等的疗效。

9. 心房颤动患者,不论节律为何,心室率应控制在 50~100 次 /min 之间。由于 EECP 治疗由心电门控触发,房颤患者充排气过程的不规律对部分患者可能造成心理上的不适,但其临床疗效不受影响。

第四节　体外反搏治疗的推荐方案

根据 EECP 治疗的效果和作用机制,建议将 EECP 疗法纳入心脏康复的整体方案加以考虑。

一、第一阶段(即住院期康复或 I 期康复)

住院期康复时间较短,为 3~7 天。在出院前和转诊后,需对心血管病患者进行以下健康教育:

1. 戒烟及健康生活方式教育。
2. 心血管疾病相关的基本知识、风险控制、EECP 疗法及运动锻炼的基本原理。
3. 心血管疾病危险症状的识别和急救方法。

出院前或出院早期(1~2 周)对患者进行全面的心脏康复评估,根据检查结果,对患者可能出现心血管事件风险的高低进行危险性分层。心衰患者则可以做运动心肺功能检测(CPET)或 6 分钟步行试验来替代常规的运动平板试验,以此来进行危险分层。情况允许下,对心衰患者可尝试在密切监护下给予 30 分钟到 1 小时的 EECP 治疗,如果能够耐受,可次日继续治疗 1 小时,如果仍然能够耐受,则可给予标准 EECP 疗程,但仍然需要密切监护患者的心功能情况。

高危患者,或虽属于中危但其运动耐量低下、运动不适症状明显,或暂时对运动有顾虑的患者,可先进行 EECP 治疗,待危险等级下降或运动耐量增加时,再进行运动训练。

对某些存在运动禁忌的情况如不稳定型心绞痛、直立性低血压、静息心电图显示严重心肌缺血改变、合并肢体活动障碍如偏瘫、严重的骨关节疾病等情况,可先予以 EECP 治疗,待情况好转无运动禁忌时再开始运动训练。对合并运动障碍和严重骨关节疾病的患者,可以 EECP 作为运动训练的替代方式。

二、第二阶段

本阶段应包括:继续健康教育,生活方式调整和维持、监督下的个体化运动训练及 EECP 治疗,营养和饮食咨询,心理咨询服务,用药监测等。第二阶段的重点在于 EECP 治疗和运动训练。个人训练计划应该根据患者的危险分层来建立。定期完善心率、血压、12 导心电图和超声心动图,评估患者的安全和健康状况。第二阶段计划可以在心血管事件发生的 2 周后开始。建议患者应该每周进行 3~5 次的 EECP 治疗和训练。每次治疗包括 60 分钟 EECP 和医务人员监护下的个体化运动训练。一般情况下为 5~10 分钟热身,20~30 分钟中等强度的有氧运动（ $60\%\sim80\%$ VO_2max ），逐渐增加到 60 分钟。运动结束应有 5~10 分钟的放松。可通过心率、自我疲劳评分和谈话试验来控制运动强度。EECP 治疗与运动锻炼结合的方案可参考附表 6-4-1。

附表 6-4-1　EECP 治疗与运动锻炼结合的参考方案

周期	项目	风险		
		低	中	高
1~14 天	EECP 疗法	可以进行	可以进行	可以进行
	运动锻炼	可以进行	可进行	暂不进行
15~21 天	EECP 疗法	继续进行	继续进行	继续进行
	运动锻炼	继续进行	可以进行	暂不进行
22~35 天	EECP 疗法	继续进行	继续进行	继续进行
	运动锻炼	继续进行	继续进行	可以进行
2 阶段	EECP 疗法	继续进行	继续进行	继续进行
	运动锻炼	继续进行	继续进行	继续进行
备注	EECP 疗法	针对所有患者均可以立即进行治疗		
	运动锻炼	立即进行	2 周后进行	3 周后进行

EECP 疗法已经被证实可以提高患者的运动耐量。针对低危组、有运动能力的患者，运动训练与 EECP 疗法可同步进行；针对中危组、运动能力较差的患者，EECP 疗法被证实在 14 天后开始帮助患者增加体力、精力，同时患者可以在医疗监督下进行运动训练直至完成 35~36 小时的锻炼。对于高危组患者，可在 EECP 治疗后运动耐量有所改善后开始运动训练。

三、第三阶段

阶段Ⅲ是心脏康复项目的维持阶段，主要强调长期维持健康的生活方式、二级预防药物服用及运动训练。例如在家或者社团监督下持续进行体育锻炼，在现有心脏疾患情况下进行饮食生活习惯的改善，以及控制危险因素，如高血压。高危组患者应当尽可能一周接受 1~2 次 EECP 治疗。低危或中危组患者应定期保持联系，确保服药的依从性良好，以及中等强度以上的有氧运动训练及抗阻训练，如果有必要也可以再次接受 EECP 治疗。再次的 EECP 治疗周期持续 15~20 天，每天 1 小时，保持心脏功能在日常生活中处于更佳的状态。

第五节　监测与评价

在接受 EECP 和运动训练过程中，每次治疗前后应检测心率、血压，定期检查有无心律失常、心绞痛和呼吸困难等。评估用药与危险因素控制情况。

在心脏康复实施的第一阶段，需对整个心血管进行评估和体检，进行危险分层，尤其是运动耐量评估。还应分析 EECP 治疗的注意事项和根据 EECP 的禁忌评估相关风险。医生应记录相关的资料包括：诊断和治疗情况，12 导联心电图，血压，心率，血氧饱和度，以及血脂谱分析如胆固醇、高密度和低密度脂蛋白、甘油三酯水平等。

　　EECP 治疗的机制之一是可以改善血管内皮功能障碍。运动训练也可以改善内皮功能。建议通过血流介导的肱动脉扩张（FMD）、脉冲振幅张力测定法（PAT）或数字化热量监控追踪等方法评估血管内皮功能。在心脏康复或 EECP 治疗前、完成 2 个项目的 2 阶段之后重复测量。

第六节　结　　论

　　总之，EECP 作为无创伤性的非运动治疗方式，在保护心脏，提高运动耐量的同时提高了治疗的安全性。同时，EECP 治疗通过改善心脏功能以及全身的病理生理环境，使体验过 EECP 一系列治疗的患者能积极参与运动康复训练，极大地提高了心血管康复的依从性和临床获益。至于如何将 EECP 有机地与心血管其他康复手段相融合，使两者相得益彰，还有待更多的临床研究去评估和证实。

参 考 文 献

[1] Soroff HS, Hui J, Giron F. Current Status of External Counterpulsation. Critical Care Clinics, April 1986, 2(2), 277-295

[2] Zheng ZS, Yu LQ, Cai SR, et al. New Sequential External Counterpulsation for the Treatment of Acute Myocardial Infarction. Transactions of the American Society of Artificial Internal Organs, 1984, 8(4): 470-477

[3] Task Force Members, Montalescot G, Sechtem U, et al. 2013 ESC guidelines on the management of stable coronary artery disease: The Task Force on the management of stable coronary artery disease of the European Society of Cardiolog. European Heart Journal, 2014, 35(33): 2260-2261

[4] Lawson WE, Hui JCK, Zheng ZS, et al. Can Angiographic Findings Predict which Coronary Patients will Benefit from Enhanced External Counterpulsation? American Journal of Cardiology, 1996, 77(12): 1107-1109

[5] Lawson WE, Cohn PF, Hui JCK, et al. Enhanced External Counterpulsation: U.S. Clinical Research. Cardiovascular Reviews and Reports, 1997, 18(10): 25-29

[6] Suresh K, Simandl S, Lawson WE, et al. Maximizing the Hemodynamic Benefit of Enhanced External Counterpulsation. Clinical Cardiology, 1998, 21(9): 649-653

[7] Michaels AD, Tacy T, Teitel D, et al. Invasive Left Ventricular Energetics During Enhanced External Counterpulsation. American Journal of Therapeutics, 2009, 16(3): 239-246.

[8] Arora RR, Chou TM, Jain D, et al. The Multicenter Study of Enhanced External Counterpulsation (MUST-EECP): Effect of EECP on Exercise-Induced Myocardial Ischemia and Anginal Episodes. The Journal of the American College of Cardiology, 1999, 33(7): 1833-1840

[9] Feldman AM, Silver AM, Francis GS, et al. Treating Heart Failure With Enhanced External Counterpulsation (EECP): Design of the Prospective Evaluation of EECP in Heart Failure (PEECH) Trial. Journal of Cardiac Failure, 2005, 11(3): 240-245

[10] Feldman AM, Silver MA, Francis GS, et al. Enhanced External Counterpulsation Improves Exercise Tolerance in Patients With Chronic Heart Failure. Journal of the American College of Cardiology, 2006, 48(6): 1199-

1206

[11] Barsness G, Feldman AM, Holmes DR Jr, et al. The International EECP Patient Registry (IEPR): Design, Methods, Baseline Characteristics and Acute Results. Clinical Cardiology, 2001, 24(6): 435-442

[12] Michaels AD, Linnemeier G, Soran O, et al. Two-Year Outcomes After Enhanced External Counterpulsation for Stable Angina Pectoris (from the International Patient Registry [IEPR]). American Journal of Cardiology, 2004, 93(4): 461-464

[13] Loh PH, Cleland JG, Louis AA, et al. Enhanced External Counterpulsation in the Treatment of Chronic Refractory Angina: A Long-term Follow-up Outcome from the International Enhanced External Counterpulsation Patient Registry. Clinical Cardiology, 2008, 31(4): 159-164

[14] Lawson WE, Hui JCK, Zheng ZS, et al. Three-Year Sustained Benefit from Enhanced External Counterpulsation in Chronic Angina Pectoris. American Journal of Cardiology, 1995, 75(12): 840-841

[15] Lawson WE, Hui JCK, Cohn PF. Long-Term Prognosis of Patients with Angina Treated with Enhanced External Counterpulsation: Five-Year Follow-Up Study. Clinical Cardiology, 2000, 23(4): 254-258

[16] Bonetti PO, Barsness GW, Keelan PC, et al. Enhanced External Counterpulsation Improves Endothelial Function in Patients with Symptomatic Coronary Artery Disease. Journal of the American College of Cardiology, 2003, 41(10): 1761-1768

[17] Akhtar M, Wu GF, Du ZM, et al. Effect of External Counterpulsation on Plasma Nitric Oxide and Endothelin-1 Levels. American Journal Cardiology, 2006, 98(1): 28-30

[18] Hashemi M, Hoseinbalam M, Khazaei M. Long-term Effect of Enhanced External Counterpulsation on Endothelial Function in the Patients with Intractable Angina. Heart Lung Circulation, 2008, 17(5): 383-387

[19] Hui JCK, Lawson WE, Barsness GW. EECP in the Treatment of Endothelial Dysfunction: Preventing Progression of Cardiovascular Disease. Journal of Geriatric Cardiology, 2010, 7(2): 79-87

[20] Zhang Y, He X, Chen X, et al. Enhanced External Counterpulsation Inhibits Intimal Hyperplasia by Modifying Shear Stress Responsive Gene Expression in Hypercholesterolemic Pigs. Circulation, 2007, 116(5): 526-534

[21] Casey DP, Beck DT, Nichols WW, et al. Effects of Enhanced External Counterpulsation on Arterial Stiffness and Myocardial Oxygen Demand in Patients With Chronic Angina Pectoris. American Journal of Cardiology, 2011, 107(10): 1466-1472

[22] Nichols WW, Estrada JC, Braith RW, et al. Enhanced External Counterpulsation Treatment Improves Arterial Wall Properties and Wave Reflection Characteristics in Patients With Refractory Angina. Journal of the American College of Cardiology, 2006, 48(6): 1209-1215

[23] Zhang Y, He X, Liu D, et al. Enhanced External Counterpulsation Attenuates Atherosclerosis Progression Through Modulation of Proinflammatory Signal Pathway. Arterioscler Thromb Vasc Biol, 2010, 30: 773-780

[24] Braith RW, Casey DP, Beck DT. Enhanced External Counterpulsation for Ischemic Heart Disease: A Look Behind the Curtain. The American College of Sports Medicine Exercise and Sport Sciences Reviews, 2012, 40(3): 145-152

[25] Casey DP, Conti CR, Nichols WW, et al. Effect of Enhanced External Counterpulsation on Inflammatory Cytokines and Adhesion Molecules in Patients with Angina Pectoris and Angiographic Coronary Artery Disease. American Journal of Cardiology, 2008, 101(3): 300-302

[26] Gloekler S, Meier P, de Marchi S, et al. Coronary Collateral Growth by External Counterpulsation: A Randomized Controlled Trial. Heart, 2010, 96(3): 202-207

[27] Buschmann EE, Utz W, Pagonas N, et al. Improvement of Fractional Flow Reserve and Collateral Flow by Treatment with External Counterpulsation (Art. Net. -2 Trial). European Journal of Clinical Investigation, 2009, 39(10): 866-875

[28] Yang DY, Wu GF. Vasculoprotective properties of enhanced external counterpulsation for coronary artery disease: Beyond the hemodynamics. International Journal of Cardiology, 2013, 166(1): 38-43

[29] Michaels AD, McCullough PA, Soran OZ, et al. Primer: Practical Approach to the Selection of Patients for and Application of EECP. Nature Clinical Practice Cardiovascular Medicine, 2006, 3(11): 623-632

[30] Braith RW, Conti CR, Nichols WW, et al. Enhanced External Counterpulsation Improves Peripheral Artery Flow-Mediated Dilation in Patients with Chronic Angina: A Randomized Sham-Controlled Study. Circulation, 2010, 122(16): 1612-1620

[31] Bonetti PO, Gadasalli SN, Lerman A, et al. Successful Treatment of Symptomatic Coronary Endothelial Dysfunction with Enhanced External Counterpulsation. Mayo Clinic Proceedings, 2004, 79(5): 690-692

[32] Ahmadi N, McQuilkin GL, Akhtar MW, et al. Reproducibility and variability of digital thermal monitoring of vascular reactivity. Clin Physiol Funct Imaging, 2011, 31(6): 422-428

心脏康复是为心脏病患者给予生理、心理、社会环境的支持,最大限度地恢复患者的社会功能。心脏康复内容包括临床评估、康复运动、优化的药物治疗、物理治疗、心理康复治疗、健康教育、生活方式指导等。心脏康复的益处已有大量循证医学证据支持。

中医康复学以阴阳五行、脏腑经络、病因病机、气血津液学说等为基础,以中医学整体观念和辨证论治为指导,在强调整体康复的同时,主张辨证康复,形神统一,构建出中药、针灸、按摩、熏洗、气功、导引、食疗等行之有效的康复方法。中、西医心脏康复具有共性、个性和较强的互补性。中医辨证分型、中医体质测评是心脏康复评估的重要补充内容。心脏康复运动模式应动静结合、形神共养。中医传统运动形式多样(如气功、五禽戏、太极拳和八段锦等),通过精神意识驾驭形体运动,动作和缓,运动调形,形神和谐,可弥补依从性和趣味性方面的局限。辨证施膳是中医康复的特色和优势,针对患者的不同证型提供更加具体的饮食指导,变药为食,以食代疗,药借食味,食助药效,发挥协同作用。精神调理吸收了儒家、佛教和道教的精神修养法(如气功、瑜伽、禅宗及静坐等多种修练方法)。充分发挥中医康复学的优势,对于心血管病患者生理、心理及社会功能的恢复有重要意义。

中医外治疗法是通过人体体表、孔窍、穴位给以不同制剂的药物或者物理治疗的方法,是在辨证论治的基础上,通过整体调节,在多环节发挥效能,具有疗效确切、使用安全、不良反应小等优点,适用于心脏康复 I～III 期。中医外治的方法有整体治疗、皮肤官窍黏膜治疗、经络腧穴治疗等。整体治疗是指以人整体为对象进行治疗,主要有导引、体育疗法、音乐疗法等。皮肤、官窍黏膜治疗是指药物通过皮肤、官窍黏膜吸收进入局部或者机体循环系统起治疗作用的方法,如敷贴疗法、熏洗疗法等。经络、腧穴治疗是指药物、手法、器械从外施于经络、腧穴起效的治疗方法,如推拿、艾灸疗法等。目前不少研究运用中药、针刺、艾灸、推拿、按摩、药膳、太极拳、八段锦等中医传统手段和方式,针对冠心病、心力衰竭等病种进行了中医康复的有益探索,在缓解临床症状、改善心功能、提高生存质量、降低再入院率等方面具有一定的优势。为了促进中医外治技术在心脏康复中的合理应用,实现中西医心脏康复优势互补、有机结合,中国中医药研究促进会中西医结合心血管病预防与康复专业委员会组织相关领域专家共同讨论,以会议、邮件的形式充分征求意见,修订完善,推荐经穴体外反搏疗法、熏洗疗法、沐足疗法、耳压疗法、针灸疗法、推拿疗法、导引技术等十多种中医外治技术,形成了中医外治技术在心脏康复中应用的专家建议,并希望在应用中不断完善。

第一节　经穴体外反搏疗法

体外反搏是一种无创的辅助循环疗法。从 2002 年的美国心脏病学会（ACC）/ 美国心脏协会（AHA）治疗指南开始，国内外把体外反搏疗法纳入冠心病、心绞痛和心力衰竭的治疗指南。经穴体外反搏疗法是以中医经络理论为指导，将中药颗粒（或替代品）置于丰隆、足三里等穴位，借助体外反搏袖套气囊，通过心电反馈，对穴位进行有效刺激，以达到舒通气血、化瘀通络目的的一种外治疗法。研究表明，经穴体外反搏应用于冠心病稳定型心绞痛显示进一步的临床效益。

1. 操作方法　将中药颗粒（或利用橡胶球、电极片、电磁产品等替代品）固定在所选穴位上，然后外缚体外反搏袖套气囊行体外反搏治疗，气囊压力大小根据患者耐受程度因人而异，既不影响体外反搏治疗效果，又起到穴位刺激作用。1 次 /d，30min/ 次，疗程为 10 天。

2. 推荐穴位　丰隆、足三里等。

3. 临床应用

（1）体外反搏的作用机制与运动训练有相似之处，且其适应证较有氧运动更为宽泛，除了发挥辅助循环，增加冠状动脉血流、促进侧支循环形成的作用外，还可改善血管内皮功能及降低血管僵硬度，改善左室功能，提高运动耐量。适用于冠心病、慢性心力衰竭等。经穴体外反搏疗法是将经络理论应用于体外反搏，集运动和血流动力学效应、穴位刺激、经络感传作用为一体的综合治疗。其非单纯经络刺激和体外反搏功能的简单叠加，而是通过心电反馈，产生与心脏跳动、经络循行和气血津液循行相一致的穴位刺激，达到舒通气血、化瘀通络的作用。通过改善血管内皮功能，阻抑动脉粥样硬化，减轻心肌缺血达到治疗冠心病心绞痛的目的。也可作为运动训练的替代方式，对于存在运动禁忌的患者，如不稳定型心绞痛、体位性低血压、静息心电图显示严重心肌缺血改变，合并肢体活动障碍（偏瘫等），可先行此法治疗，待情况好转无运动禁忌时再开始运动训练。

（2）急性心肌梗死、中至重度的主动脉瓣关闭不全、夹层动脉瘤、瓣膜病、先天性心脏病、心肌病、活动性静脉炎、静脉血栓形成者禁用；血压 170/110mmHg 以上者，应预先将血压控制在 140/90mmHg 以下；伴充血性心力衰竭者行反搏治疗前，病情应得到基本控制，体重稳定，下肢无明显水肿，反搏治疗期间应密切监护心率、心律和经皮动脉血氧饱和度（SpO_2）等生理指标；心率＞ 120 次 /min 者，应控制其在理想范围内（＜ 100 次 /min）。

第二节　熏　洗　疗　法

熏洗疗法是以中医药基本理论为指导，将药物煮煎后，先用蒸汽熏蒸，再用药液在全身或局部进行敷洗的治疗方法。该疗法借助于热力与药力，达到疏通腠理、散风除湿、透达筋骨、活血理气的作用。

1. 操作方法

（1）器具：中药熏蒸仪。

（2）方法：通过数字智能化控制恒温，将辨证配制的中药药液加温为中药蒸汽，利用中药蒸汽中产生的药物离子，对皮肤或患部进行直接熏蒸及局部熏洗。

2. 推荐中药配方

（1）血瘀偏寒证：桂枝 6g，川芎 6g，羌活 6g，冰片 1g。

（2）血瘀偏热证：葛根 6g，郁金 6g，薄荷 6g，徐长卿 6g。

（3）血瘀痰湿证：瓜蒌 6g，厚朴 6g，乳香 6g，没药 6g。

（4）水湿泛滥证：茯苓 6g，槟榔 6g，泽泻 6g，桂枝 6g。

3. 临床应用

（1）可用于冠心病、心律失常、慢性心力衰竭、高血压病等多种心脏疾病患者，根据患者体质，辨证组方治疗，并选择不同的透皮促进剂。

（2）熏洗药液必须严格掌握温度，不可过热，避免烫伤皮肤、黏膜。

第三节　沐 足 疗 法

沐足疗法是根据中医辨证论治理论，将药物煎煮成液或制成浸液后，通过浸泡双足、按摩足部穴位等方法刺激神经末梢，改善血液循环，从而达到防病治病、强身健体作用的治疗方法。

1. 操作方法

（1）器具：沐足治疗盆或其他类似设备。

（2）方法：应用电动足浴盆，加入中药方配置的药液，调节适宜温度，以 35~45℃为宜。浸泡并按摩足趾、足心和足部常用穴位，或电动按摩足部反射区，1 次 /d，30min/ 次。

2. 推荐中药配方

（1）桂枝 10g，鸡血藤 20g，凤仙草 30g，食盐 20g，常用于冠心病、心力衰竭。

（2）夏枯草 30g、钩藤 20g、桑叶 15g、菊花 20g，常用于高血压病。

3. 临床应用

（1）可用于冠心病、心律失常、心力衰竭、高血压病等多种心脏疾病患者，根据患者体质及合并症、兼夹症状（如失眠、肢体疼痛麻木）等，辨证组方治疗。

（2）病情不稳定者（如高血压急症、危重心律失常等）禁用，忌空腹及餐后立即沐足。

第四节　耳 压 疗 法

耳压疗法是将药籽贴敷耳穴上，给予适度的揉、按、捏、压，使其产生酸、麻、胀、痛等刺激效应，以达到治疗作用的方法。

1. 操作方法　将医用胶布剪成 0.5cm×0.5cm，逐个取王不留行籽粘在胶布中央。用玻璃棒探针在耳穴相应穴位探查反应点，选择压痛点取穴。找准穴位后，用镊子夹取贴附药籽的小方块胶布，先将胶布一角固定在穴位的一边，然后将药籽对准穴位，用左手手指均匀按压胶布，直至平整。取 3~4 穴，每次取一侧耳穴，两耳交替施治，每天按压 4~5 次，发作时亦可按压刺激。隔 2~3 天换贴一次，10 天为 1 疗程。

2. 推荐穴位

（1）冠心病：主穴为心、皮质下、神门、交感。配穴选用内分泌、肾、胃。

（2）高脂血症：脾、胃、内分泌等穴，或取敏感点。临证加减如肠燥便秘者加肺、大肠；脾虚湿盛者加肾、三焦。

（3）高血压病：降压沟、肝、心、交感、肾上腺、神门、肾等。

（4）心力衰竭：心、肺、脾、肾、三焦、小肠、内分泌、交感等。

（5）心律失常：心、神门、交感、皮质下、内分泌、胸、小肠等。

3. 临床应用

（1）耳穴疗法操作简单，且安全易行，一般无不良反应和绝对禁忌证。耳部分布有面神经、耳颞神经、耳大神经、枕大神经等，刺激不同的耳穴，其相关的神经核便调节中枢神经系统，对交感、副交感神经进行调节。对改善心绞痛、负性情绪、睡眠等有一定作用。

（2）严重高血压、恶性心律失常等需在病情稳定后应用，不宜采用强刺激。

第五节　中药穴位贴敷疗法

中药穴位贴敷疗法是将中药或中药提取物与适当基质和/或透皮吸收促进剂混合后，制成敷贴剂，贴敷于人体腧穴上，利用其药物对穴位的刺激作用和中药的药理作用来治疗疾病的无创穴位刺激疗法。

1. 操作方法　用75%乙醇、0.5%~1%碘伏棉球或棉签在穴位部位消毒，进行贴、敷等。

（1）贴法：将已制备好的药物直接贴压于穴位上，然后外覆医用胶布固定。或先将药物置于医用胶布粘面正中，再对准穴位粘贴。硬膏剂可直接或温化后将硬膏剂中心对准穴位贴牢。

（2）敷法：将已制备好的药物直接涂搽于穴位上，外覆医用防渗水敷料贴，再以医用胶布固定。使用膜剂者可将膜剂固定于穴位上或直接涂于穴位上成膜。使用水（酒）浸渍剂时，可用棉垫或纱布浸蘸，然后敷于穴位上，外覆医用防渗水敷料贴，再以医用胶布固定。

（3）熨贴：将熨贴剂加热，趁热外敷于穴位。或先将熨贴剂贴敷穴位上，再用艾火或其他热源在药物上温熨。

2. 推荐穴位及中药配方

（1）推荐穴位：心俞、膻中、内关、厥阴俞、至阳、通里、巨阙、足三里、三阴交、脾俞、肺俞、关元等。根据患者的辨证或病位辨证取穴。

（2）推荐中药配方：根据病情辨证选用活血化瘀、芳香开窍等药。

（3）推荐药物：①三七、蒲黄、乳香、没药各2份，冰片1份，焙干研末；②黄芪30g，川乌、川芎、桂枝、红花、瓜蒌各15g，细辛、荜茇、丁香、延胡索各10g，冰片、三七各6g，焙干研末；③吴茱萸2份，肉桂1份，焙干研末；④以白芥子、延胡索、甘遂、细辛等作为基本处方，粉碎研末后加姜汁调匀敷在专用贴敷膜上；⑤将冰片、血竭、人工牛黄、郁金、细辛、生大黄、赤芍、生地黄及当归烘干制成粉剂，再加入二甲基亚砜制成软膏剂。

3. 临床应用

（1）穴位贴敷能明显减少心绞痛发作次数，减轻疼痛程度，缩短心绞痛持续时间，减少硝酸甘油用量，改善患者的临床症状，且疗效确切、安全无不良反应。用于冠心病、心律失常、心力衰竭、高血压病等多种心脏疾病患者，也可根据患者体质及合并症、兼夹症状，辨证选药组方治疗。同一穴位敷贴时间为 2~6 小时,每日或隔日 1 次。敷贴过程中注意观察病情变化,询问患者有无不适,敷药后若出现红疹、瘙痒、水疱等现象应暂停使用。

（2）对药物或敷料成分过敏者或贴敷部位有创伤、溃疡者禁用。

第六节　针　刺　疗　法

针刺疗法是一种利用针刺进行治疗的方法。

1. 操作方法

（1）常规消毒。

（2）进针法有指切进针法、夹持进针法、舒张进针法、提捏进针法。针刺的角度有直刺（90°）、斜刺（45°）、平刺（15°）。行针基本手法:捻转法、提插法。行针辅助手法:循法、刮法、弹法、搓法、捏法、震颤法、飞法。施术完毕后即可出针或酌留 10~20 分钟。出针时,以左手拇、示指按住针孔周围皮肤,右手持针轻微捻转并慢慢提至皮下,然后再迅速拔出并用干棉球按压针孔防止出血,最后检查针数,防止遗漏。根据患者体型、体质、疾病虚实等选取合适的针具,辨证取穴,并实施恰当的补泻手法,得气留针。1 次 /d,5 次为 1 疗程。

2. 推荐穴位

（1）主穴:心俞、厥阴俞。配穴:内关、膻中、通里、间使、足三里等。心血瘀阻加膈俞、阴郄;痰瘀痹阻加膻中、丰隆;心阴虚加三阴交、神门、太溪;心阳虚加关元、气海。适用于冠心病心绞痛。

（2）主穴:内关、神门、心俞、膻中、厥阴俞。配穴:气虚加脾俞、足三里、气海;阴虚加三阴交、肾俞;心脉痹阻加膈俞、列缺;阳虚加关元、大椎;痰湿内蕴加丰隆、脾俞;阴虚火旺加厥阴俞、太冲、太溪。适用于室性期前收缩等快速心律失常。

（3）取穴内关、足三里、关元、郄门等,温针或针后艾灸。适用于缓慢性心律失常。

3. 临床应用

（1）针刺改善心肌缺血在基因、转录、蛋白、代谢等多个水平发挥作用。常用穴位有内关、心俞、膻中、膈俞、足三里、心俞、膈俞、厥阴俞、肾俞、脾俞、太冲、三阴交、太溪、丰隆、关元、巨阙、气海等,根据患者体质及合并症、兼夹症状,辨证选穴治疗。用于冠心病、心律失常、高血压病等多种心脏疾病患者。针刺应注意:①过于饥饿、疲劳、精神高度紧张者,不行针刺。体质虚弱者,刺激不宜过强,并尽可能采取卧位;②避开血管针刺,防止出血;常有自发性出血或损伤后出血不止的患者不宜针刺;③背部第十一胸椎两侧,侧胸(胸中线)第八肋间,前胸(锁骨中线)第六肋间以上的腧穴,禁止直刺、深刺,以免刺伤心、肺,尤其对肺气肿患者,更需谨慎,防止发生气胸。

（2）病情不稳定者或有严重并发症,不宜针刺,如急性冠脉综合征、心力衰竭、严重心律失常等。

第七节　艾　灸　疗　法

包括直接灸、间接灸、艾条灸、温和灸、雀啄灸、回旋灸、温针灸及灸器灸等。

1. 操作方法

（1）直接灸：把艾绒直接放在皮肤穴位上施灸，每穴 3~5 粒。

（2）间接灸：对于心脏病气虚阳虚轻症或痰阻血瘀证可选隔姜灸，阳虚重症选用隔盐灸或隔附子饼灸。

（3）艾条灸：穴位点燃后在穴位熏灸，可应用温和灸、雀啄灸、回旋灸法。每次选取 5 穴，每穴灸治 10 分钟，每日 1~2 次。

（4）温针灸：针刺得气后，在针柄上穿置一段长 2~3cm 的艾条施灸，至艾绒烧完为止。

（5）灸器灸：胸背部穴可用温灸盒或固定式艾条温灸器灸，四肢穴可用圆锥式温灸器灸疗。

2. 推荐穴位　神阙、关元、膻中、肾俞、命门、足三里、厥阴俞、气海、心俞等。根据患者辨证、病位、主症不同辨证取穴。

3. 临床应用

（1）艾灸具有清除自由基，提高免疫功能，调整脂质代谢，改善血液流变性质，调节内分泌等作用。常用于气虚、阳虚、痰湿、血瘀证型的心脏病患者。

（2）糖尿病或其他疾病等引起感觉功能减退、皮肤愈合能力差者忌用。

第八节　推 拿 疗 法

推拿治疗具有扩张血管，增强血液循环，改善心肌供氧，降低血流阻力，促进病变组织血管网的重建，改善心脏和血管功能。并有调整自主神经和镇痛的作用。

1. 操作方法　一指禅推法、按揉法或擦法、摩法。以一指禅推法或指按揉法在穴位处操作，每穴约 3 分钟，按揉同时，嘱患者配合深呼吸，横擦前胸部或背部，以透热为度。

2. 推荐部位和穴位　胸部、背部；心俞、膈俞、厥阴俞、内关、间使、三阴交、心前区阿是穴。

3. 临床应用

（1）循经络按摩能够疏通经络，减少冠心病心绞痛发作，提高生活质量。用于冠心病、心绞痛等。心血瘀阻者操作时用力宜稍重，由肺俞至膈俞重推背部膀胱经，以泻为主。气滞血瘀、寒邪壅盛者，揉心俞、厥阴俞，横擦屋翳，使热透胸背。痰涎壅盛、痹阻脉络者，摩腹，擦督脉胸段。心肾阳虚者操作时用力宜轻，轻摩心俞、厥阴俞 10 分钟左右，以补为主。应取得患者合作，并经常注意患者反应及局部情况，根据病情变换手法，适当掌握强度，防止擦伤。被动时手法要轻缓。

（2）高血压急症、危重心律失常等禁用。

第九节　平衡火罐疗法

拔罐技术是以罐为工具，利用燃烧、抽吸、蒸汽等方法造成罐内负压，使罐吸附于腧穴或相应体表部位，使局部皮肤充血或瘀血，以达到防治疾病的外治方法。

1. 操作方法　根据病情选合适的体位，暴露拔罐部位。在背部两侧沿膀胱经闪罐 3 个来回，一个从上到下，一个从下到上。背部涂适量甘油，沿背部两侧膀胱经、督脉循经走罐

3个来回,沿背部两侧膀胱经摇罐。用小毛巾擦净背部甘油,留罐(根据患者病情留大椎、肺俞、膈俞、脾俞、肾俞)5分钟。观察吸附、皮肤情况,起罐。注意行平衡火罐疗法前应评估患者皮肤情况,有溃疡、皮肤受损处避免拔罐。

2. 临床应用

(1)可应用于阳虚质、痰湿质、湿热质、血瘀质心脏疾病患者,或疾病过程中兼见上述证型者。根据患者辨证、病位及主症辨证取穴施治。临床应用中要检查火罐口是否光滑,以防损伤患者皮肤。走罐、摇罐时用的力度以患者能耐受为度。要注意观察患者的反应,患者如有不适感应立即取罐。

(2)重度心脏病、呼吸衰竭、皮肤局部溃烂或高度过敏、全身消瘦以致皮肤失去弹性、全身高度浮肿者及有出血性疾病者禁用。

第十节　中药热奄包疗法

中药热奄包疗法是将加热好的中药药包置于身体的患病部位或身体的某一特定位置(如穴位上)。通过奄包的热蒸气使局部的毛细血管扩张,血液循环加速,达到温经通络、调和气血、祛湿驱寒的一种外治方法。

1. 操作方法　首先评估患者体质及热奄部位皮肤情况。告知治疗过程中局部皮肤出现烧灼、热烫的感觉,应立即停止治疗。患者取舒适位,暴露热奄部位,将药包加热,每次贴敷后红外线照射30分钟,红外线灯应距皮肤20~30cm以免皮肤烧伤,照射后应注意皮肤保暖,避免受凉。

2. 推荐中药配方及穴位

(1)推荐中药配方:①肉桂3g,补骨脂15g,吴茱萸12g,天南星10g,姜半夏10g,白芷10g。适用于痰阻寒凝证。②厚朴12g,大腹皮12g,青木香12g,佛手12g,吴茱萸10g。适用于气滞血瘀证。研粉后白酒或姜汁调为糊状,制成热奄包。

(2)推荐穴位:足三里、膻中、内关、太溪等,或阿是穴。

3. 临床应用

(1)可用于冠心病患者,具有一定疗效。

(2)胸痛发作期和严重糖尿病、截瘫等感觉神经功能障碍的患者,以及对药物过敏、皮肤溃烂、有出血倾向的患者禁用、慎用。

第十一节　导　引　技　术

导引技术是以少林内功、易筋经、五禽戏、八段锦、太极拳、六字诀等传统功法为主要手段指导患者进行主动训练的推拿医疗技术,以指导患者进行功法训练为主,也可以在功法训练的同时进行手法治疗。导引技术具有扶助正气、强身健体的作用,可以与其他推拿技术配合使用。

易筋经、五禽戏、八段锦、太极拳等对心脏的益处已有较多的研究证实。八段锦在提高冠心病患者生活质量尤其是在缓解心绞痛症状方面,似有一定的优势,但尚需要更多的试验数据佐证。与西医单纯运动处方相比，八段锦又兼具调神、调心的特点，在一定程度上改善睡眠、缓解不良情绪，这一系列特征决定了八段锦适合作为冠心病患者心脏康复的一种方式。五禽戏是一种外动内静、动中求静的功法，分别对应五脏。如虎戏有通气养肺的功能；鹿戏有活动腰胯，增进肾功能的作用；熊戏有健脾胃、助消化、泻心火的功能；猿戏具有利手足、养肝明目、舒筋的作用；鸟戏的操练具有补益心肺、调畅气血、舒通经络的功能。根据辨证，可以单练一禽之戏，也可选练一两个动作。太极拳动作强度低，轻微柔和，是适合冠心病患者心脏康复的有氧运动。太极拳在其发展及流传的过程中，演变出许多流派，以陈氏、杨氏、吴氏、孙氏、武式为太极拳五大派系，其中陈式太极拳最为古老。陈式太极拳刚柔相济，快慢相兼；杨式太极拳匀缓柔和，舒展大方；吴氏太极拳小巧灵活，柔和紧凑；孙氏太极拳小巧灵活，柔和舒缓；武式太极拳身法严谨，步法轻灵。易筋经功法是推拿导引技术中的基本功法之一，是一种静中求动、改变筋肉、强身健体的功法。推拿导引技术所练习的易筋经包括十二式。根据具体情况，可以选用其中一式或几式，并应注意顺其自然、循序渐进。六字诀是吐纳功法中的一种，主要是在呼气时用 6 个发音不同的字疏通调和脏腑经络气血。六字诀的六字是"嘘、呵、呼、呬、吹、嘻"，其中嘘字配肝、呵字配心、呼字配脾、呬字配肺、吹字配肾、嘻字配三焦，通过呼吸配合发音，进行锻炼。这些功法可以单独或组合运用，也可以选用属于导引技术的其他功法以及根据现代运动医学原理创制的医疗体操，比如放松功、内养功等，视具体情况辨证施功。中医五音疗法是依据中医五行相生相克的原理，通过五音与五脏的联系来调节身心，可以改善患者心理状态，起到辅助治疗的作用。导引技术可配合中医五音疗法，以提高治疗效果。

体质过度虚弱者禁忌。

第十二节　其他疗法

1. 直流电药物离子导入　使用直流电将药物离子通过皮肤、黏膜导入体内进行治疗的方法，称为直流电药物导入疗法。可用于冠心病、心律失常、心力衰竭、高血压病等多种心脏疾病患者，也可根据患者体质及合并症、兼夹症状，辨证选穴治疗。

2. 多功能艾灸仪　根据传统的壮灸原理，采用现代的计算机电子技术、磁疗方法，在保持传统艾灸所需要艾绒的基础上，消除了艾灸燃烧冒烟，污染环境、操作不便、效率低等弊端。通过电子加热和磁疗作用，充分利用艾的有机成分，可同时对多个穴位施灸。

3. 冠心病超声治疗仪

（1）运用超声波原理，由电能通过高科技数字信号处理，转换超声波治疗冠心病的治疗方法。其超声波必须是脉冲超声，而且空间占用比为 1∶1。发射比率必须在 0.8~1.25W/cm^2 之间，低于 0.8W 起不到治疗作用，高于 1.25W 对人体有害。

（2）中医学在漫长的发展过程中，经过历代医家的发展和完善，由简单到复杂，创造了多种多样的康复方法，各种方法均具有不同的治疗范围和优势。宜加强循证医学研究，进一步优化、规范化，及时吸收康复技术新观念、新成果、新手段，应用遥控技术、穿戴式设备技术和互联网技术等，使中医心脏康复医学自身内容不断丰富，也使中医康复医学更好地为人们的健康提供保障。

参 考 文 献

[1] BROWN RA. Rehabilitation of patients with cardiovascular disease. Report of a WHO expert committee. World Health Organ Tech Rep Ser, 1964, 270: 3-46

[2] 中华医学会心血管病学分会, 中国康复医学会心血管病专业委员会, 中国老年学学会心脑血管病专业委员会. 冠心病康复与二级预防中国专家共识. 中华心血管病杂志, 2013, 41(4): 267-274

[3] 毕颖斐, 毛静远, 郑颖, 等. 中医及中西医结合心脏康复发展现状. 中西医结合心脑血管病杂志, 2016, 14(14): 1616-1618

[4] 张丙义. 经穴体外反搏治疗稳定型心绞痛患者的临床疗效. 中国药物经济学, 2015, 10: 73-75

[5] 张丙义, 张婷婷. 经穴体外反搏对冠心病稳定型心绞痛患者血清 hs-CRP、血脂的影响. 中医学报, 2014, 29(1): 145-147

[6] 杜廷海, 程江涛, 陈彦. 经穴体外反搏治疗冠心病心绞痛的理论探讨. 中国社区医师(医学专业), 2011, 13(30): 210-211

[7] 潘萌, 张新霞. 体外反搏在心脏康复中的应用进展. 中国心血管杂志, 2016, 21(2): 158-161

[8] 国家中医药管理局医政司. 24个专业105个病种中医诊疗方案. 北京: 2010

[9] 徐欢. 耳穴压籽改善冠心病失眠患者睡眠质量的疗效观察. 湖北中医杂志, 2016, 38(5): 54-55

[10] 王洪燕. 耳穴压豆在冠心病急性心绞痛患者中的应用. 齐鲁护理杂志, 2016, 22(7): 26-27

[11] 黄雁明, 杨帆. 穴位贴敷配合耳穴贴压治疗冠心病心绞痛65例观察. 河北中医, 2015, 37(3): 411-412

[12] 张洁, 赵凌, 冷俊艳, 等. 心绞痛穴位敷贴治疗特点的文献分析. 针灸临床杂志, 2015, 31(4): 72-76

[13] 王浩, 申国明. 俞募配穴协同效应及机制研究进展. 中国针灸, 2011, 31(9): 862-864

[14] 常明, 何金森. 中药穴位透皮治疗心脏疾病的进展. 中医药学刊, 2006, 24(1): 90-91

[15] 韩亚男. 中药穴位敷贴对心肌缺血大鼠心肌酶的影响. 上海中医药大学学报, 2001, 15(3): 58-59

[16] 张洁, 赵凌, 冷俊艳, 等. 心绞痛穴位敷贴治疗特点的文献分析. 针灸临床杂志, 2015, 31(4): 72-76

[17] 王浩, 申国明. 俞募配穴协同效应及机制研究进展. 中国针灸, 2011, 31(9): 862-864

[18] 柏琳, 任玉兰, 陈琳, 等. 近20年来穴位敷贴治疗冠心病心绞痛的临床研究进展. 辽宁中医杂志, 2016, 43(3): 646-647

[19] 张丽君, 孙胜振, 李雪梅, 等. 穴位贴敷疗法治疗冠心病研究现状. 西部中医药, 2014, 27(7): 141-142

[20] 李根, 陈鹏毅, 邢洁, 等. 护心贴外敷心俞内关穴治疗冠心病心绞痛临床观察. 山西中医, 2008, 24(10): 27-28

[21] 蒋友琴, 程玉峰. 舒心贴穴位敷贴治疗冠心病不稳定性心绞痛30例临床观察. 中医药临床杂志, 2013, 25(9): 769-770

[22] 江武. 通痹散穴位贴敷治疗冠心病50例临床观察. 光明中医, 2007, 22(12): 80-81

[23] 尼娜·尼亚孜别克. 穴位贴敷治疗阳虚型心绞痛60例体会. 新疆中医药, 2011, 29(5): 25-27

[24] 朱玉婕, 张培影. 运用穴位贴敷疗法治疗劳力型心绞痛临床经验. 中医学报, 2011, 26(4): 504-505

[25] 张秋英, 刘影. 胸痹膏穴位贴敷治疗稳定型心绞痛(气滞血瘀证). 光明中医, 2013, 28(1): 116-117

[26] Zhang A, Sun H, Yan G, et al. Systems biology approach opens door to essence of acupuncture. Complement Ther Med, 2013, 21(3): 253-259

[27] 梁宪如, 席强, 李晓梅, 等. 针刺内关穴对急性心肌缺血大鼠缺血心肌基因表达谱的影响. 天津中医药, 2012, 29(4): 349-355

[28] Huang Y, Lu SF, Hu CJ, et al. Electro acupuncture at Neiguan pretreatment alters genome-wide gene expressions and protects rat myocardium against ischemia -reperfusion. Molecules, 2014, 19(10): 16158-16178

[29] 杨孝芳, 崔瑾, 刘小雨, 等. 心肌缺血损伤小型猪模型内关穴位埋针后血管新生及成纤维细胞生长因子 mRNA 和蛋白的表达. 中国组织工程研究与临床康复, 2011, 15(46): 8630-8634

[30] Zhao YH, Sun ZR, Cui XJ. Effects of Acupuncture Pretreatment on Ischemic Cardiac Muscle Cell Apoptosis and Gene Expression in Ischemia reperfusion rats. Journal of Acupuncture and TuinaScience, 2009, (7): 71-74

[31] Li WS, Zhong M, Yang JH, et al. Effects of electroacupuncture preconditioning at "Neiguan"(PC 6) on gene expression of myocardial opioid receptors in rats with myocardial ischemia-reperfusion injury. Zhongguo Zhen Jiu, 2011, 31(5): 441-445

[32] 陈琳, 吴巧凤, 柏琳, 等. 基于不同分子水平探讨针刺改善心肌缺血的机制. 辽宁中医杂志, 2016, 43(1): 199-200

[33] 梁睿智, 刘运珠. 近 10 年针灸治疗冠心病选穴规律探讨. 中国针灸, 2010, 36(4): 443-447

[34] 张洁, 樊海龙, 柏琳, 等. 近 5 年针灸治疗心绞痛的临床文献计量学分析. 成都中医药大学学报, 2015, 38(4): 98-101

[35] 谭杏, 杨茜芸, 林亚平. 艾灸足三里穴对衰老大鼠心脑组织中 SOD MDA LF 的影响. 湖南中医药大学学报, 2013, 33(11): 86-89

[36] 赵彩娇, 范郁山, 李灿, 等. 艾灸神阙穴对肾阳虚家兔肾组织超氧化物歧化酶基因表达的影响. 中国老年学杂志, 2013, 33(21): 5386-5388

[37] 苏妆, 王淑娟, 王艳杰, 等. 艾灸关元、足三里穴对更年期大鼠血脂含量、性激素水平及细胞凋亡的影响. 时珍国医国药, 2013, 24(8): 2044-2046

[38] 李建萍, 姚永年, 何培达, 等. 艾灸治疗血脂异常患者的临床研究. 中国针灸, 2005, 25(11): 825-828

[39] 张周良, 李斌, 刘树林, 等. 艾灸对血液流变性影响的研究. 中国血液流变学杂志, 2004, 14(4): 554-555

[40] 梁欣, 钟愉. 艾灸对亚急性衰老大鼠松果体中超氧化物歧化酶 mRNA 表达脂褐素含量的影响. 中国老年医学杂志, 2012, 32(2): 347-349

[41] 何新荣, 张静, 高园. 穴位按摩缓解或减少冠心病心绞痛发作的临床研究. 护理管理杂志, 2012, 12(4): 266-267

[42] 罗玫, 杨雨竹, 莫凤梅. 循时经络推按配合治疗冠心病心绞痛患者的效果观察. 护理学报, 2013, 30(7A): 54-55

[43] 石向东, 赵捷, 吕瑛. 针灸推拿改善冠心病患者生活质量的临床观察. 上海医药, 2012, 33(10): 37-39

[44] 刘鹏, 齐兆双. 通阳散结推拿法治疗冠心病稳定型心绞痛的疗效观察. 中国社区医师, 2014, 30(13): 79-80

[45] 梅莹. 中医经络推按配合药膳疗法对冠心病心绞痛患者生活质量的影响. 内蒙古中医药, 2015, 34(11): 136-137

[46] 徐翀. 中药热奄包外敷内关穴治疗冠心病心绞痛的临床研究. 广州: 广州中医药大学, 2011

[47] Yeh GY, Wang C, Wayne PM, et al. Tai chi exercise for patients with cardiovascular conditions and risk factors: asystematic review. J Cardiopulm Rehabil Prev, 2009, 29(3): 152-160

[48] 石爱桥, 李安民, 王广兰, 等. 参加健身气功、易筋经锻炼对中老年人心理、生理影响的研究. 成都体育学院学报, 2005, 31(3): 95-97

[49] 张胜强, 陈香花. 太极拳锻炼对急性心肌梗死患者的康复作用. 按摩与康复医学, 2011, 56(7): 32-33

[50] 郑景启. 太极拳对老年冠状动脉性心脏病患者康复效果观察. 中国康复理论与实践, 2004, 10(7): 429

[51] 潘华山. 八段锦运动负荷对老年人心肺功能影响的研究. 新中医, 2008, 40(1): 55-57

[52] 林小丽, 陈静薇, 张广清, 等. 八段锦运动对冠状动脉搭桥术后患者生存质量的影响. 护理学报, 2012, 19(8B): 63-67

[53] 卞伯高, 潘华山, 冯毅歊. 健身气功五禽戏对中老年人心血管功能的影响研究. 广州中医药大学学报, 2013, 30(1): 26-29

[54] 周信文, 徐俊, 顾菊康, 等. 易筋经锻炼对心功能和心血管功能影响初探. 医学生物力学, 2006, 9(1): 60-61

[55] 杜少武, 程其练, 王珩, 等. 健身气功易筋经锻炼对中老年人心功能的作用. 中国运动医学杂志, 2006, 25(6): 721-722

[56] 汪德欣. 健身气功——八段锦对机体心血管功能影响的观察和机理研究. 南京中医药大学, 2009

[57] 章文爱. 习练八段锦对广泛性焦虑症临床疗效影响的研究. 北京中医药大学, 2014

[58] 代金刚, 曹洪欣. 八段锦导引法对脏腑功能改善作用的研究. 中国中医基础医学杂志, 2014, 20(4): 440-441

[59] 孙卉丽, 王硕仁, 王亚红. 八段锦应用于冠心病心脏康复的系统评价. 长春中医药大学学报, 2016, 32(2): 329

[60] 张选惠, 温佐惠, 吴昕, 等. 太极拳概说. 成都体院学报, 1984, (4): 25-35

[61] Liu H, Frank A. Tai chi as a balance improvement exercise for older adults: a systematic review. J Geriatr Phys Ther, 2010, 33(3): 103-109